『子どものからだと心 白書2022』の編集にあたって

　今年の夏も全国各地で酷暑と豪雨が続き、異常気象を肌で⬛⬛⬛⬛⬛⬛⬛⬛⬛⬛⬛球の危機です。また、新型コロナウイルスとの付き合いも丸３年になりました。長引く⬛⬛⬛⬛⬛⬛⬛⬛⬛⬛の育ちが一層心配されています。これだけでも相当な試練です。にもかかわらず、今年（2022年）の⬛⬛⬛⬛⬛⬛⬛ア軍によるウクライナへの軍事侵攻も開始されました。そして、10カ月が経過したいまも砲弾から逃げ惑い、傷つき、いのちを失う子どもたちがいます。いずれも過去の話ではありません。いまこの瞬間に、この地球で行っていることの現実です。いうまでもなく、異常気象にしても、コロナ禍にしても、戦争にしても、子どもたちに罪はありません。否もありません。紛れもなく、その背景には私たち大人や社会の横暴な振る舞いがあります。そしてその振る舞いは、子どものからだと心にダメージを与え続けています。多様な生物の均衡を崩すことにもなっています。今年は、生物多様性条約が国連で採択されて30年の節目の年です。私たち大人や社会の振る舞いを振りかえるためにも、元来の「身の丈」を知るためにも、子どものからだと心のSOSをしっかりと受け止める必要があります。このような想いを込めて、今年も『子どものからだと心白書2022』をお届けしたいと思います。

　今年の白書も３部構成です。第１部は、「"証拠"と"筋書き"に基づく今年の子どものからだと心」です。"こども家庭庁"、"コロナ禍"、"ウクライナ危機"、"気候変動"等々、今年も子どものからだと心を取り巻く最新の出来事として無視できない諸問題を取り上げ、各分野の専門家に解説していただきました。同時に、子どもたちの可能性を感じるトピックス、これからの子どもの「育ち」と「学び」を考える際のヒントになりそうなトピックスを掲載することもできました。"証拠"と"物語"に基づくこれらのトピックスは、どこからお読みいただいても大丈夫な構成になっています。どうぞ、気になるトピックスから順に目を通してみてくだされればと思います。

　続く第２部は、「子どものからだと心の基本統計」です。ここ数年は、コロナ禍の影響を受けて、種々の公的データの公表が遅れている状況があります。それでも、各編集委員が分担して可能な限り最新のデータを収集してくれました。また、限られた紙幅の中で、各データに対するコメントも付してくれました。そのため、今年もこれらの基本統計があれば、"いつ"でも、"どこ"でも、"誰"とでも、子どものからだと心の現実について議論することができるページが完成しました。大人以上に大きな意味合いを持つのが子どもの"いま"です。どうぞ、子どものからだと心の"いま"に関する各地での議論に大いにご活用くだされればと思います。

　さらに第３部は、昨年（2021年）12月に開催された「『第43回子どものからだと心・全国研究会議』特別講演録」です。昨年の全国研究会議では、積年の念願が叶って、ゴリラ研究の第一人者である山極壽一氏（総合地球環境学研究所 所長、京都大学 前総長、日本学術会議 前会長）の特別講演を実現させることができました。ゴリラと時間を共有する中でみえてきた人間の本質に迫るこの特別講演は、子どもの「育ち」と「学び」を改めて考え直す機会になりました。子どものからだと心の試練が続くいまも、当日の特別講演を思い出しながら、その問いに向き合い続けているように思います。当日参加できなかった方はもちろん、参加してくださった方がもう一度ご覧いただいても新たな気づきがある講演録になっています。どうぞ、ご一読くだされればと思います。

　最後になりましたが、本書の発行には多忙な日々の生活の中でトピックスを執筆してくださった方々、データや資料等を提供してくださった方々、さらには、特別講演録の所収を快諾してくださった山極壽一氏等々、本当に多くの方々が関わってくださっています。この場を借りて厚くお礼申し上げます。また、編集委員だけでなく、編集協力委員、協力スタッフ、さらには編集工房ソシエタスの田口久美子さん、ブックハウス・エイチディのみなさんのお力添えがなければ、今年も本書の発行はできませんでした。「すべては、子どもの"からだと心"のために！」の一心で本書の編集に尽力してくださったすべてのスタッフに心より感謝申し上げます。本当に、ありがとうございました。

　本書がきっかけになって、子どものからだと心の"いま"を知り、これからの子どもの「育ち」と「学び」に関する議論が全国各地で展開されることを期待したいと思います。

2022年11月３日

『子どものからだと心 白書2022』編集委員会

編集委員長　野井真吾

目 次　Contents

第1部　"証拠"と"筋書き"に基づく今年の子どものからだと心

・p.16　右段　下から5行目
　誤）つではないでしょう。
　正）つではないでしょう<u>か</u>。

・p.56　年表「2021年」の「世界の動向」
　誤）国連・子どもの権利委員会で「一般初見・第25号」
　正）国連・子どもの権利委員会で「一般<u>所</u>見・第25号」

・p.62　▲3-5・表中の数値
　誤）

2021	自殺 　　6532人（11.5）	不慮の事故 　　2162人（2.9）

　正）

2021	自殺 　　<u>632</u>人（11.5）	不慮の事故 　　<u>162</u>人（2.9）

・p.108-109　▲13-5と▲13-6・【幼保連携型認定こども園】の凡例
　誤）

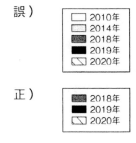

　正）

| 2018年 |
| 2019年 |
| 2020年 |

・p.137-138　▲1-1と▲1-2・（左上の）見出し
　誤）●小学生
　正）●<u>幼児・</u>小学生

第2部　子どものからだと心の基本統計

【発達】

【生活】

第3部　「第43回子どものからだと心・全国研究会議」特別講演録

『第43回子どものからだと心・全国研究会議』

子どものからだと心の危機の克服を目指して ……… 153
──人類の知恵を集めて子どもをいきいきさせよう──

ゴリラから見た人間の子どもの不思議 …………… 154

山極壽一・総合地球環境学研究所 所長

資料

1

"証拠" と "筋書き" に基づく
今年の子どものからだと心

トピックス

子どもの権利

デジタル環境と子どもの "からだと心" の権利

子どもの権利の視点で考える！　こども家庭庁の創設とこども基本法の課題

新型コロナ

コロナ禍で子どもの声を聴く——保健室で子どもたちが教えてくれること

コロナ禍が教育現場につきつけた「コロンブスの卵」

保護

ウクライナ危機における子ども支援

社会的養護における子ども・若者等の支援

スマホの使用と子どもの眼

子どもと地球の健康を支える食を求めて——気候変動、感染症、化学物質汚染

貧困の連鎖を断つ日々の実践——アスポート学習・生活支援事業の現場から

発達

子どもの声を聴く学校づくり

日本のスポーツは子どもにとって楽しいものなのか

生活

牧畜民マサイの子どもの遊び

化学物質過敏症：子どもの不登校の原因に香害？

今、気候危機解決のために必要なこと

・本当の希望は絶望の中からはじまる

・未来志向の社会構築を目指して

震災・放射能

野行の宝財踊り——演劇と対話による継承

デジタル環境と子どもの"からだと心"の権利

野井真吾・日本体育大学 教授

はじめに

コトバの意味は、時代によって変化することがあります。例えば、かつての子どもたちが発する「ゲーム」というコトバには、トランプゲームも、ボードゲームも含まれていました。ところが、1980年代後半にテレビゲームが登場して以降は、子どもの遊びが一変し、いまでは、「ゲーム」といえばスクリーンに向かう遊びのことを指すケースがほとんどと言えるでしょう。

他方、2016年1月22日に閣議決定された第5期科学技術基本計画では、わが国が目指すべき未来社会の姿として、狩猟社会、農耕社会、工業社会、情報社会に続く「超スマート社会」、いわゆる「Society 5.0」の構想が提唱されました。このような社会変革が子どもの学びを変化させることは想像に難くありません。よく聞くGIGAスクール構想はその一環です。さらに、このような教育のデジタル化は昨今のコロナ禍で一気に加速し、1人1台端末の時代が一瞬にして到来しました。

このように、デジタル環境が私たちの生活になくてはならないものになったのはおとなだけのことではありません。子どもも同じです。そのため、デジタル環境の整備が子どもの権利を保障するうえで重要性を増していることは誰もが認めることでしょう。ただ、メリットだけでなくデメリットが心配されている現状もあります。子どもの"からだと心"に及ぼす悪影響がそれです。無論、このような状況は日本の子どもたちに限ったことではありません。2021年3月、国連子どもの権利委員会（Committee on the Rights of the Child: CRC）が「デジタル環境に関連する子どもの権利についての一般所見」(No.25)[1]（以下、「GC25」と略す）を示すに至ったのはそのためです。

そこで本稿では、このGC25や関連の研究成果等を紹介するともに、子どもの"からだと心"の権利の視点からデジタル環境について考えてみます。

一般原則

そもそも、子どもの権利の実現に際して持つべき4つの視点に、「差別の禁止に関する権利」、「子どもの最善の利益」、「生命、生存および発達に対する権利」、「意見を聴かれる権利」があります。当然、この「一般原則」は、GC25の指針にもなっており、各締約国には以下の諸点が求められています。

- すべての子どもたちが意味のある方法で、平等かつ効果的にデジタル環境にアクセスできることを保障すること（パラ9）。
- デジタル環境の整備、規制、設計、管理および利用に関するすべての行動において、すべての子どもの最善の利益を第一に考慮すること（パラ12）。
- 生命、生存および発達の権利に対するリスクから子どもを保護するために、あらゆる適切な措置をとること（パラ14）。
- すべての子どもたちの関与を得て、そのニーズに耳を傾け、かつその意見を正当に重視すること（パラ17）。

このうち、「意見を聴かれる権利」ということでは、GC25の作成に際して、28カ国709人の子どもたちが参加していることも注目に値します。

デジタル環境の可能性と課題

このような「一般原則」に基づいて作成されたGC25でも、デジタル環境が子どもにとって必要不可欠なものになっている様子を読み取ることができます。以下は、その一例です。

- 子どもの能力の発達に応じ、年齢相応の子どものためのエンパワーメントにつながるデジタルコンテンツの作成を提供、支援し、子どもが文化、スポーツ、芸術、健康、市民・政治問題、子どもの権利に関する公的機関が保有する情報にアクセスできるようにすること（パラ51）。
- 障がいがある子どもの要求を満たす技術革新を促進し、デジタル製品およびサービスが、例外なく、かつ調整の必要なく、すべての子どもが利用できるようユニバーサルアクセシビリティのために設計されていることを確認すること（パラ91）。
- デジタル環境は、子どものウェルビーイングと発達に不可欠な文化、余暇、遊びの権利を促進すること（パラ106）。

これらの指摘は、子どもにおいてさえ、デジタル環境が重要性を増し、可能性を秘めていることをCRCが認識していることの証と言えるでしょう。

ただ、このような可能性を認めつつも、「立法」、「包括的な政策および戦略」、「公的資源の動員・配分」、「監視」、「情報の普及、意識啓発および研修」、「商業広告およびマーケティング」、「司法および救済措置へのアクセス」等々、デジタル環境の問題点に関する指摘を確認することもできます。なかでも、子どもの"からだと心"という点で注目しておきたい課題を以下に記してみます。

- デジタル環境における暴力から子どもたちを保護するための立法上および行政上の措置をとること（パラ80）。
- 子どもの心身の健康を損なうような誤情報や素材・サービスの拡散を防止するため、既知の害に対する規制を行うとともに、公衆衛生分野における新たな研究やエビデンスを積極的に検討する必要があること（パラ96）。
- デジタルと非デジタル活動の健康的なバランスと十分な休息の重要性について、子ども、親、養育者、教育者向けの指針を作成する必要があること（パラ98）。
- デジタル環境における文化、余暇、遊びの機会の促進と子どもが生活する物理的な場所における魅力的な代替物の提供とのバランスを確保すること（パラ109）。

そうは言っても、これらの課題の多くは、「予防原則」に基づいてその危険性を指摘しているものと言えます。そのため、GC25には「データ収集および調査研究」に関する以下のようなパラグラフを確認することもできます。

- 定期的に更新されるデータと調査は、子どもの生活に対するデジタル環境の影響を理解し、子どもの権利に対する影響を評価し、国の介入効果を評価する上で極めて重要である。締約国は、十分な資源を投入し、年齢、性別、障がい、地理的位置、民俗・国籍、社会経済的背景によってデータが細分化された強固で包括的なデータ収集を保障する必要がある。このようなデータおよび研究は、子どもたちとともに、あるいは子どもたちによって行われた研究を含め、法律、政策および実践にその情報を提供すべきであり、公的に利用可能であるべきである。子どものデジタル生活に関連するデータ収集と研究は、子どものプライバシーを尊重し、最高の倫理基準を満たすものでなければならない（パラ30）。

このような指摘は、デジタル環境と子どもの権利との関連の解明が不十分であることを物語っています。"からだと心"の権利も例外ではありません。そのため、関連のエビデンスの蓄積は子どもの権利を確実に保障するための大事な"はじめの一歩"と言えるのです。

デジタル環境で心配される子どもの"からだと心"

このようなことから、われわれの研究グループでも、デジタル環境と子どもの"からだと心"との関連を検討してきました。ここでは、その一部を紹介してみたいと思います。

よく聞くように、コロナ禍で普及したデジタル環境が子どもの「視力」に及ぼす影響が心配されています。このような状況を受けて、子どものからだと心・連絡会議と日本体育大学体育研究所はコロナ緊急調査を実施し、コロナ禍前とコロナ禍の学校健康診断の結果の中から、視力検査のデータに注目、それを分析してみました。それによると、やはり「裸眼視力1.0未満」と判定された子どもが明らかに増えていました。ただ、この検討でわかったことはそれだけではありませんでした。コロナ禍前にA判定（裸眼視力1.0以上）であった者に比して、B判定（同0.7〜0.9）やC判定（同0.3〜0.6）であった子どもの視力が低下したケースが多いこと、左右の視力判定が異なる子どもがコロナ禍前よりも増えていること等の事実も判明したのです[2]。

また、子どものからだと心・連絡会議の議論では、アクセルよりもブレーキが優位な「抑制型」の子どもの存在が注目されています。このタイプの子どもたちは、決して多いわけではないものの、かつては一人も観察されなかったタイプです。そこで、この抑制型に特徴的なgo errors（go課題で反応しない間違い）に注目し、その生活背景を探ってみました。すると、就床時刻が遅く、スクリーンタイムが長い子どもでgo errorsが基準以上に多く、適度な身体活動が確保されている子どもで少ない様子が確認さ

れたのです[3]。

さらに、子どもの「メンタルヘルス」が心配されている状況で実施された検討では、動画視聴、SNSの使用時間がメンタルヘルスと関連していることが確認されました。特に、2時間以上の動画視聴、SNSの使用が、うつ傾向のリスクを高める可能性が示され、身体活動によりスクリーンタイムの悪影響を軽減できる可能性も示されたのです[4]。

このように、身近なデータを確認するだけでも、デジタル環境が子どもの"からだと心"に及ぼす影響が心配されます。また、国際的な動向に目を転じても、WHO（2019）が示すスクリーンタイムのガイドラインでは、2歳児未満が0分間未満、4歳児未満が60分間未満を推奨していますし[5]、座位行動に関する研究ネットワークによる「子どもと青少年のための学校関連座位行動に関する国際的な推奨事項」でも、スクリーンタイムに関する推奨行動が示されています（**表1**）[6]。これらの動向にも注目しながら、関連のエビデンスを蓄積していくことが現在の課題と言えます。そしてその際、スクリーンタイムに対して、外遊びのようにグリーンタイムとも呼べるような時間とのバランスをどのように考えればいいのかということも、今後の大事な検討課題になってくると思うのです。

養護教諭の複数配置を！

以上のように、デジタル環境の可能性が認識され、それが推進されればされるほど、もどかしいことに子どもの"からだと心"の権利をどのように保障するのかが課題になってきます。そうなると、デジタル環境の整備だけでなく、子どもの"からだと心"を守り、育てるための

▼表1：子どもと青少年のための学校関連座位行動に関する国際的な推奨事項

健康的な学校生活には、以下のようなものがある。

● 座位時間が長い場合は、予定された動きと予定されていない動きの両方で休憩をとること。
 ・5〜11歳は、少なくとも30分毎に1回。
 ・12〜18歳は、少なくとも1時間に1回。
 ・さまざまな強度と時間（例：立位、ストレッチ休憩、他教室への移動、アクティブな授業、アクティブな休憩）を考慮すること

● 可能な限り、宿題にさまざまな種類の運動（例：からだのどの部分も動かす必要がある軽い運動より大きな身体的努力を必要とする中高強度運動）を取り入れ、座りっぱなしの宿題は学年ごとに1日10分以内に制限する。例えば、カナダでは1年生であれば1日10分以内、6年生であれば1日60分以内というのが一般的である。

● 学校でのスクリーンタイムは、その種類に関係なく、有意義かつ精神的、身体的な活動で他の方法と比較して学習効果を高める特定の教育的な目的を持っていなければならない。学校関連スクリーンタイムが正当化される場合
 ・特に、5〜11歳の子どもは機器の使用時間を制限する。
 ・少なくとも30分毎に1回は端末を休ませる。
 ・教室内や宿題をする時にメディアを使ったマルチタスクをしないようにする。
 ・就寝前1時間以内はスクリーンを使った宿題をしないようにする。

● 座位活動による学習を（立つことを含む）動きを伴う学習に置き換え、スクリーンを使った学習をスクリーンを使わない学習（例：野外授業）に置き換えることは、子どもの健康とウェルビーイングをさらに支援することができる。

注；Saunders et al.（2022）の提案を筆者仮訳。

環境も、これまで以上に整備する必要があります。そして、学校では「養護教諭」への期待が一層膨らんできます。事実、日本の養護教諭が子どもの"からだと心"の権利を保障するのに大車輪の活躍をしてくれていることは誰もが認めることですし、コロナ禍における次のデータもそれを物語ってくれています。

図1には、コロナ禍の2020年3月11日〜2021年2月2日の期間におけるOECD加盟国の完全休校日数、部分休校日数、完全開校日数を示しました。この図が示すように、日本を除く37カ国の平均は、完全休校日数58.7±42.7日、部分休校日数47.4±42.9日、完全開校日数72.2±47.9日でした。対して、日本は11日、40日、154日ですから、休校日数が少なく、開校日数は最多であった様子を確認することができるのです。

でも、どうして日本は他国よりもコロナ禍において子どもが通学する権利を保障できているのでしょうか。私は、その答えが「養護教諭」の存在にあると思っています。実は、日本ではお馴染みの養護教諭ですが、多くの国には存在しません。そのため、日本特有の職種と言えます。ただ、国際的にはユニークなこの制度が子どもの"からだと心"を守り、育てるのにとても有効に機能していると思うのです。

言うまでもなく、目の前の子どもの"か

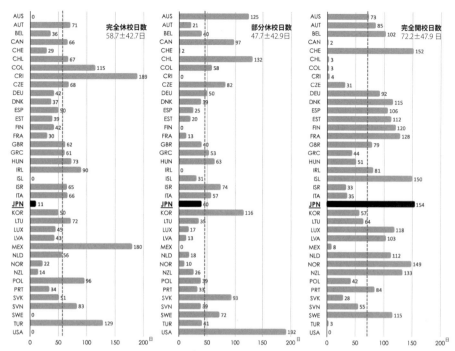

▲図1：新型コロナウイルス禍（2020年3月11日～2021年2月2日）における各国の完全休校日数、部分休校日数、完全開校日数

注：UNICEF[7]を基に筆者作図。図中の数値は日数、破線は日本を除くOECD加盟国（37カ国）の平均を示す。なお、このデータでは、UNESCOの定義に基づいて、休校が就学前、初等教育、中等教育、高等教育に在籍する子どものほとんどまたはすべてに影響を与えた場合に「完全休校」、国の行政単位の一部の学校、学年が休校になった場合に「部分休校」、すべての子どもで直接授業が行われていた場合に「完全開校」を意味する。

か、「発達」への影響が指摘されているのは日本だけです[8]。これが国際社会の評価です。

　子どもを取り巻くデジタル環境は、今後、ますます拡大するでしょう。そのことが子どもやそれを取り巻くおとなの圧力になり、「生存」、「保護」、「発達」の権利を脅かすものになってはいけません。そうならないためにも、エビデンスの蓄積が必要です。また、それに基づく仕組みや人的・物的環境の整備が必要です。私たちおとなや社会は、子どもの声に耳を傾け、デジタル環境の可能性を認識しつつも、すべての子どものあらゆる権利をいかに保障するかが問われているのです。

らだと心"の権利を確実に保障するためには、それぞれの子どもたちの育ちや生活、さらにはその子を取り巻くおとなたちを丸ごと捉える必要があります。その点、多くの国が採用している看護職として複数の学校を掛け持つスクールナースの制度では、子どもを丸ごと捉えることが難しいこともあるでしょう。対して、教育職として子どもたちと一緒に学校生活を送っている養護教諭は、子どもを丸ごと捉えやすい"からだの専門家"と言えます。コロナ禍の学校では手指消毒やマスク着用が必須です。黙食、学校行事の中止や延期、タブレット学習も日常です。平常時以上に"からだの専門家"が必要であることは明らかです。その点、日本にはその専門家がそもそも配置されていたというわけです。このように考えると、国際的にはユニークな職種である養護教諭の存在が緊急事態下での日常を可能にしてくれていると思うのです。とはいえ、長引くコロナ禍やそれと連動して推進されてきたデジタル環境の拡大、さらにはそのことによる"からだと心"の問題により養護教諭にかかる負担は一層大きくなっています。

　昨今のコロナ禍では、子どもを守り、育てる仕組みの構築ということで、従来から指摘されていた「少人数学級」が実現しました。この点は、確かな前進と言えるでしょう。ただ、5年もかけずにより早期に実現すること、小学校だけでなく中学校、高等学校にも拡大すること、さらには「35人学級」の基準で十分なのかということ等々、一層の議論が必要です。加えて、デジタル化が進む学校で子どもの"からだと心"の権利を確実に保障するためには、やはりコロナ禍前からその必要性が叫ばれてきた「養護教諭の複数配置」についても、もうそろそろ本気で議論する時期にきているように思うのです。

子どもの権利を保障する！

　あまり知られていないことですが、CRCが示す「最終所見」において、教育制度や社会の子どもに対する圧力とそれによる「生存」、「保護」の健康被害が指摘されている締約国は日本と韓国と中国（香港）のみです[8]。そればかり

［文献］

1) United Nations (2021) General comment No.25 on children's rights in relation to the digital environment.https://tbinternet.ohchr.org/_layouts/15/treatybodyexternal/Download.aspx?symbolno=CRC/C/GC/25&Lang=en（2022年9月26日アクセス）

2) Noi S et al.(2022) The changes in visual acuity values of Japanese school children during the COVID-19 pandemic, Children, 9, 342, doi: 10.3390/children9030342.

3) Shikano A and Noi S (2022) Go/no-go task performance of Japanese children: differences by sex, grade, and lifestyle habits, Frontiers in Public Health, doi: 10.3389/fpubh.2022.883532.

4) Kidokoro T et al. (2022) Different Types of Screen Behavior and Depression in Children and Adolescents, Frontiers in Pediatrics, 9, 822603, doi: 10.3389/fped.2021.822603.

5) World Health Organization (2019) Guidelines on physical activity, sedentary behaviour and sleep for children under 5 years of age. https://apps.who.int/iris/bitstream/handle/10665/311664/9789241550536-eng.pdf?sequence=1&isAllowed=y （2022年10月2日アクセス）

6) Saunders TJ et al. (2022) International school-related sedentary behaviour recommendations for children and youth, International Journal of Behavioral Nutrition and Physical Activity, 19, 39, doi: 10.1186/s12966-022-01259-3.

7) UNICEF (2021) COVID-19 and school closures one year of education disruption. https://data.unicef.org/resources/one-year-of-covid-19-and-school-closures/（2022年9月26日アクセス）

8) 野井真吾（2021）国連子どもの権利委員会の「最終所見」にみる日本の子どもの健康課題の特徴－"競争的な社会"における子どもの状況に着目して－, 日本教育保健学会年報, 28, 3-15.

子どもの権利の視点で考える！ こども家庭庁の創設とこども基本法の課題

小泉広子・桜美林大学 教授

はじめに

「こども家庭庁設置法」と「こども基本法」が2022年6月15日に成立しました。少子化問題や虐待、いじめ、自殺、不登校の増加など、子どものおかれている深刻な状況を背景に、子ども政策を総合的に実施するための組織と基本理念・推進体制を定めるものとして、両法は制定されましたが、子どもの権利条約が要請する「子どもの権利の包括的な実施」という点からは課題を含んでいます。

こども家庭庁とは

こども家庭庁設置法に基づき、こども家庭庁が、内閣府の外局として設置されることになりました。その任務は、「心身の発達の過程にある者（以下、「こども」という）が自立した個人としてひとしく健やかに成長することのできる社会の実現に向け、子育てにおける家庭の役割の重要性を踏まえつつ、こどもの年齢及び発達の程度に応じ、その意見を尊重し、その最善の利益を優先して考慮することを基本とし、こども及びこどものある家庭の福祉の増進及び保健の向上その他のこどもの健やかな成長及びこどものある家庭における子育てに対する支援並びにこどもの権利利益の擁護に関する事務を行うことを任務とする」（3条1項）としています。また、3条1項の「任務に関連する特定の内閣の重要事項に関する内閣の事務を助けること」（3条2項）、3条2項の「任務を遂行するに当たり、内閣官房を助けるものとする」（3条3項）とされています。

こども家庭庁が担当する、自らが実施する事務（分担管理事務）として「小学校就学前のこどもの健やかな成長のための環境の確保および子育て支援に関する基本的な政策の企画及び立案並びに推進」という新たな事務に加え、子ども・子育て支援給付等の子育て支援、保育および養護、いじめ防止に関する相談体制の整備、虐待の防止、保健の向上、子ども関連施策の各種大綱の策定および推進等、これまで厚生労働省や内閣府などが担当していた子ども政策関連事務が移管されています。

こども基本法

こども基本法の目的は、「憲法、児童の権利に関する条約の精神にのっとり、次代の社会を担う全てのこどもが、生涯にわたる人格の基礎を築き、自立した個人としてひとしく健やかに成長することができ、心身の状況、置かれている環境等に関わらず、その権利の擁護が図られ、将来にわたって幸福な生活を送ることができる社会の実現を目指して、こども施策を総合的に推進すること」（1条）と規定されています。

「こども」の定義は、こども家庭庁設置法と同様です。さらに、この法律上の「こども施策」は、①新生児期、乳幼児期、学童期及び思春期の各段階を経て、おとなになるまでの心身の発達の過程を通じて切れ目なく行われるこどもの健やかな成長に対する支援（2条2項1号）、②子育てに伴う喜びを実感できる社会の実現に資するため、就労、結婚、妊娠、出産、育児等の各段階に応じて行われる支援（同条同項2号）、③家庭における養育環境その他のこどもの養育環境の整備（同条同項3号）とされます。

このこども施策は、3条で定められた事項を基本理念として行われます。そして国の責務として、基本理念にのっとり、こども施策を総合的に策定及び実施する責務を有するとされています。地方公共団体の責務は、基本理念にのっとり、こども施策に関し、国及び他の地方公共団体との連携を図りつつ、その区域内におけるこどもの状況に応じた施策を策定及び実施する責務が課されています。

政府は、「こども施策に関する大綱（こども大綱）」を策定する義務があり、こども施策の具体的目標及び達成の期間を定めることになっています。また、都道府県と市町村には「こども計画」を策定する努力義務が課せられています。

子どもの権利条約を実施する締約国の義務

これまで日本政府は、1994年の子どもの権利条約の批准にあたって国内法の改正は必要なしとする立場をとり、条約で定められた子どもの権利の実施のための積極的な措置をとってきませんでした。それに対し、学界や市民社会からは、子どもの権利が福祉、教育、少年司法などに浸透せず、かつ、総合的、包括的な施策が実施されないことから、子どもの権利を包括的に定めた「子ども基本法」の制定が提起されていました（日本教育法学会子どもの権利条約研究特別委員会, 1998）。

子どもの権利条約は、国内で条約を実施するために、締約国に、「この条約において認められる権利の実現のため、すべての適当な立法措置、行政措置その他の措置を講ずる」（4条）義務を課しています。この条約を実施する義務は、2つの義務に分かれています（世取山, 2011）。1つ目は、権利を

実現するために「すべての適当な措置をとること」であり、その措置には、新たに法律を作ること（立法措置）、予算をきちんと配分する（財政的措置）、政策を立てる（行政措置）、条約を裁判で使う（司法的措置）、国民にこの条約に規定されている権利を周知し、あるいはその意味をわかってもらうこと（教育的措置）などが含まれます。2つ目は、単に措置をとるだけではなく、権利を実現するという結果を達成する義務が課せられていることです。その措置を取ることによって、子どもの権利がどう実現したのか、子どもの権利に実際にどのような影響を与えたのかが常に評価されなければなりません。

また、子どもの権利条約は、条約の締約国に国際社会に対して条約の実施状況を報告させ、条約によって設置された国連子どもの権利委員会（以下、「CRC」という）による審査に服させる制度を設けています。この報告審査における日本政府への国連の最終所見では、条約が日本国内で直接適用できるにもかかわらず、実際に適用されていないことを懸念し、「子どもの権利に関する包括的な法律を制定し、かつ、現行の法令を本条約の原則および規定と全面的に整合させるための措置をとるよう」強く勧告されていました（第3回、第4・5回審査）。

こども家庭庁、こども基本法は子どもの権利を包括的に実現するための仕組みと言えるか？

それでは、今回のこども家庭庁の設置やこども基本法の制定は、子どもの権利を包括的に実現するための仕組みであると言えるのでしょうか。

まず、こども基本法は、目的において、「日本国憲法及び児童の権利に関する条約にのっとり…こども施策を総合的に推進する」としています。そして、基本理念において、子どもの権利条約の4つの一般原則を反映し、①差別的

取り扱いの禁止、②健やかな成長及び発達の保障、③意見表明の機会とその意見の尊重、④子どもの最善の利益の優先的考慮、の文言を盛り込んでいることは、子どもの権利の実現に向けて一歩前進であると評価できると思われます。

その一方、こども基本法上のこども施策が、子どもの権利条約で定められた個別権利をどう認識し、どのような具体的な措置をとるのかは、依然として不明です。

こども基本法は、例えば、教育に関する権利の理念法であった旧教育基本法などとは異なり、政府が策定する「こども大綱」を実施するための仕組みを定める政策立法と言えるものです。つまり、条約に定められたすべての子どもの権利を実現する仕組みとは言えず、既存の法律やこれから制定される子ども関係法やその運用や実践が、子どもの権利条約と一致することを確保する手段は、こども基本法の仕組みには見当たらないと言えます。国会審議では、こども基本法のこども施策には、教育内容（カリキュラム）に関することは含まないという答弁がありました。また、こども家庭庁設置法でも、いじめ防止対策等の相談体制や大学修学等の事務を除き文部科学省関係の事務はこども家庭庁に移管されないことになっています。学校教育だけを取り上げてみても、両法に基づいて、日本の学校教育の内容や学校運営に関わり、教育への権利をはじめとするさまざまな子どもの権利をどう保障し、校則、体罰、不登校問題などの子どもの権利侵害に、これから政府がどのように向き合っていくのか道筋は見えません。

また、前述したように、子どもの権利を実現するために締約国がとった措置が実際に、権利を実現する結果となったかを評価する仕組みもありません。CRCは、近年、締約国がとった措置が子どもの権利にどう影響を与えたかのアセスメント、データの収集、評価の

ための指標の開発、そして政府から独立した監視システムの創設を各国に推奨しています。こども基本法では、こども施策の策定、実施、評価にあたり、当該こども施策の対象となるこどもまたはこどもを養育する者等の関係者の意見を反映させるために必要な措置を講ずるものとする（11条）としていますが、現実的にどのように意見を聴取し、策定、実施、評価に反映させるのか不明ですし、予算配分を含めた政策全体に対する権利実現の結果に対する評価システムとしては不十分であると思われます。

また、こども家庭庁については、その設置により子ども支援に関する縦割り行政の弊害を除去し、子ども政策を総合化することが可能となるようにも見えます。しかしながら、CRCが求める子どもの権利を実施するための行政措置のあり方としては課題が残ります。

CRCは、子どもの権利を実施するための行政措置のあり方の一例として、「子どもの権利の実施の調整」を挙げています。「調整」の目的は、「子どもの権利」を、政策、市民社会における主流なもの（mainstreaming）とするプロセスであり、直接子ども政策に関わる省庁間だけではなく、子どもの権利というレンズを通して、政治、経済、市民社会における子どもの権利を実施するプロセス（立案、実施、監視）であるとしています。

こども家庭庁設置法においては、そもそも「子どもの権利」の文言はなく子どもの権利条約の個別条項との関係は不明です。また、「調整」の範囲についても、国会の審議において子どもの権利を中心とした財政措置を含めた「調整」という政府答弁は見当たりませんでした。

さらに、CRCは、条約の実施を促進し監視するため、独立した国内人権機関の設置を求めており、多くの締約国では国内人権機関や子どもオンブズパーソンや子どもオンブズマン、コミッ

ショナーといった独立機関が設置されています。今回の両法の審議においても、野党から、子どもコミッショナーという独立した監視機関の設置が提案されていましたが、それは、実現しませんでした。独立した監視機関は、子どもの声を聴き、政府による子どもの権利の恣意的な解釈や運用、締約国の義務の不履行を監視するために、欠かすことのできない仕組みであると言え、今回の法制定において残された大きな課題です。

「こども」の定義について

　子どもの権利条約をはじめ、これまで日本の法律では、年齢を基盤に、「子ども」を定義しているのに対し、両法では、「こども」を「心身の発達の過程にある者」と定義しています。子どもの定義は、子どもの権利や法的な地位を確認するものであると同時に、社会が子どもの権利を基盤とした「子ども期」を保障するための基準として理解されるものです。確かに子どもは、生物学的には「心身の発達の過程にある者」と言えます。しかし、子どもの権利の視点からは、子どもは社会的な主体であり、子どもの権利を行使する権利主体であると捉えることができます。「心身の発達の過程にある者」という定義は、大人という完成形と対比される、子どもの未熟な人間としての保護の必要性のみが強調される懸念があります。

家庭における養育の責任と子どもの権利

　「こども庁」か「こども家庭庁」かという、名称をめぐる議論に象徴されるように、両法においては、その基本原則で、家庭での養育が強調されています。これまでも、家庭教育の条文を新たに創設した2006年の教育基本法改正以降、親の子どもに対する第一義的責任＝規範意識醸成責任を理由とした家庭教育への介入と、一方で、自己責任

論を背景とした家庭への養育責任の押し付けへの懸念が生じていました。

　これに対し、子どもの権利条約の前文では、「家族が、社会の基礎的な集団として、並びに家族のすべての構成員、特に児童の成長及び福祉のための自然な環境として、社会においてその責任を十分に引き受けることができるよう必要な保護及び援助を与えられるべきである」とし、家族の自己責任ではなく、締約国による家族への必要な保護と援助を強調していることに留意すべきです。また、子どもの権利条約の5条は締約国による親の指導の尊重を認めていますが、これは、子どもが権利を行使するにあたり、親等がその子どもの発達しつつある能力に適合する方法で適当な指示及び指導を与える責任、権利及び義務を尊重するとしているのであり、子どもの権利を実現するための親の指導であることを押さえる必要があります。

意見表明権をめぐる課題

　こども基本法においては、基本理念として、限定的ではあるものの、子どもの「意見の表明の機会及び多様な社会活動に参画する機会の確保」、「意見の尊重」（3条）が規定され、さらに、「国及び地方公共団体のこども施策の策定、実施、評価にあたって対象となるこどもと養育者等の意見を反映させるための措置を講ずるもの」（11条）とされています。また、こども家庭庁設置法も、基本原則として、子どもの「意見を尊重」（3条）するとしています。

　これらは、子どもの権利条約12条の子どもの意見表明権の一定の反映と見ることができ、子どもの権利保障および子どもの政策の立案、実施、評価を子どもの視点から影響を与え変化をもたらす可能性のある重要な一歩であると評価できます。その一方、子どもの意見表明権の解釈やその具体的な実現については、対象者、年齢、聴取事項等を限定することや、形式的な意見聴

取といった安易な方法で実施されないよう注意が必要です。

　本来、子どもの意見表明権は、乳幼児であっても保障され、自分の要求やありのままを受け止めてもらえる安定的な大人との関係が不可欠であること、また、子どもが自分の感情や思い、意見を伝えるためには、子どもを励まし、日常的に子どもが感情や思い、意見を伝えながら意見表明の力を獲得できる機会の保障が前提となります（世取山, 2011）。日本政府に対する国連の第4・5回審査の最終所見では、「意見を持つことのできるいかなる年齢の子どもにも、年齢の制限なく、子どもに影響を与えるすべての事項について、その意見を自由に表明する権利を保障し、威（おど）かしと罰から子どもを守り、子どもの意見が適切に重視されることを確保するよう締約国に要請する」さらに、「聴かれる権利を子どもが行使することができる環境を提供すること、および、家庭、学校、代替的ケア、保健、医療、司法手続、行政手続おいて、また、地域社会、環境に関する事項を含むすべての関係する事項について、すべての子どもにとって意義があり、その力を伸ばし、発揮させるような参加を積極的に促進すること」が勧告されています。国際的に見ると、子どもの個人的な決定に関わる意見表明権の保障や、子ども政策の立案や評価における子ども参加の研究や実践は相当に進んでいます。日本において子どもの権利条約の理解をさらに広げ、子どもの権利の実現と子ども参加の仕組みづくりを進めていくことは急務であると言えるでしょう。

[参考文献]
1) 日本教育法学会子どもの権利条約研究特別委員会編『提言　子どもの権利基本法と条例』三省堂、1998年
2) 世取山洋介「基礎から学ぶ　子どもの権利条約と保育　第1回　子どもの権利条約と乳幼児の権利」月刊『保育情報』414号、2頁、2011年5月

コロナ禍で子どもの声を聴く

—— 保健室で子どもたちが教えてくれること

下里彩香・港区立東町小学校 養護教諭

突然の臨時休校に子どもたちの反応は

2020年2月27日夕方、保健室でふっと一息ついていると「全国の小学校、中学校、高等学校、特別支援学校等に臨時休校要請」というニュースが飛び込んできました。およそ現実離れしたニュースに「自分の学校には関係がないのでは?」と思ってしまったほどでした。職員室に行ってみると、テレビを囲んでみんなが固唾を飲んで…という光景は全くなく、会見を片目、片耳にそれぞれがパソコンに向かっていたり、テストの丸つけをしたりと教員集団も「自分ごとではない」「目の前の仕事が最優先」と平静を装いながら半ば呆れながら仕事をしていました。ところが、あれよあれよという間に臨時休校は現実のものになり、突然子どもたちと「最後の日」を迎えることになってしまいました。

今でも「臨時休校」を子どもたちに伝えたあの瞬間のことを思い出すと胸が詰まる思いです。教員が発する真剣でなんとも言えない緊張感を察したのでしょう。「やったー!」という大きな声やショックでどうしようもないといった姿はほとんどありませんでした。子どもたちの反応は、「休みだ!少し休憩できるかな?」「突然すぎてどうしたらいいかわからない」「とにかく大変なことが起こっているようだ」とさまざまでした。これらの背景には、「普段の学校生活へのしんどさ」「感染症への不安やもっと漠然とした不安」「混乱、呆然」等々が根底にあったのではないかと思わされました。多くの子どもたちは、私が考えるよりも「普通」で大きな動揺もなく受け入れているように見えました。臨時休校は、子どもが子どもらしい反応もできないほどの衝撃と、経験したことのない出来事だったのです。

コロナ休校中の子どもたち

こうして、子どもたちの学校生活は突然奪われてしまいました。そして、休校は5月末まで延長されました。コロナ休校中の3月は、年度末の書類を作成したり、新年度の準備をしたりと長い春休みといった感じで過ごしました。しかし、4月に入り夏休み以上に子どもたちに会えない期間が続くと、子どもたちがどのように過ごしているのか、困難なことはないかとその現状が心配になり、子どもたちの様子を知りたいと思うようになりました。そして、子どものからだと心・連絡会議(以下、「連絡会議」)が行った「臨時休業が子どものからだと心に及ぼす緊急調査」を本校でも行いました(結果は、連絡会議HP(http://kodomonokaradatokokoro.com/images/20210119.pdf)に掲載されていますのでご参照ください)。調査からは、子どもたちの生活リズムが乱れたり、ストレスが溜まったりしている様子がわかりました。さらに、調査の自由記述や保護者や子どもと直接話をする中で、「感染症が心配でどう過ごすのが正解かわからない」「連日の報道に不安を感じるのでテレビは見ないようにしている」「家にいると気持ちが滅入ってしまうので外で過ごしたいが、公園遊びも禁止されてしまった」「家で遊ぶと親に怒られる」「学習するときに常に親が見ているので気が抜けない」「オンラインの塾に疲れてしまった」「きょうだい喧嘩が増えた」「保育園に行っている弟妹がうらやましい」

「早く友だちに会いたい」「続く休校延長にうんざりしている」「学校を早く再開してほしい」「学校が再開しても学校生活が不安」等々の声が聞かれました。さまざまな声をキャッチしても、休校中にできることはあまりに少なく、もどかしい気持ちを抱えたまま過ごしていました。

一方、休校中も学童の一部や子どもの居場所を確保する緊急あずかり事業が校内で行われていました。これまで通りの活動というわけにはいかないものの、家から出て友だちと会うことができたり、学習したり本を読んだり工作をしたり、外遊びや体育館遊びをすることができていました。少人数集団ではあるものの、子どもたちが感染症対策をしながら過ごす姿を実際に見られることは、私にとって学校再開を考える際の大事なメルクマールになりました。

あたりまえにある保健室

2020年6月、いよいよ子どもたちの登校が再開されました。休校中も登校が再開されてからも各所からさまざまな「マニュアル」が出されました。学校再開にあたり、子どもたちの健康観察や手洗い時間の確保、給食の配膳や喫食の仕方、集会や歌唱の中止等々、これまでと大きく変えなければならないことが多くありました。そのルールの多くは、集団生活を送る中ではみんなで協力することが必要なものでした。当然のことながら、「マニュアル」には保健室対応にも制限が設けられていました。その一つ一つを確認する中で、子どもの命を守るために絶対に行う必要があることと、子どもの実態を見たり、実際に声を聴いたりする中でルー

ルを作っていくものがあるのではないかと思いました。例えば、（私の学校では求められませんでしたが）一律に子どもを保健室に入れずに廊下で対応することや保健室の寝具を使用させないことにどれほどの意味があるのでしょうか。それよりも、感染症に対する不安を抱えながら久しぶりに集団生活を送る子どもたちが、安心して学校に通うことができるように、細心の注意を払いながらこれまで通りの居場所やかかわりができる場所こそが必要ではないかと思いました。

　私は日頃から、子どもたちに「保健室はいつでも誰でもどんな用事でもきていいところ」「保健室も学習の場」であると伝えています。コロナ禍であってもその想いに変わりはありません。具体的には、体調不良を訴えて来室した子どもを一律に早退させるのではなく、これまで通り自分の生活を振り返らせながら体調不良の原因を一緒に考えたり、学校生活の疲れや気持ちが落ち着かないことが原因だった場合には保健室で小休憩して教室へ復帰させたりしています。体調不良を訴える子どもの声にじっくり耳を傾ければ、「病気ではなく、授業に疲れてしまった」「苦手な授業に参加しているのがつらい」「ちょっと一息つきたい」「いつもより寝るのが遅かったから休みたい」ということがほとんどです。また、ケガでの来室の場合でも手当だけをして帰すのではなく、いつ、どこで、どのようにケガをしてしまったのかはもちろん、どうすればこのケガを防ぐことができたか、このケガはどのように治るのかをとことん子どもと話します。不自然だと思ったり、施設の不備が予想されたりする場合には、ケガをした現場まで一緒に行って自分の目で確認します。話をじっくり聴くと、ケガをしてしまったことよりも、友だちとのトラブルや教員の対応に納得がいかなくて痛みを過度に訴えていることもあります。このような対応はコロナ以前も現在も変わりません。もちろん、発熱を伴う体調不良者が来室した際などは、これまで以上に細心の注意を払って対応しています。体調不良者を第二保健室として設けている教室に移動させたり、保健室を居場所にする子どもたちを別の教室に移動させたり、状況に応じて場を変えながら対応しています。また、体調不良を訴える人も保健室を必要としている人も安心して過ごせるように、ソファの向きを変えたり、カーテンで仕切ったりして居場所を作ります。保健室は、毎日たくさんの子どもたちが来室する場所です。病気やケガが理由で訪れるのはもちろん、身長を測りたい、からだのことを知りたい、友だちとけんかをした、イライラして気持ちが落ち着かない、教室で勉強ができない、話を聞いてほしいなど、その理由はさまざまです。コロナ禍においては、体調不良者は一律に早退させる、保健室では休息させない、ケガや病気の人の対応以外はしない、保健室に子どもを入れない等々の驚くような実態を耳にします。マニュアルを過度に遵守することに躍起になり、本来の保健室機能がなくなってしまったら、このような子どもたちの声はどこにぶつけたらいいのでしょうか。

ときには保健室の外に飛び出して

　そんな"変わっていない"つもりの保健室でも、学校再開直後は来室者が普段よりずっとずっと少ないものでした。分散登校から始まったので、そもそも登校している人が少なかったことや、現在より感染症に対する不安や緊張感もありながらの学校生活だったこともあったのでしょう。来室が少ない期間は、保健室の外に出て子どもの様子を見に行きました。そんな中、過度な緊張や不安定さを見せる子どもたちがいました。一旦手洗いを始めるとなかなかやめられずにずっと洗い続けている子、給食配膳中に急に不安になり連日泣き出してしまう子などを目にしました。そして、普段だったらすぐに保健室にやってくるであろうその子どもたちの傍らには、担任教諭や給食補教で複数配置されている教員がじっと向き合い、寄り添い、声をかけていました。また、子どもたちからは、「授業中、黒板が見えにくく、のぞかせるような姿勢をしただけで先生が『どうしたの？』『大丈夫？』と声をかけてくれてうれしい」「授業中、わからないことをわからないと言いやすい」といった声が聞かれました。分散登校中は、子どもにかかわる大人に余裕があり、じっくり子どもの声を聴いたり、訴えに対して丁寧に対応したりしている様子がうかがえました。このような子どもの実態や教員の実感は、コロナ休校明けにさまざまな学校でも見られた姿なのではないでしょうか。

コロナ禍を過ごす子どもたち

　雨が続いていたある日、6年生の男子5・6人が保健室に流れ込むようにして入って来るなり「なんで校庭で遊んじゃいけないんだよ！雨にぬれたって平気だよ」「俺、絶対風邪なんかひかないのに」「こんな雨、遊んでいるうちに止むってば」と次々に不満を口にしました。保健室には、さまざまな"子どもの声"が届きます。一見、深刻なメッセージではないように感じますが、子どもたちは本音をもらしてくれているのではないかと思うことが多くあります。天気はどうしようもないけれど、せめて子どもが不満に思っている気持ちには寄り添おうと思い、「仕方がないよ」という言葉をぐっと飲み込んで「雨」の悪口を聞いていました。すると、たまたま通りかかった担任に「用事がないなら教室でおとなしく遊ぶように」と注意されてしまいました。子どもの不満の矛先が「雨」から一気に「担任の先生」に変わる空気を感じました。担任の言うことは間違ってはいません。しかし、保健室にいる理由を尋ねることなく子どもに声をかけたことにも、

声だけかけてその後の子どもたちの行動を見とらないことにも違和感がありました。

担任が去ると、子どもたちは案の定不満を口にします。その中から「オレたち、コロナでなんでもダメダメ言われて挙句の果てに外遊びもできないのかよ！」「行事の中止も縮小も悔しいけど、仕方がないって受け入れてるじゃん！」と日頃の鬱憤が出てきました。子どもたちの言う通り、行事の中止や縮小にも、集会ですら全校で顔を合わせて行えない状況にも、子どもたちは我慢していました。さらに、6年生としてオンラインや縮小での行事の中心にもなってくれていたのです。当然のことながら不満や意見もあったでしょうに、真正面から口にすることすらしなかった（できなかった）のです。このように、コロナ禍は子どもたちから多くの楽しみを奪ってしまいました。子どもたちの言葉に、私たち教員は、工夫する努力さえせずに中止の選択をしてしまっていないだろうかと胸が苦しくなりました。と同時に、子どもの声を聴くことができているか、意見を言う場をきちんと確保しているだろうかと反省させられました。

マスクの下の笑顔が見たい

マスク生活が長引き、マスクをする顔の子どもたちが普通になってしまいました。そんな中、6年生のAくんは給食中も絶対にマスクを外しません。最初は「感染症に敏感になっているのかな」と思い気に留めていませんでしたが、真夏にどんなに汗をかいても、涼しくなって体育で持久走をするときでも絶対にマスクを外さない姿を見て違和感を感じました。担任に話すと「母親がニキビを気にしているようだと言っていました」と教えてくれました。そんな中、Aくんが体育の時間に足をひねったと言って来室しました。ちょうどいい機会だと思い、足首を冷やしながら「本でも読む？」と何冊かの本

と一緒に、ニキビについて書かれている本を渡しました。すると、しばらくじっと本を読んでいたAくんが「なんでニキビができる人とできない人がいるんだろ。ニキビとか超気持ち悪いし」と話し出しました。「ニキビできるの？」「…まあね」「外遊びした後に顔を洗ったらスッキリするんじゃないかな。洗ってみたら？」と言うと、「学校で顔を洗ってもいいの？」「もちろん！あとは、皮膚科に相談するのもいいかもね」「本当？行きたいって言ってみようかな…」と悩んでいたニキビについて話すことができました。

集団生活ではマスクをして過ごす時間が長くなります。2022年秋現在では、必要に応じてマスクを外す場面も増えてきましたが、ここ数年マスクをしている顔ばかりを見ているので、久しぶりに見た顔が大人っぽくなっていたり、こんなに歯並びが悪かったかな？と思わされたり、マスクを外した顔を見ていろいろなことに気づかされます。マスクをしていない子どもの顔を観察する大切さを感じるとともに、マスクなしの顔が当たり前の世の中になってほしいと願わずにはいられません。

コロナ禍で得られたものと子どもの声を聴くための必須条件

コロナ禍では、奪われてしまったものがたくさんありますが、奇しくもコロナ禍で得られたものもあります。1つは「少人数学級の実現」です。実際に少人数学級を経験して、子どもも大人もゆとりと満足感を味わうことができました。このことは、子どもの「ゆっくりと学ぶ権利」も保障するものでもありました。少人数学級を求める声は全国的に広がり、大きなうねりとなって実現に向けて動き出し、多くの自治体で少人数学級の実現につながりました。2つ目は「保健室（学校）のハード面の充実」です。多くの学校で体調不良者と他の利用者とを分ける第二保健室ができました。また、水道が自

動水栓に切り替わったり、感染症対策グッズの充実が図られたりと環境整備や感染症に対する意識が向上しました。

一方で、コロナ禍においては子どもにさまざまな我慢を強いてしまいました。保健室への来室も例外ではありません。子どもの声を聴く必須条件として、早急に「保健室機能を回復」する必要があると考えます。そのためには、来室をマニュアル通りに制限するのではなく、実態に見合った対応をすることが何よりも必要なことではないでしょうか。養護教諭が声をあげ、子どもや保健室の実態を発信し、保健室や子どものからだと心の状況を共有すること、子どもの居場所を確保するという組織的対応も大切であると考えています。そして、コロナ禍においては間違った情報で不安を煽られる経験もしました。認識を正すような科学的証拠に基づく学習は、不安を解消することにも繋がります。子どものからだや心の実態や生活の現状を踏まえ、子どもの声を聴いて一緒につくる「からだの学習のさらなる充実」が求められていると感じます。また、多くの学校では養護教諭は一人配置が現状です。コロナ禍では、一人配置の学校はもちろん複数配置の学校であっても子どもの声を聴くことができなかったという話も耳にします。普段はもちろんのこと、コロナ禍という緊急時だからこそ一層、子どもが不安や不満、願いを話せる場が必要なのではないでしょうか。そうなると「養護教諭の複数配置」も早急に実現させなければならないことの一つではないでしょう。子どもとともに笑顔でいきいきとした学校生活を送り続けられるように、これからも子どもの声に耳を傾け続けられる養護教諭でありたいと思います。

コロナ禍が教育現場につきつけた「コロンブスの卵」
—— 前例主義を突破する教育現場の挑戦！

島野 歩・文教大学付属小学校 校長

「その日は突然にやってきた」

忘れもしない2020年2月27日18時。「校長先生！3月から学校が休校らしいです！」教員の一声から職員室はどよめきに！ 年度末の成績処理でその日はほとんどの教員が職員室に残っていました。「全国の小中高校に3月2日から春休みまでの臨時休校の要請」……一瞬、皆が言葉を失いました。思えば、あの瞬間から、ある意味かつてない挑戦と闘いのスタートとなるゴングが鳴り響いていたのかもしれません。前例主義を突破する教育現場の挑戦の始まりです。

● 「卒業式、どうしましょう。」

○ 「中止ですか？」

◆ 「やろうよ。3月から休校なら、明後日、2月29日卒業式決行！ やれる？ 担任ふたりどう？」

○ 「やれます！」「やります！」

◆ 「音楽担当、卒業式の歌どう？」

● 「できます！ やりましょう！」

◆ 「じゃあ、決定！成績は後！さあ講堂へ。卒業式の準備だ！」

こうして、2日後の29日卒業式は挙行されたのでした。急遽、決定した卒業式にもかかわらず、保護者、卒業生、全員賛同、全員出席。2日間で覚えきった卒業生の呼びかけと歌声。こんなにも、皆で迎える卒業式をありがたいと思ったことはありませんでした。この卒業式の光景は、深く胸に刻まれました（**写真1**）。

コロナ禍になる以前から、教育の現場で当たり前とされている「前例主義」的な風潮には、少なからず違和感がありました。しかしながら、多忙極める日々の職務の中で、つい前年度の実績を見ながら、そこに沿ってしまう現実があったのも確かです。そうしていくうちに、本来教育の最も大切な「子ども自身が考え、決定し拓いていく学びの力」が失われていたのかもしれません。何より、私たち教師自身が、「考え創造する力」を失いつつあったのかもしれません。危機的な状況です。そんなとき、コロナは突然に私たちの前に現れたのです。

「今まで通りではダメだ！」

「もっと考えろ！」

「あきらめてはいけない！」

コロナは容赦なく、今ある教育のさまざまな課題を私たちに突き付けてきたのです。ここでは、2022年現在に至るまでの教育現場における我々教職員の新型コロナとの奮闘と子どもたちの思いを書き記していきたいと思います。

運動会での子どもの姿は「コロンブスの卵」だった！

コロナ禍での初めての運動会は延期に延期を重ね、2020年9月の実施となりました。新型コロナ感染予防のために大きく形が変わる運動会！ 校庭で全員が集まることなく競技をする学年のみが校庭に。応援は、各クラスに配信されたライブ映像を見ながら……。「本当にこれが運動会と言えるのか」「いっそのこと中止にしたほうが、子どもたちの意欲をつぶすことなくいられるのではないか」……教職員と議論を重ねる中で、私たちが出した結論は「やってみよう！ ……何事もやる前に結論を出してしまえば、それまでだ！前進はない！」でした。しかしながら、正直なところ、不安や戸惑いだらけ。そんな教職員の気持ちを払拭させてくれたのは、子どもたちの情熱でした。子どもたちの心の柔らかさに感動です。まさに「コロンブスの卵」でした。大人である私たちは、もしかしたら、「こうあらねばいけない」というさまざまな既成概念にとらわれていたのかもしれません。運動会はこうあらねばいけない。競技はこうあらねばいけない。……違いました。

新型コロナの厳しい状況の中でも、できることがたくさんあることを、子どもたちが教えてくれました。どんな状況の中でも、歯をくしばりながら懸命に走る子どもの姿（**写真2**）。勝利に喜び、負けに涙する子どもの姿は輝きに満ちていました。「ここに卵があります。テーブルに立ててみてください」……私たちは、いつの日もコロンブスでありたいです。

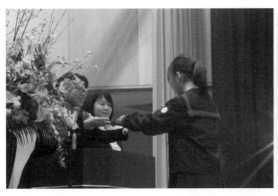

写真1　臨時休校要請の2日後に実施した卒業式

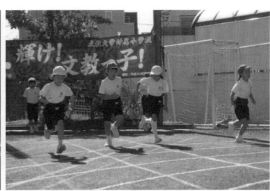

写真2　議論を重ね実施した運動会

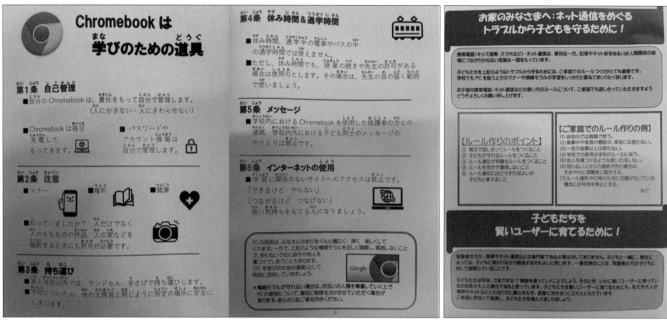

▲資料1　PC導入にあたり作成した『文教っ子PC　BOOK』より　　▲資料2　保護者向けのおたより

PCは学びのための道具であること を忘れない

コロナ禍を契機に、今までガラパゴス化していた教育界のICT教育が、一気に加速したことは間違いありません。本校においても、休校中の子どもたち・保護者と学校をつないでくれたのは、オンライン授業でした。紙プリントのやりとりでは到底叶うことのなかったHRや授業が、オンラインでは顔と顔を合わせながら、オンタイムで進められる！　初めてオンラインでつながったときの1年生の子どもたちのうれしそうな表情！　学びを継続できる喜び！　一方で課題も山積でした。コロナ禍になる前から3年計画で、一人1台のPC導入を進めていた本校の目指すところは、「PCは学びの道具。文房具として使えるようにすること」（資料1）。……一気に推進が前倒しになりました。教職員の研修、機器導入の選定、保護者への啓発、子どもたちへの指導。これらを推進・牽引してくれたICT委員会の教職員、そして、「わたくしごと」として、その推進に意欲を見せてくれた教職員には、この4年を振り返っても感謝の言葉しかありません。

ICT教育の推進は、情報モラル教育と一体化をなすものです。家庭科で初めて包丁の使い方を学ぶときにはその危険性もしっかり学びます。図工でカッターを使うときも同様に、ややもすると人を傷つける道具になりうることを学びます（資料2）。PC機器も同じであることを、子どもはもちろんのこと、保護者を啓発していくことも至難の技でした。しかし必要不可欠なことです。ICT教育を推進していく学校として大きな責任を感じています。

まだまだICT教育は、教育界において発展途上であり、我々教職員も研鑽を積んでいくことを早急に求められています。一方で、学校に居ながらにして、PCを通して異学年交流が図れたり、触れ合いが困難な行事も中止せずにオンラインで実践できたりと、これまでは考えられなかった行事展開が見込めるようになりました。

本校では、縦割りの行事として、6年生が中心となって、クイズやレクリエー

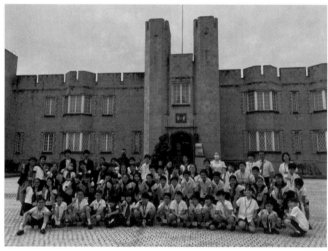

写真3　ブリティッシュヒルズ短期留学

ションなど、オンラインで各教室に配信する企画を行ってきました。ICT教育は、これからの新たな教育の可能性を秘めています。

行事の意義を見直し発信していく ことは学校としての責務！

コロナ禍第1波から第7波の今日に至るまで、行事の変更・中止・延期は、その都度否が応でも求められるものでした。なぜならば、学校において、最も大切なことは、何をおいても「子どもたちの生命と安全を守ること」だからです。

だからこそ、保護者には、「なぜ中止としたのか」「なぜ延期としたのか」「な

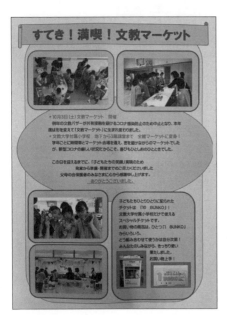

▲資料3　文教マーケットのおたより

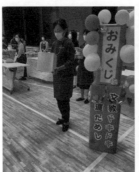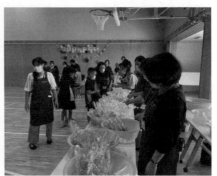

写真4　保護者によるマーケットの様子

ぜ形態を変更したのか」説明責任が問われました。そして、このことは、我々教職員の「前例主義」を突破する契機ともなりました。「この行事は、この規模が必要だったのか」「そもそもなくしてもよいものだったのではないか」行事一つ一つを見直し、保護者に提言する形となりました。このことは、今後も必要と考えます。写真3は、例年オーストラリア短期留学を実施しているところを、コロナ禍では、ブリティッシュヒルズ短期留学（福島）に変更とし実施したものです。子どもたちにとってかけがえのない一年を逃すことなく保護者に理解を求めていきます。

保護者はアイディアの宝庫！強いスクラムこそ宝！

上記の行事を保護者に提言してからは、保護者から学校行事のアイディアがさまざまに寄せられました。それぞれの行事の意図たるところを知ってのことです。

例えば、本校は毎年バザーが行われていたのですが、コロナ禍においては「ものを介する」行事であるだけに中止にせざるを得ないと考えていました。ところが、保護者のアイディアにより実現したのが、「バザー」に代わる「マーケット」（資料3）でした。チケットは保護者の

手作りで、チケットの単位も「円」ではなく、「BUNKO」。なんとユニークなアイディア！「子どもたちの笑顔」のために泉のようにあふれ出る保護者のアイディアに驚かされました（写真4）。

学校は、教職員のみにとどまらず、保護者とスクラムを組むことが、危機的状況においてはとくに大きな力となることを実感しています。

コロナ禍であってもコロナ禍でなくても目指すところはぶれない！

コロナ禍になって4年目……。変わらずに思っていたことがあります。それは「あきらめない」「絶対にあきらめない」……ということです。

本校文教大学付属小学校は、**「失敗を恐れず冒険できる子に育てたい」** と願っています。そして、さまざまな体験を通して、**「子どもの心に火をつけたい」** と想っています。

この想いを、いつの日も教職員一同に発信し、共有し続けてこれたことは、コロナ禍を乗り切る最大の原動力となりました。コロナ禍であろうと、コロナ禍でなかろうと、我々は文教大学付属小学校で、こんな子どもに育てたい、世界にはばたく人材を育てたい、そこは揺らぐことなくありました。

それは、保護者にも同様に発信し続けていったことです。だからこそ、「あきらめることなく」必ず戻るべく原点があった。行事の変更が余儀なくされても、あきらめることなく、「今できるベストの学びを提供していく」覚悟がもてたのも、教職員一同が原点回帰できる場所があ

った……それが上記に示した想いでした。「夢失くして手立てなし」まさに、「絶対にあきらめない」想いはここにあったのです。

学校は「大きな一つの船」！わくわくできる船旅か乗組員組織で決まる！！

日ごろから、教職員や保護者によくお話することがあります。「学校は大きな船です」どこに進もうとしているのか、どこに進みたいのか、行先のビジョンが明確であることが必要であり、その責任は校長である私にかかっています。一方で、嵐がきたり横波が襲ってきたり細やかなことは船頭に見えにくい。だからこそ乗組員である教職員や子どもたち、組織的な結束が重要となります。どんな状況であろうと、ワクワクする船旅は、乗組員組織全体で創るのです。

このコロナ禍も同様です。いくたびの嵐が押し寄せてきたことでしょう。そのたびに、職員室に集まり、教職員と、あるいは子どもたちと、時には保護者と、対話を繰り返してきました。

「対話こそが危機を救う」 対話によって、アイディアが生まれ、この未曾有の危機を乗り越えてきたといっても過言ではありません。感謝しています。そして、これからも、対話を続けていきます。

一方で、我々教育現場での情熱の源は、いつの日も子どもたちの「学校大好き」の思いでした。今後もその思いを抱きしめて、教職員、子どもたち、保護者と共に進んでいきます。

[出典添付資料]
1) 文教っ子PC　BOOK
2) 文教っ子　STEAM「B」TIME

ウクライナ危機における子ども支援

公益社団法人セーブ・ザ・チルドレン・ジャパン
清水奈々子・海外事業部プログラム・コーディネーター
福原真澄・海外事業部マネージャー

ウクライナ危機の現状

　2022年2月24日にウクライナ危機が始まって以降、多くの人々が砲撃や攻撃の犠牲になったり、住んでいた町を離れて国内外へ避難することを余儀なくされています。2022年2月24日から8月28日までの間に、ウクライナ国内で5,663人の市民の死亡者、8,055人の負傷者が報告されており、そのうち子どもの死亡者は365人、負傷者は623人です[1]。また、特にロシアとの国境付近の地域では、電気・水道や医療機関などの公共施設を含む社会インフラの損傷が激しく、あらゆる分野における人道ニーズが高まっています。

　住んでいた町を離れてウクライナ国内の別の地域に避難している国内避難民は、8月23日の時点で697万人以上にのぼり、ウクライナ全人口の約16%にあたります[2]（**図1**）。国内避難民となっている人々は、女性が7割を占め、一緒に避難している家族の中には、60歳以上の高齢者（46%）や18歳未満の子ども（56%）、慢性疾患を抱える者（36%）、障害者（25%）など、特別なニーズがある人が多くいることがわかっています[3]（**図2**）。

　また、難民として他国へ避難している人たちは700万人以上にのぼり[4]、国内避難民と難民を合わせるとウクライナ国民の3割以上が避難生活を送っている状況です。ウクライナ国内では、1,770万人が緊急人道支援を必要としていると言われており、危機の長期化や冬の氷点下の寒さに対応するため、継続的な支援が必要になっています[5]。世界各国からは、すでに、この危機に対する人道支援に約25億米ドルが拠出されており、日本政府もウクライナおよび周辺国に対し合計2億米ドルの緊急・人道支援の実施を発表しています[6]。各国により行われている支援内容は現地のニーズに合わせて多岐に渡っており、現金給付、食料配布や生計支援、一時避難所の提供や物資配布、脆弱な状態にある人々に対する暴力や搾取からの保護、心のケアなども含んだ保健・医療、安全な水や衛生環境の整備、教育支援などがあります[7]。

セーブ・ザ・チルドレンの活動

　セーブ・ザ・チルドレンは、すべての子どもにとって、生きる・育つ・守られる・参加する「子どもの権利」が実現されている世界を目指して約120カ国で子ども支援活動をしている国際NGO（非政府組織）です（**写真1**）。紛争下において、特に子どもたちは大人よりも深刻な影響を受けやすいと言われています。それは、身体的に大人よりも弱いからというだけでなく、心身が発達段階にあるため、子どものころの紛争の経験がより長期にわたって影響を及ぼすからです[8]。セーブ・ザ・チルドレンは、今般の危機において、紛争の影響を受けている子どもたちとその家族に対して支援を実施しており、2022年8月末時点で、ウクライナ国内では約15万人の子どもを含む28万人以上に、周辺国（ポーランド、ルーマニア、モルドバ、リトアニア）では11万人以上の子どもを含む約18万人の人々に多様な支援を届けています。セーブ・ザ・チルドレンの支援について、いくつか紹介します。

活動例1：子どもが安全に安心して遊べる場所を

　セーブ・ザ・チルドレンが、紛争などの緊急下に行う子ども支援のひとつに、「こどもひろば」があります。「こどもひろば」は、紛争や災害などによっ

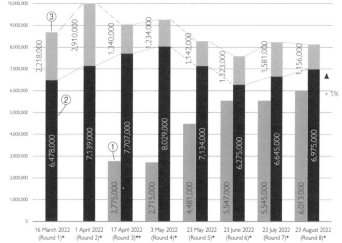

▲図1：ウクライナ国内の避難民および帰還民のグラフ
（出典：IOM）
①ウクライナ国内への帰還民の数
②ウクライナ国内の避難民の数
③まだ避難していないが、今後避難を考えている人の数

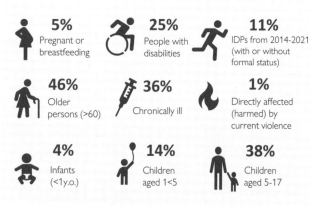

5% Pregnant or breastfeeding	**25%** People with disabilities	**11%** IDPs from 2014-2021 (with or without formal status)
46% Older persons (>60)	**36%** Chronically ill	**1%** Directly affected (harmed) by current violence
4% Infants (<1y.o.)	**14%** Children aged 1<5	**38%** Children aged 5-17

▲図2：国内避難民の世帯のうち、特別なニーズを抱える世帯の割合（出典：IOM）

て日常生活が送れなくなった子どもたちが、安心・安全な場所で遊んだり学んだりするために設置されます。紛争の影響を受けた子どもたちの身体的な安全を守りながら、精神的苦痛を軽減することができる重要な活動のひとつです。また、日常生活を失い、避難生活を送っている子どもたちにとって、毎日の習慣を取り戻したりすることは、子どもたちに通常の生活に戻ったという感覚をもたらし、紛争が与える心理的な影響に対処するうえで、良い効果があると言われています。「こどもひろば」は、日常的に安全な居場所を提供し、子どもたちの習慣作りを手助けすることで、彼らがもともと持っているレジリエンス（回復力）を促進することにも貢献します[9]。

「こどもひろば」には、子どもたちとの接し方についてトレーニングを受けたセーブ・ザ・チルドレンのスタッフがおり、子どもたちと一緒に遊んだり、活動を統括したりしています。スタッフが子どもたちと接するなかで、さらなる心理的なサポートが必要な子どもを特定した場合には、必要に応じてカウンセリングなどの専門的なサービスにつなぐこともあります。さらに、養育者にとっても、子どもを安心して預けられる場所があることで、必要な物資や支援を受け取りに行ったり、仕事を探したり、からだや心を休めたりする時間を確保できることにもつながります。

セーブ・ザ・チルドレンが2022年2月24日から4月上旬までウクライナ国内および周辺国で行った調査では、今回の危機により子どもたちの心に影響が出ていることがわかっています。調査で子どもたちの言動の変化として明らかになったのは、泣き出す、他の子どもや大人と距離を取る、警報がなると走って逃げてしまう、以前と比べてイライラしたり、攻撃的な態度を取るようになったなどです。心理的なサポートを受けることは、国内避難民や難民の人々の中で優先順位が高いニーズとしてあげられているにも関わらず、ウクライナ国内や周辺国においてそのようなサービスを受けられる場所は非常に少ないといった状況がありました。

これらの状況に対応し、セーブ・ザ・

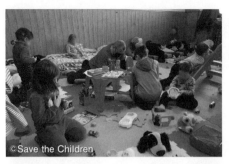

写真1　ルーマニアのブカレストにて駅の待合室に設けられたこどもひろば

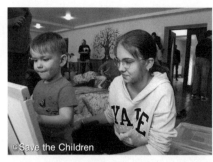

写真2　「こどもひろば」で小さい子と遊ぶハリナさん（右）

チルドレンは、ウクライナ国内およびルーマニア、ポーランドなどの周辺国において、国境沿いの仮設テントや駅（**写真1**）、難民、国内避難民のための一時避難所などさまざまな場所で、「こどもひろば」を運営しています。「こどもひろば」を利用しているハリナさん（仮名、12歳）は、ウクライナのキーウに両親と弟と住んでいました。2月24日の朝に母親がテレビを見ながら泣いているのを見て、ハリナさんは攻撃が始まったことを知りました。その後、家の近くでミサイルが飛んでくる音や爆発の音が聞こえるようになりました。自宅のシェルターに数日間避難した後、家族全員でウクライナ西部に電車で移動し、一時避難所で家族と生活するようになりました。セーブ・ザ・チルドレンは、この一時避難所の中に「こどもひろば」を設置し、ハリナさんのような子どもが他の子どもたちと遊んだり、リラックスできる場所を提供しています（**写真2**）。

活動例2：子どもの教育の機会を守るために

今般の危機では、学校や大学、幼稚園や孤児院など少なくとも2,461の教育施設が爆撃を受けており、そのうち284の施設は全壊しています[10]。教育施設への攻撃は、子どもたちを命の危険に晒すというだけではなく、子どもたちが安心して友だちと遊んだり勉強したりする場所を奪い、教育の機会が失われることを意味します。2022年9月時点で、ウクライナでは、オンラインでの教育が継続されており、国内避難民や難民の子どもたちもオンライン学習を続けることが可能です。ただし、オンライン授業を受けるためにはインターネット環境やデバイスの準備が必要であることに

加え、オンライン授業を行える教員の確保も課題となっています。

多くの教員が国内避難民や難民となっているだけでなく、ウクライナでは教員のほとんどが女性であり、2月24日以降多くの教育施設が閉鎖して子どもを預けられなくなったこと、ボランティア活動などに参加することが増えたこと、男性の徴兵が始まったことなどを受けて、女性の家庭内での負担が大きくなり、教員としての仕事を継続することが難しくなっているためです[11]。また、周辺国に避難した子どもたちとその養育者は、ウクライナにいつ帰れるかわからないなか、ウクライナのオンライン授業を続けるのか、それとも避難先で公教育に登録するのか、難しい選択を迫られています。避難先の学校に通う場合には、言語の違いも課題です。

セーブ・ザ・チルドレンでは、国内避難民や難民の子どもたちの教育の機会を確保するために、ウクライナ国内や周辺国で活動を行っています。まず、パソコンなどを持っていない子どもたちもオンライン授業を受けられるように各地でデジタルラーニングセンターを開設したり、タブレットなどのデバイスを教育施設に配布したりしています。また、ノートや鉛筆、ペン、色鉛筆などがリュックに入った学習支援キットも配布し、子どもたちがオンラインもしくは対面で教育を継続できるようにサポートしています。

ウクライナ西部の一時避難所で母親と弟と暮らしているマリナさん（仮名、12歳）も、私たちが実施する支援で学習支援キットを受け取った子どものひとりです。母親のロザリーナさん（仮名）は、避難する際十分な時間がなく、子どもの文房具を持ってくることができなかっ

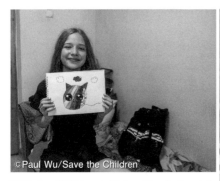

写真3　学習キットに入っていたノートとペンで猫の絵を描いたマリナさん

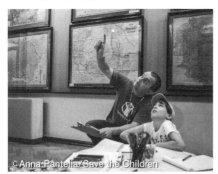

写真4　ブカレストの地図・古典博物館を訪れて、ワークショップに参加するヤキフさん（仮名、9歳）

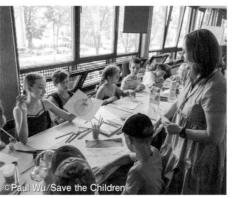

写真5　ポーランドで行われたサマーキャンプにて、臨床心理士のもとで自由に絵を描く子どもたち

たと語ります。マリナさんはオンラインで学習を続けており、キットの中のノートは大好きな国語の勉強のために使う予定です（**写真3**）。

また、夏休みにはサマーキャンプも実施し、博物館を訪れたり（**写真4**）、アートやスポーツのクラスを開いたほか（**写真5**）、周辺国へ避難している子どもたちには避難先の国の言語クラスを開講したりして、新しい土地での地域への統合を後押ししました。

さらに、危機が子どもたちの心にもたらす影響が懸念されるなか、適切な知識やスキルをもってウクライナの子どもたちに接することができる教員の不足も課題です。セーブ・ザ・チルドレンでは、ウクライナ国内や周辺国で、心のケアが必要な子どもたちを特定し、適切なコミュニケーションを図って、必要に応じて専門的なサービスへつなげられるようになるための研修[12]や、子どもの心身の健康を促進するための心理社会的支援[13]に関する研修を教員や地域行政の担当者に行っています。このような活動を通して、教育現場において子どもの心のケアの体制を整えるサポートをしています。

日本から私たちができること

セーブ・ザ・チルドレンがウクライナ危機に対応して行っている活動を一部紹介してきましたが、国内避難民や難民のニーズは多岐にわたり、今後の状況次第でどんな支援を優先して行うべきかは変わってきます。

今後も、私たちは各国の政府や国連機関、その他、人道支援団体と協力しながら、ウクライナの子どもたちやその家族に着実に支援を届けていきます。また、組織として行う支援だけではなく、一個人として普段の生活の中でできることもたくさんあります。例えば、自分が共感できる支援を行っている団体へ寄付をしたり、ウクライナ危機への支援を行っている企業やお店を選んで買い物をすることなどがあげられます。そういった金銭的な支援だけではなく、ニュースの内容をさらに調べてみたり、感想を共有して話題にしてみたりすることも、自分や周りの人の理解を深めるうえで役に立つでしょう。

一方で、ウクライナ以外にも難民や国内避難民として、何年も、時には何十年も紛争などの影響により、苦しい生活を送っている人々が世界にはたくさんいます。2022年現在、6人に1人の子どもが紛争の影響下で暮らしており、アフガニスタンやイエメン、シリア、ソマリア、ナイジェリアなどを始め、子どもたちが安心して子ども時代を送れない国も多く存在しています[14]。紛争下の状況を現在の日本で想像するのは難しいことかもしれません。しかし、家族を失う悲しみや、住み慣れた町や生活から離れることを余儀なくされた状況へ想いをはせることはできます。私たちがまず一個人として、そのような苦しい状況にある人々のことを忘れずに、それぞれの状況に寄り添う心を持ち続けることが重要だと思います。

[註]
1) Office of the High Commissioner for Human Rights (OHCHR), Ukraine: civilian casualty update 29 August 2022, 29 August 2022
2) International Organization for Migration (IOM), Ukraine Internal Displacement Report, Round 8, August 2022, p.1
3) International Organization for Migration (IOM), Ukraine Internal Displacement Report, Round 8, August 2022, p.4
4) United Nations High Commissioner for Refugees (UNHCR), Operational Data Portal: Ukraine Refugee Situation, 2022年8月30日時点
5) United Nations Office for the Coordination of Humanitarian Affairs (OCHA), Ukraine Flash Appeal (March to December 2022), 8 August 202, p.5
6) 外務省 報道発表「ウクライナ及び周辺国における追加的緊急人道支援」令和4年4月5日
7) United Nations Office for the Coordination of Humanitarian Affairs (OCHA), Ukraine Flash Appeal 2022 ¦ Financial Tracking Service, 2022年9月7日時点
8) Save the Children International, Stop the War on Children: Protecting children in 21st century conflict, 2019, p.22
9) Save the Children, Child Friendly Spaces in Emergencies: A Handbook for Save the Children Staff, 2008, p.3
10) Ministry of Education and Science of Ukraine, Education in emergency, 2022年9月7日時点
11) Education Cluster, Ukraine Education Needs Assessment Survey - Final Report (6 May - 24 June 2022), 4 July 2022, p.7
12) 子どものための心理的応急処置（Psychological First Aid：PFA）
13) 精神保健・心理社会的支援（Mental Health and Psychosocial Support：MHPSS）
14) Save the Children, The War on Children, 2022年9月7日時点

社会的養護における子ども・若者等の支援

早川悟司 · 児童養護施設子供の家（東京都清瀬市）施設長

社会的養護とは

「社会的養護とは、保護者のない児童や、保護者に監護させることが適当でない児童を、公的責任で社会的に養育し、保護するとともに、養育に大きな困難を抱える家庭への支援を行うこと」（厚生労働省）とされています。総数約42,000人の中では施設養護が多く、中でも児童養護施設が全体の半数以上を占めています（**表1**）。

筆者は1990年代半ばから社会的養護に従事していますが、この仕組みには今も変わらない3つの不条理があると考えています。現在勤務する施設では、これらへの対応の構築と発信に努めているところです。

地域の子どもや家庭を地域で支える

不条理の第一は、家庭の養育機能が十分機能していないことを理由に、子どもたちは「家庭」「学校」「地域」を

いっぺんに奪われていることです。人間が発達するうえで特定の大人とのアタッチメントや、自我同一性の形成は不可欠です。しかし、現在の社会的養護は「保護」の名のもとにこれらを少なからず阻害しています。

多くの関係者は、虐待をしている親から子どもを守るために遠隔地への分離はやむを得ないと語ります。けれども、親に入所施設や地域を秘匿しなければならないような被虐待ケースは、筆者の所属施設でも2割を超えたことはありません。

「虐待」とひとくくりにされる中で、入所する子ども等の受けた虐待で突出しているのはネグレクトです。家族構成は母子家庭が最多で、背景には女性の貧困があります。日本では母子家庭に対する経済支援は極めて希薄で、母親が昼夜就業に追われた結果、ネグレクトとなっている例も多々見られます。

孤立しているひとり親家庭から、経済的困難やネグレクトを理由に子ども

を引き離すのではなく、家庭も含めて地域で支えることが重要です。そうした試みを、当施設では「そだちのシェアステーション」で始めています。

そだちのシェアステーション・つぼみの活動

「子育て支援」という言葉からは、子どもは産んだ親が育てるのが第一義で、できなければ支援する、という自己責任論や支援する側・される側という縦関係を想起します。かつて子どもは地域の中で育ちあっていました。筆者も近所のおばちゃん・おじちゃんに声をかけられて育ちました。けれども特に都市部で地域の関係性は希薄になり、2000年以降は虐待の通告義務が市民に課せられています。コミュニティの機能は「支え合い」から「監視」へと転化され、子育て家庭、とりわけひとり親家庭の孤立は深刻です。

2022年2月に開所した「つぼみ」では、「子育て支援」ではなく「そだちをシェ

▼表1：社会的養護の類型と現状

類型	施設等数	定員（人）	現員（人）	概要・対象
里親	4,759	－	6,019	家庭で4人以下を養育
ファミリーホーム	427	－	1,688	家庭で5～6人を養育
乳児院	145	3,853	2,472	概ね2歳未満の乳幼児
児童養護施設	612	30,782	23,631	概ね2歳以上の要養護児童等
児童自立支援施設	58	3,445	1,145	生活指導を要する児童等
児童心理治療施設	53	2,018	1,321	心理治療を要する児童等
自立援助ホーム	217	1,409	1,145	義務教育終了後の児童等
母子生活支援施設	217	4,533世帯	5,440	配偶者のない母と児童等

（出典：「社会的養育の推進に向けて」（厚生労働省子ども家庭局家庭福祉課 2022年3月）より）

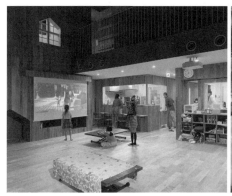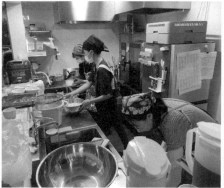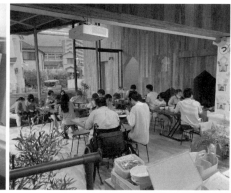

写真1 「そだちのシェアステーション・つぼみ」の活動

▼表2：児童養護施設における高校卒業後の進路

	進学				就職		その他	
	大学等		専修学校等					
児童養護施設児 1,752人	311人	17.8%	268人	15.3%	1,031人	58.8%	142人	8.1%
うち在籍児 356人	109人	6.2%	67人	3.8%	117人	6.7%	63人	3.6%
うち退所児 1,396人	202人	11.5%	201人	11.5%	914人	52.2%	79人	4.5%
（参考）全高卒者 1,126（千人）	594（千人）	52.4%	243（千人）	21.5%	206（千人）	18.3%	83（千人）	7.4%

（出典：「社会的養育の推進に向けて」（厚生労働省子ども家庭局家庭福祉課 2022年3月）より）

ア」します（**写真1**）。支援する側、される側ではなく、かつて日本中にあった「お互い様のコミュニティ」の再創成を目指しています。

近隣2市1区の子どもショートステイ、日本財団「第三の居場所事業」（地域の家庭から放課後等に通所する子どもへの生活支援・学習支援・食事提供等）、不登校支援、子ども食堂との連携、保護者等への養育相談等を行っています。

「センター」でなく、「ステーション」としたのは、利用する人がここに集まってくるというイメージではなく、こちらからも地域に出ていく、双方向の関係を大切にしたいと考えたからです。居場所事業は20人余りの小学生が登録し、放課後等に通っています。園庭には毎日、これまで以上に賑やかな子どもたちの声が響き渡っています。

施設退所後も含め安定した社会生活を支える

不条理の第二は、若年・低学歴で強いられている「社会的自立」です。児童福祉法の対象は18歳未満の子どもですが、入所支援は20歳までの延長が可能です。2017年からは国の予算事業[1]により、22歳年度末までの入所支援継続が可能になりました。さらに2023年からは22歳年度末の年限が撤廃される見込みです。自立年齢を一律に年齢で区切るのではなく、個別のアセスメントによって必要な限り入所支援を継続することが法制度上可能となります。

しかし、施設等の実情はこれに沿うものになっているとは言えません。**表2**でも明らかなように、大半の入所者が低学歴のまま高校卒業と同時に施設を退所しています。なかには高校中退を理由に、18歳未満での自立が強いられる例も未だ珍しくありません。こうした退所者たちのその後の生活は、一般との比較で明らかに不安定であることが国や東京都の調査でも確認されています。

2004年改正児童福祉法では、児童養護施設等の役割に「退所後の相談援助」（いわゆる「アフターケア」）が明記されました。前述の社会的養護自立支援事業では、これに関わる支援の拠点やメニューが予算化され、2024年施行改正児童福祉法ではこれらが「社会的養護自立支援拠点事業」（第6条の3・第16項）として法定化されます。

2012年から東京都では、各施設の自立支援やアフターケアを専門に担う自

立支援コーディネーターが配置されました。2020年からは、国においても同様の専門職である自立支援担当職員の配置が始まっています。

自立支援やアフターケアに関する国や自治体の法制度拡充が進む一方、これらを積極的に活用する施設と、そうでない施設との間で支援格差が広がっています。入所者が社会に出る前後に受けられる支援の格差は、人生の格差に直結します。

子どもは施設に入所するか否か、どの施設に入所するかを現状では選択できていません。

行政処分で振り分けられる施設入所等にアタリ・ハズレがあるのを容認すべきではありません。

当施設では近年、他の施設での生活が困難になる等、さまざまな課題を有する子どもの入所が相次いでいます。それでも22歳年度末までの入所支援継続を基本に、寄付等で支えられる施設独自の自立支援基金も活用しながら入所者の展望を探っています。

高校卒業後は皆、それぞれの意志で高等教育に進んでいます。大人が子どもや入所者を篩にかけたり、自己責任を追及したりすることなく寄り添うことで、子ども等が自ら前を向くようになる姿を幾度となく見てきました。施設で借り上げているアパートでひとり暮らしの体験を繰り返し、将来の生活イメージを涵養しています。

もちろん、一旦進学したものの先行きに迷い中退するケース、大学を卒業しても社会適応が難しいケース、特別支援学校卒業後の進路選択等、課題は尽きません。しかし、そこに関わり続けることで私たち職員も成長できることを実感しています。

一旦、社会に出てひとり暮らしをしたものの、何年かの後に生活に行き詰まる退所者もいます。コロナ禍での困難も見過ごせません。自立支援担当職員等を中心に退所者の生活状況を継続的に把握し、決して繋がりを切らない

ことが肝要だと考えています。

子どもの主体的意思を育み、表明を支える

不条理の第三は、施設間の支援格差が著しい中で、子どもや入所者の主体的意思が軽んじられていることです。社会的養護が公的制度である以上、すべての対象者に等しく権利としての支援を保障すべきです。

当施設の子どもや入所者は皆、希望すれば高等教育への進学が可能なこと、高校卒業後も入所を継続できることを職員からの説明や資料の提示を通じて知っています。また、実際に各ホームで年長の入所者が高校卒業後も当施設から大学や専門学校・仕事等に通っているのを見ているので、「そういうものだ」と認識しています。「知っている」ことを前提に、制度や資源の活用の仕方を職員と共に、あるいは子どもや入所者同士で話し合っています。

一方で、社会的養護のもとで生活する全国の子どもの大半はこれらを知らされておらず、主体的に選択することができません。高等教育進学の支援を行うかどうか、入所支援の継続をするか否かを入所者不在の会議等で決定している、あるいは検討すらしない施設や児童相談所が少なくありません。

これに対して2024年施行改正児童福祉法では、施設の入所や変更、退所に当たって必ず子どもや入所者の意向を聴取すること、子どもの意見表明を支援する仕組みを構築することを定めました[2]。後者はいわゆる「子どもアドヴォカシー」であり、意見表明支援員を「アドヴォケイト」と呼びます。

現在、東京都も含めてアドヴォケイトの選任や育成の在り方について検討が進められています。しかし、どんなにアドヴォケイトが優秀であっても、すべての子ども等がその権利、使える法制度や資源、施設等における支援の実態を知らなければ意見の表明など絵に描いた餅になります。

日本が国連・児童の権利に関する条約に批准してから、改正児童福祉法の施行まで実に30年を要しています。児童養護施設で生活する子どもに限らず、これを理解している子どもも大人も稀だと言われます。2023年には「こども基本法」が施行、同時にこども家庭庁が発足することでどれほどの進展が図られるのか注目されます。

出生数の低下に歯止めがかからない今、子どもや保護者が真に重んじられることがなければこの国の衰退は免れません。すべての子どもがその権利を正しく知らされ、権利としての児童福祉が確立されること、そのために関係者間の連帯が深まることを期待します。

[註]
1) 社会的養護自立支援事業。2023年度予算では22歳年度末の年限撤廃がみこまれ、2024年施行の改正児童福祉法では「児童自立生活援助事業」（第6条の3・第1項）として法定化された。これは各都道府県や児童相談所設置自治体の義務的経費である。
2) 第33条の3の3、および第6条の3・第17項

[参考文献]
・「児童養護施設等への入所措置や里親委託等が解除された者の実態把握に関する全国調
・査報告書」2020年度子ども・子育て支援推進調査研究事　三菱UFJリサーチ＆コンサルティング 2021年3月
・「東京都における児童養護施設等退所者の実態調査 報告書」東京都福祉保健局 2022年1月
・「3万人アンケートから見る子どもの権利に関する意識」公益社団法人セーブ・ザ・チルドレン・ジャパン 2019年11月

スマホの使用と子どもの眼

鈴木武敏・医療法人如水会 鈴木眼科吉小路 院長

はじめに

テレビゲーム時代は、長い時間遊べば目が疲れて調節緊張を起こし、眼精疲労が増えるだろうな、というのが私の印象でした。しかし、10数年前に上京して山手線に乗っていたとき、対面に座ってスマホをのぞいていた成人乗客が、スマホをからだの中心線から肩の外側までずらして見ていたのです。スマホを横にずらして見ているのは、両眼視ができなくなっているからではないか、と疑ったきっかけです。

私はスマホを見ている他の乗客を観察しないではいられませんでした。スマホを見ているかなりの人が、スマホをバッグから取り出して、しばらくは中心線で見ているのですが、長く見ているうちにスマホを持つ手が横にずれて

いくのです。鳥肌が立ちました。このとき、私はスマホはテレビゲームとは全く違うもので、スマホの長時間使用は両眼視を障害すると確信しました。

眼科医でなくても、スマホの使用で、近くを持続して見つめる時間が長くなれば、近視が増えるだろう、ということは当然考えつくと思います。でも、私の興味は、それよりも両眼視障害で、立体視障害、片眼抑制（片目で見る習慣）、眼位異常（内斜視や外斜視）等に向かっていました。これらの異常は、近視増加だけでなく、スポーツ活動も含めて、さまざまな生活上の問題を引き起こす可能性が高いからです。

本稿では、実際に眼科医として自分で確認できたことを中心に、診療現場で経験したスマホ障害の問題点を説明したいと思います。

スマホ使用時の目の働きとさまざまな目の障害

スマホの特徴は、縦長に使用すると、画面の横幅が両眼の瞳の中央の横幅（瞳孔間距離）よりも明らかに狭いことです。一方、小さいと思っている文庫本は、見開きにすると、タブレットも含め、両眼を完全に覆ってしまいます（図1）。スマホがなぜ目に悪いのかは、このことがポイントだと思います。テレビゲームとの大きな違いです。

私たちの目は、近くの目標物を見るとき、正常であれば3つの近見反応が無意識で左右にほぼ均等に起こります。それらは、①目標物（スマホを見るときはスマホの画面）にピントを合わせるために、水晶体というレンズを厚くする「調節」、②目線を目標物に向けるために、左右の目を内側に寄せる「輻輳」、③近くの目標物を見るために瞳（瞳孔）が縮まる「縮瞳」、という3つの共同反応です（図2）。

この働きは、すべて自律神経による目の中（毛様体筋、虹彩括約筋と散大筋）と外の筋肉（外眼筋）の反応です。スマホを見ている間は、調節のしっぱなし、輻輳のしっぱなし、縮瞳のしっぱなしが必要になります。これは、目を支配する自律神経にとって、とんでもないストレスになります。これ程のストレスは、一般人にとってスマホが出るまで、経験のなかったことだと思います。

目というのは、実はじっと見つめていることが苦手で、左右に目を動かすことによって、疲労の寛解をしているのです。文庫本程度の紙面であれば、読むときに視線は上下左右に動いています。しかし、スマホの画面のようにほぼ固定された状態では、ほぼ一点を見続けることになります（図3）。

スマホによる目の障害として、おもに、調節障害と両眼視障害があります。調

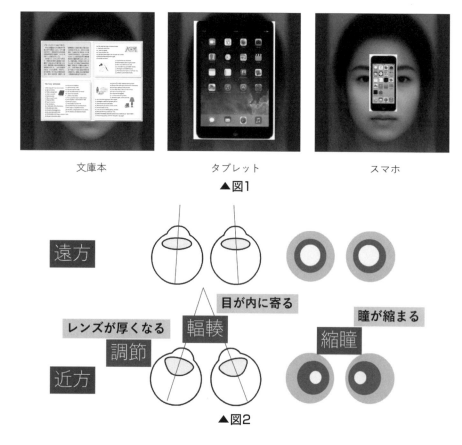

文庫本　　　　　タブレット　　　　　スマホ
▲図1

遠方　レンズが厚くなる　調節　近方　輻輳　目が内に寄る　縮瞳　瞳が縮まる
▲図2

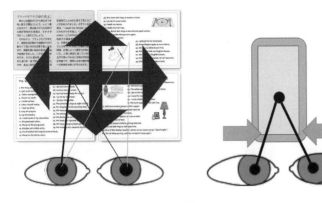

▲図3

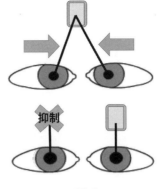

抑制

▲図4

節異常では、目のピントが合わせづらくなります。それによる症状として、眼精疲労や頭痛、肩こり等が起こります。両眼視障害を起こすと、複視（ものがダブって見える）、眼位異常（片方の目が見る方向からずれる）、輻輳異常（近くを見ても左右の目の間隔が狭くならない）が見られます。実は、両目をきちんと制御する部分が脳の前頭葉の前頭眼野にあり、スマホの長時間使用によるストレスが主として前頭葉に拡がり、やる気、理性、判断などの障害を引き起こし、それが心の問題につながっていると言えます。スマホの長時間使用による目の疲労が、心も含めたスマホ障害の発端になっているのではないでしょうか。

両眼視障害によって起こる
複視と斜視、抑制

　人間には2つの目があります。モノを見ているとき、左右の目には全く同じモノが映っているのではなく、実は少しずれた状態で映っています。そして脳の中で、2つのモノを1つに融像させて1つのモノとして認識できるのです。この両眼視機能があるために、私たちは立体感や奥行き感を感じることができます。スマホの長時間使用で一番問題になるのは、この両眼視障害です。

　スマホを使用している人に、どのような位置で画面を見ているかを確認すると、かなりの人が20センチを切る近い距離で見ています。そして、先にも述べましたが、中心線から横にずらして

スマホを保持して見ている人も少なくありません。

　なぜ、このようなことが起きるのでしょうか。実験をしてみましょう。目の正面に名刺を持ち、凝視しながら眼前20センチ前後まで目に近づけていくと、名刺の幅が不安定に狭くなったり、字がダブって見える（複視）はずです。両眼視障害がおきているのです。しかし、そのままの位置で片目をつぶったり、名刺を左右どちらかにずらすと、ダブらずに名刺が自然に見えるようになります。

　人間にとって、モノが2つに見える複視は非常に辛く、日常生活に支障を来します。両目では普通に歩くことも、スポーツもできなくなります。そのため、最近、マスコミや学会で問題になっている、スマホによる特発性内斜視を発症した患者さんは、片目を手で覆って受診してきます。スマホの画面を近づけて見ることができる近視の人に多いようです。

　一方で、スマホを横にずらして片目で見るようにすると、無意識に見やすいことに気づく人もいます。その時は、スマホの画面を注視している時だけ、目が外にずれている場合（間欠性外斜視）が少なくありません。それは、複視を自覚しなくなるためです（**図4**）。

　目が外にずれている人を検査をすると、片眼の抑制傾向と立体視の低下が起きている人は少なくありません。抑制とは、辛い複視を消すために、脳のレベルで片目の映像を感じなくする現象

です。

　このような両眼視障害の問題は、両眼視が不可欠なスポーツの障害になります。例えば、野球で空振りが増えたり、キャッチボールが下手になる、体育で平均台から落ちやすくなる等が起こります。その他に、車の運転時に遠近感や立体感が低下し、事故を起こしやすくなります。

　特発性内斜視は非常に頑固で、手術をする場合もありますが、この治療方針はまだ決まっていません。スマホを休めば治る可能性があるからです。間欠性外斜視の場合は、スマホの使用を減らすだけで、眼位異常や抑制、立体視異常が短期間で改善することも多くみられます。

　すべての眼科医が、診察のときにスマホの使用時間を問診し、2時間以上の場合には、立体視の検査、抑制の検査をするべきと思っています。

スマホによる調節障害の
検査の必要性

　スマホによる問題として、近視の増加、さらには進行による強度近視の増加が危惧されています。それだけでなく、調節障害のために、遠視の子どもが近視と誤診されている例も数知れません。近視の増加の数に、このような症例がかなり混じっているはずです。また、原因不明の頭痛、肩こり、眼痛や疲れ目も増えています。

　調節障害や近見反応を検査する装置で記録すると、スマホを使用していない人と、長時間使用する人の違いがよくわかります。図5の上の装置（AA-1）は、見る距離による調節反応によって起こる調節の微動から、調節系の負担を記録します。下の装置（トライイリス）では、調節近見反応による輻輳と瞳孔の動きを記録します。

AA-1

遠方　近方

R

L

黒い部分が緊張の大きいところ

正常　スマホ長時間使用

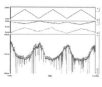

トライイリス

視標の前後
輻輳
瞳孔の大きさ

▲図5

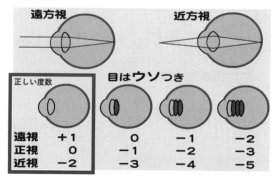

▲図6

	遠方視		近方視	
正しい度数		目はウソつき		
遠視	＋1	0	−1	−2
正視	0	−1	−2	−3
近視	−2	−3	−4	−5

調節異常のために、レンズが厚くなったままに戻すために調節麻痺剤が不可欠

　AA-1では、正常ならグレーの部分が、調節異常の状態では、ほとんど調節の負担がかからないはずの距離でも、黒くなって、棒グラフがでこぼこになっています。

　トライイリスでは、上の線が装置内の視標の動き、その下が輻輳運動、そして3つめの線が瞳孔の大きさを記録しています。正常ではすべてできれいな動きを記録できますが、調節異常では、近くまでピント合わせができずピント合わせの幅が狭くなり、輻輳も減り、瞳孔の運動である縮瞳、散瞳の繰り返しのきれいな波を描けなくなっているのがわかります。

　調節異常は視力の検査ではわかりません。調節異常の検査はスマホ障害の診断にとって、特に眼鏡処方のときには不可欠になってきています。

難しくなるスマホ使用者のメガネ合わせ

　目がモノを見るとき、近くを見るほど、目の中の水晶体を厚くする（調節）必要があり、図5のAA-1で示したように負担がかかります。そして、遠くのモノに目をずらすと負担が減ります。しかし、スマホを長時間使用している人の多くは、遠くを見ても調節の負担が固定して戻らなくなっています。緊張だけでなく、さらに痙攣を起こしている場合もあります。時には、逆に調節ができなくなって、子どもなのに老眼のような状態になることもあります。

　そのため、メガネ合わせがこれまで以上に難しくなります。調節異常が起きているかどうかを正しく判定する技術が必要で、さらに、この調節異常を取り去る調節麻痺剤（アトロピン、サイプレジンなど）の使用の適応判断が重要になっています。重症の場合には、数カ月の調節麻痺剤の点眼治療が必要になることもあります。

　そのために、調節麻痺剤を使用できない眼鏡店での検眼では、図6のように、遠視の目なのに正視あるいは近視、正視の目なのに近視、弱い近視の目なのに必要以上に強い近視のメガネレンズをかけさせられることがしばしば起こります。実際、当院受診者で見てみると、直接、眼鏡店でメガネ合わせをしてきた患者さんの場合、6カ月間に確認しただけでも、19歳以下（19人）で100%、20歳以上（73人）で86.3%が、負担のかかるマイナス寄りの矯正で−2.5Dも強いレンズを装用していた人もいました。これだけの誤矯正は、スマホ使用の影響とはいえ、近視を増やし、さらには進行を早めることになり、決して軽視できない問題です。

おわりに

　当院の患者さんにも、スマホの長時間使用が原因と思われる、うつ傾向の患者さんが増えてきているように感じます。引きこもりになって、せっかく入った大学をやめた人もいます。1日8時間以上もスマホをしていた会社員が、精神科に入院したこともあります。毎日5時間以上スマホを使っていた子どもが、スマホを取り上げられて、禁断症状で暴力的になった例も経験しています。学校から帰ってきた子どもに、スマホ依存の母親が「うるさい」と言って箸を投げて、子どもの瞼に刺さって来院したこともあります。バレーボールが上手く、実業団のバレーチームに加入が決まっていたのに、スマホのしすぎで、特発性内斜視を起こして、バレーボールができなくなった高校生もいます。診察中に、説明している私の目を見ることができない子どもも少なくありません。

　スマホは本当の愛が詰まっているモノでしょうか。子どもには、本当の愛が詰まっているモノを渡しませんか。スマホは渡されていても、不適切なメガネのまま装用していたり、必要なのに装用していない子どもも増えています。私は、ある意味、これも消極的ネグレクトだと思います。

　最後に、スマホの使い方の基本をまとめておきました。私がスマホの講習会で配布しているものです（QRコード）。印刷して、学校保健室からの保健便りなどに転載して配布しても構いません。

「スマホの使い方」QRコード

子どもと地球の健康を支える食を求めて

―― 気候変動、感染症、化学物質汚染

丸山啓史・京都教育大学 准教授

気候変動と食

熱波、干ばつ、森林火災など、気候変動に関わる深刻な海外の状況が今年も伝えられてきました。パキスタンでは巨大な規模の洪水が発生し、子どもを含む多くの人が犠牲になっています。日本でも、今年（2022年）の6月から7月にかけて、各地で記録的な猛暑となりました。気候危機は、遠い将来の話ではなく、現在すでに目の前にあります。

気候変動の脅威の一つは、世界各地で食べものの供給が不安定になることです。IPCC（気候変動に関する政府間パネル）が2022年2月に公表した第6次評価報告書（第2作業部会報告書）では、「気候変動が人間と自然のシステムをすでに破壊していることは疑う余地がない」と述べられており、「農業／作物の生産」や「漁獲量と養殖の生産量」について「悪い影響の増大」が世界的に観測されていることが示されています。

そのように私たちの「食」が気候変動の影響を受ける一方で、私たちの「食」は気候変動を引き起こす主な要因の一つでもあります[1]。食べもの関連の温室効果ガス排出量は、世界の排出量の30％を超えているとも言われます。IPCCが2019年に公表した『土地関係特別報告書』によると、食べものの生産・加工・流通・調理などの「食料システム」のCO_2排出量は、世界のCO_2排出量の21〜37％にあたるとされています。

私たちの食べものを支える要である農業も、温室効果ガスの大きな発生源です。農作業に用いられる機械の製造や使用に、エネルギーが費やされてい

ます。重油で暖房してイチゴやマンゴーをハウス栽培すると、大量の二酸化炭素が排出されます。土を覆うための黒いビニールマルチなど、石油を原料・燃料として作られるプラスチック製品の使用も、温室効果ガスの排出をともないます。農薬として用いる殺虫剤や除草剤の製造と流通のためのエネルギー消費も軽視できません。また、天然ガスを使用して製造された化学肥料が農地に施用されると、二酸化炭素の約300倍の温室効果をもつ亜酸化窒素の発生につながります。畑に緑の野菜が育っていても、現代の一般的な農業は、見た目ほど「グリーン」ではありません。

そして、食肉の生産は、気候変動にとって特に大きな問題です。畜産による温室効果ガスの排出量は、世界の排出量の15％程度に及ぶと言われています。世界の食肉企業の上位10社によるCO_2排出量は、イギリスやフランスの国全体としてのCO_2排出量を上回ります。

牛を飼う土地のために森林が破壊され、家畜の飼料を栽培するために森林が破壊されると、二酸化炭素が大気中に排出されます。もちろん、飼料穀物の生産・加工・輸送も、温室効果ガスの排出をもたらします。

そのようにして気候変動が進むことで、子どもたちの権利は脅かされます。ユニセフ（国連児童基金）は、2021年8月に、『気候危機は子どもの権利の危機』という報告書を発表しました。報告書では、大人よりも子どもたちが気候変動の被害を受けやすいことが強調されています。洪水や嵐のとき、小さな子どもは自分の身を守ることができません。体温調節機能が未発達な子どもにとって、猛暑・熱波はとても危

険なものになります。気候変動の影響によってマラリアのような感染症が増えると、犠牲になりやすいのは子どもたちです。そして、食料不足は、子どもたちの生命と生活を危険にさらします。

食べもの関連の温室効果ガス排出を減らしていくことは、子どもたちの心身の健康にとっても極めて重要です。

感染症と食

気候変動の大きな要因になっている畜産は、感染症とも深い関係があります。

畜産のために森林破壊が進められ、人間と野生動物との距離が近づくと、未知の感染症に人間が接触する可能性が高まります。

また、そもそも、（高い密度で）動物を飼育するということ自体が、感染症の危険性を高めかねません。コウモリの持つウイルスがブタに伝染り、ブタの持つウイルスがヒトに伝染る、といったことが起こり得ます。

そして、強引に家畜の病気を抑え込もうとすることも、薬剤耐性菌の増加につながり、結果的には感染症の脅威を増大させます。病気に罹りやすい環境に家畜が置かれている一方で、家畜の病気を防ぐために抗生物質が用いられています（サケなどの魚やエビの養殖のためにも抗生物質が使われます）。また、家畜を短期間で太らせるためにも、抗生物質が投与されています。日本全体の抗菌剤（抗生剤）の使用量を見ると、人間用医薬品としての使用量よりも、動物用医薬品や飼料添加物としての使用量のほうが多くなっています。そのように抗生物質が多用されると、抗生物質の効かない薬剤耐性菌が

生まれていくことになります（薬剤耐性菌による一年間の死者数は世界で100万人を超えているという推定もあります）。

さらに、畜産は、気候変動を助長することを通しても、感染症の危険性を高めます。地球温暖化による生物の生息分布の変化は、感染症の発生に影響します。地球温暖化にともない、マラリア・ジカ熱・デング熱など、蚊によって媒介される感染症が拡がりやすくなります。感染症の拡大は、気候変動の主な悪影響の一つです。IPCCが2022年2月に公表した報告書では、すでに世界各地で感染症の問題が悪化していることが指摘されています。

感染症は、その発症が子どもたちの生命・健康を脅かすだけではなく、感染防止のための生活の制約や、社会的混乱の悪影響などを通して、子どもたちに打撃を与えます。そのことは、私たちが「コロナ禍」の中で思い知らされてきたことでもあります。

私たちは、感染症の予防という観点からも、現代の「食」のあり方を見直さなければなりません。

化学物質汚染と食

私たちの現在の「食」が化学物質汚染と結びついていることにも目を向ける必要があるでしょう。化学物質汚染は、子どもたちにも重大な被害を与えかねません。

穀物や野菜の栽培に使用される農薬は、人間を含む生きものの生命と健康を害する危険性の高いものです。農薬については、子どもの発達障害を引き起こす要因になることも指摘されています[2]。

そして、アメリカ合衆国やカナダから日本に輸入される小麦粉については、（除草剤「ラウンドアップ」等の成分である）グリホサートが高い頻度で検出されています。農民連食品分析センターが2019年度に実施した調査においては、学校給食のパンの多くにグリ

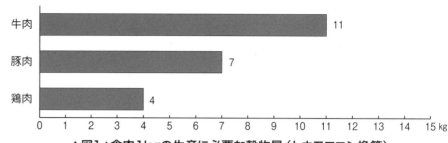

▲図1：食肉1kgの生産に必要な穀物量（トウモロコシ換算）
（出典：農林水産省（2015）「知ってる？　日本の食料事情—日本の食料自給率・食料自給力と食料安全保障」）

ホサートが含まれていることが示されました。また、2022年の調査においては、（おそらく外国産の）小麦粉を使用した「おやつ（菓子類）」からグリホサートが検出されています。

もっとも、日本国内で生産される食べものに農薬の成分が含まれていないということではありません[3]。日本の農薬残留基準値は緩くなっており、国内産の野菜や果物から残留農薬が検出されることは少なくありません。日本の「農地面積あたりの農薬使用量」は、米国等に比べて格段に多くなっています。子どもたちへの農薬の悪影響が懸念されます。

また、化学物質をめぐっては、農薬の危険性に加えて、食品や飲料の金属製容器に用いられるビスフェノール類の害が指摘されてきたほか、プラスチック製品等に含まれる難燃剤や可塑剤の問題も指摘されています[4][5]。プラスチックで包装された食品やプラスチックの容器、プラスチック製の食器については、再考が必要でしょう。

環境中に拡散してしまったプラスチックは、微小なマイクロプラスチックとなり、環境を汚染します。そして、さまざまな化学物質を含んだマイクロプラスチックは、食物連鎖等を通じて、私たち人間の体内にも入ってきます。食べものとプラスチックとの関係に注意しなければなりません。

さらには、着色料、保存料（ソルビン酸等）、甘味料、香料といった食品添加物の問題も軽視できません[6]。食べものと有害化学物質の関係について

は、考えるべきことがたくさんあります。

牛肉や牛乳をやめよう

以上のような問題状況の中で、私たちに求められることの一つは、食肉の消費の縮小です。気候変動との関係では、牛肉の消費がとりわけ問題になります。

牛肉の生産には多くの飼料穀物が使われるため（図1）、そのぶん温室効果ガスの排出量が大きくなります（図2）。また、反すう動物である牛は、食べるものを消化する際に、げっぷ・おならというかたちで多量の温室効果ガス（メタン）を放出します。

もちろん、「豚肉なら食べて良い」「排出量が相対的に少ない鶏肉を食べると良い」という話ではありません。強制妊娠によって子どもを産まされる母豚がほとんど身動きもできない状態に置かれていること、狭い空間に押し込められた鶏が（生後2カ月に満たない）幼鳥の時期に屠殺されていることなどを考えても、牛や豚や鶏の肉を食べること自体を考え直す必要があります。

保育施設や学校の給食も見直してみるべきでしょう。「牛乳、肉じゃが…」という牛を虐げる献立は、気候危機や感染症に直面する今の時代にふさわしくありません。私たちに求められているのは、穀物・豆・野菜を中心とする食生活への移行です。給食にも、そのことを反映させるべきです。週に1回でも「肉なし給食」の日が設けられれば、現代の工業型畜産の問題点を子ど

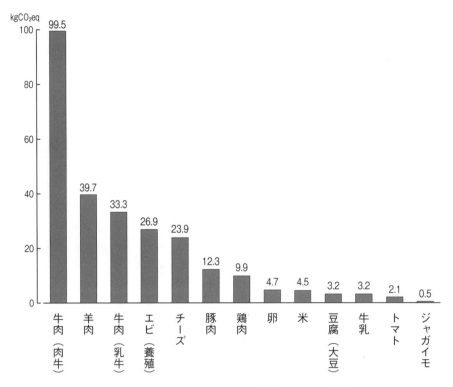

kgCO₂eq

▲図2：食べもの1kgあたりの温室効果ガス排出量
（Our World in DataのWebページ（https://ourworldindata.org/environmental-impacts-of-food）を基に作成）
（出典：Poore, J., & Nemecek, T. (2018). Reducing food's environmental impacts through producers and consumers.）

もたち（と教職員や保護者）が意識しやすくなるはずです。

　合わせて、牛乳・乳製品についても再考しましょう。牛肉の温室効果ガス排出量が大きくなる理屈をふまえると、牛乳の温室効果ガス排出量が小さなものでないことは想像がつきます。実際のところ、世界全体で見ると、酪農業の排出量は、航空産業の排出量を上回ると考えられています。

　そのうえ、人間の健康との関係でも、現代の牛乳は問題視されています[7)8)]。子どもの成長や人間の健康にとって牛乳は不可欠ではありません。一方で、牛乳に含まれる女性ホルモンや成長因子はがんの誘因になると考えられており、乳がんや前立腺がんと牛乳・乳製品の消費量との相関関係が把握されていますし、にきびの発症、卵巣がん、乳幼児突然死症候群（SIDS）などと牛乳摂取との関係性も指摘されています。日本の政府は学校給食を通して牛乳・乳製品を子どもたちに押し付けて

いるのですが、「牛乳、クリームシチュー…」という牛乳まみれの献立、「牛乳、ごはん、筑前煮…」という不気味な組み合わせの献立は、改められるべきものではないでしょうか。

「有機給食」を広げよう

　農薬や化学肥料が用いられていない食べものを積極的に給食に取り入れていくことも重要です。有機作物を普及させて有機農業を励ますことで、殺虫剤・除草剤による健康被害や化学肥料による環境汚染を減らし、同時に温室効果ガスの排出を抑えることができます。

　イタリアでは、「保育園児の100％有機給食」を法で定めている州もあると言います。韓国でも、学校が有機作物の「得意先」になっています。フランスでは、学校などの公共機関においては食材購入額の20％以上を有機食材に充てることが法律で義務づけられています。無農薬・無化学肥料の米・麦・豆・

野菜を給食に用いることは、有機農業を広げる力になります。

　有機食材を使った学校給食を推進している自治体は日本でもみられますが、そうした自治体の取り組みをふまえながら、日本の国として有機食材の給食を広げるための法整備や予算措置をするべきでしょう。保育施設や学校における給食の無償化を進めながら、有機給食を実現していきたいものです。

　もっとも、食材がオーガニック（有機）でありさえすれば良い、ということではありません。農業の中でのプラスチックの使用も、気にかけるべきことです。また、遠いところから食べものを運んでくると、概して大きなエネルギーが消費されます。地産地消や旬産旬消も、食べものを考えるうえでの大切な観点です。

　食べもの関連の環境負荷を幅広く視野に入れながら、子どもたちの「食」を豊かにする取り組みを進めていきましょう。そのことは、子どもたちの健康を支えると同時に、持続可能な世界を後押しすることを通して、子どもたちの未来をより健康なものにしていくはずです。

［参考文献］
1) 丸山啓史（2022）『気候変動と子どもたち―懐かしい未来をつくる大人の役割』かもがわ出版（主に「第4章 食べもの」を参照）
2) 黒田洋一郎・木村-黒田純子（2020）『発達障害の原因と発症メカニズム―脳神経科学からみた予防、治療・療育の可能性（2版）』河出書房新社
3) 奥野修司（2020）『本当は危ない国産食品―「食」が「病」を引き起こす』新潮新書
4) レオナルド・トラサンデ（2021）『病み、肥え、貧す―有害化学物質があなたの体と未来をむしばむ』中山祥嗣訳、光文社
5) シャナ・H・スワン／ステイシー・コリーノ（2022）『生殖危機―化学物質がヒトの生殖能力を奪う』野口正雄訳、原書房
6) 安田節子（2019）『食べものが劣化する日本―命をつむぐ種子と安全な食品を次世代へ』食べもの通信社
7) 佐藤章夫（2014）『牛乳は子どもによくない』PHP新書
8) エリーズ・ドゥソルニエ（2020）『牛乳をめぐる10の神話』井上太一訳、緑風出版

貧困の連鎖を断つ日々の実践
—— アスポート学習・生活支援事業の現場から

土屋匠宇三・一般社団法人彩の国子ども・若者支援ネットワーク代表

人生を変える出会い

「ずっとわからなかったプラスとマイナスの計算がわかって、霧が晴れたみたい！」中学３年生のサクラ（仮称）さんが無料の学習教室で教えてもらったボランティアさんへ発した言葉です。子どもたちにとって、わからなかった問題の「意味」「解き方」がわかったときのうれしさ、感動は明日への希望につながると言えるほど大きな意味を持ちます。

サクラさんは母子家庭に育ち、妹の世話や食事、洗濯など家事をこなしながら生活してきました。宿題はやらなければと思っても時間が取れず、自分がどうして問題がわからないのか、「わからないことをわからない」と言える人もおらず、「こんなものだ」と思って答えを写す日々を過ごしてきました。アスポート学習教室に来て、初めて隣で勉強を見てくれたり、悩みを聞いてくれたりする大学生・大人たちに出会ったのです。彼女にとって、これまでの人生を大きく変える出会いです。

貧困の連鎖を断つ取り組みとその背景

現在日本は、貧困状態で暮らす子どもは７人に１人いると言われています。2019年国民生活基礎調査によると、「子どもの貧困率」は13.5％です。

親の貧困が子どもの学力、学習・生活意欲、進路、将来に影響を与えていることはよく知られていることです。2019年の埼玉県における生活保護受給世帯のうち中学３年生の高校進学率は94.1％、埼玉県全体の高校進学率99.1％と比べると５ポイント低い結果となっています。さらに、全日制高校に限ると高校

進学率は生活保護世帯で69.0％、全体の高校進学率の92.5％と大きく差が開いています[注]。

高校に進学できなかった子どもたちは結果的に不利な就労につながり、再度貧困状態になっています。関西国際大学の道中隆教授が行った調査では、生活保護を受給する世帯の世帯主が、過去に生育した家庭の出身世帯において生活保護を受けていた世帯、つまり貧困の世代間継承が確認される世帯は25.1％という結果が出ています。

この課題を解決するために、2015年には生活困窮者自立支援法に「子どもの学習支援事業」が任意事業として位置づけられました。厚生労働省「生活困窮者自立支援法等に基づく各事業の令和２年度事業実績調査」によれば、行政の福祉部局が行う学習支援は、579自治体（対象自治体の64％）が実施しています。2018年には学習の土台となる家庭生活を支援するため、名称が「子どもの学習・生活支援事業」と改正されました。

埼玉県では、生活困窮者自立支援法に先立つ2010年からアスポート学習支援事業（以下、「アスポート」と表記）として、生活保護世帯の中学３年生向けの無料の学習教室を始めました。現在は、生活保護受給世帯、就学援助受給世帯、児童扶養手当受給世帯等の小・中・高校生約1,900人を対象に、週に１〜２回、元教員や大学生などのボランティアがマンツーマンで学習の支援を行っています。あわせて家庭訪問を行うことで子どもたちが抱えてきた心の悩みに寄り添い、学ぶ意欲を引き出すきめ細やかな支援を行っています。

事業の実施には、福祉事務所やケースワーカー、ボランティア、学習教室

として施設を貸していただいている特別養護老人ホーム、学校関係者など多くの団体・個人の連携と協力が不可欠です。この事業を通じて、貧困家庭の子どもが抱える諸問題、子どもの学習意欲をそぎ落としてきたものの正体、学習支援を通じて驚くべき発達を遂げる子どもの姿、そして大人の支援が必要なわけなど、多くの成果と発見が生まれています。

注：生活保護世帯の高校進学率は、厚生労働省『H31年生活保護世帯に属する子どもの高等学校等進学率等の都道府県別状況』、埼玉県全体の高校進学率と全日制進学率は、埼玉県教育委員会『調査報告書第1901号平成31年３月中学校卒業者の進路状況・平成31年４月高等学校入学状況』参照

子どもたちの願いをつかむ——アスポート流アウトリーチ

アスポートで大切にしてきた実践は家庭訪問です。なぜなら、子どもたちが日々どのような環境—保護者との関係、住環境、食生活、生活リズム、学習など—で過ごしているか、抱える問題は何かを理解することから実態にあった「上滑りしない」支援が始まるからです。

福祉事務所の生活保護のケースワーカーと協力して、アスポートの職員（以下、「学習支援員」と表記）は、子どもたちの家に家庭訪問をして学習教室につなげる「アウトリーチ」の取り組みを行っています。

家で引きこもっていた子どもたち、勉強に自信のない子どもたちにとって、わざわざ自分のために大人が会いに来てくれること、勉強を教えに来てくれること、そのこと自体がまずは大きな力となります。家庭訪問では、一人一人の事情に合わせておしゃべりをしたり、絵をかいたり、散歩をしたりします。親が病気や多忙など事情があるときは高校見学に同行したり三者面談に同席

したりすることもあります。大人からの
きめ細やかな関心を寄せられた子ども
は、次第に学習教室に足を向け、自ら
勉強したいと思うようになります。

　実際に家庭訪問をすると、見えてく
ることがあります。ほとんどの子どもは、
自分の部屋どころか学習机もありませ
ん。2019年度にアスポートを利用した
350人の属性を調べると、生活保護世帯
198人（56.6％）、母子世帯256人（73.1％）、
親の障害・疾病74人（21.1％）、外国に
ルーツを持つ世帯52人（14.9％）、不登
校71人（20.0％）でした。文部科学省『令
和2年度児童生徒の問題行動・不登校
等生徒指導上の諸課題に関する調査結
果について』によると、2019年度の不
登校生徒数は、小中学生で1.9％ですの
で10倍です。ダブルワーク、DV、病気
や障害などで子どもを支えようと思っ
てもその余裕を失っている保護者が多
数います。

　一般の世帯で普通に行われている登
校のための準備、朝起きて歯を磨いて、
朝食をとって、身だしなみを整えて、
学校の準備や宿題を整えて学校に行く
ことがいかに大変なことか家庭訪問を
して改めて感じさせられました。学校
生活に毎日参加するために、家庭で準
備することがほとんどできない生活を
送らざるを得ない状況があります。

　中学3年まで不登校だったユウキ（仮
称）君は、お母さんがアルコール依存
症でした。小学校5年生のとき、学校
の先生から「プールカードも書いてこ
られないのは人間じゃない」と言われ、
学校に行くことを止めました。家庭訪
問でそのときの悔しさや親のことを打
ち明けられない恥ずかしさなどを話し
てくれました。後で、ユウキ君は「ま
だ高校に行けると聞いたときが一番う
れしかった」と学習支援員に伝えてく
れました。

　子どもたちは、わかってもらいたい、
話を最後まで聞いてほしいと思ってい
ます。子どもたちの願い、思いを受け
止める実践が家庭訪問です。

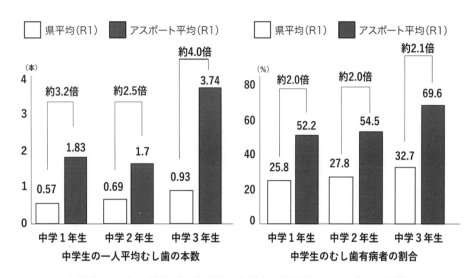

▲図1：中学生のう歯の状況（一人平均う歯数）　埼玉県とアスポート比較
令和元年度の埼玉県平均とアスポート10教室の平均を比較すると、アスポートの児童生徒は、県平均と
比較して一人あたりの平均むし歯数（経験含む）は約2〜4倍、むし歯有病者の割合は約2倍多かった
（『令和2年度埼玉県健康長寿課・埼玉県歯科医師会まとめ／埼玉県の虫歯の状況』を参照し、筆者作図）

学習教室での調査から── 学力・生活の実態

　アスポートに来る子どもには、学力
が極端に低い子どもが多くいます。
九九、分数、割り算が定着しておらず、
授業についていけない子どもたちです。
定期テストでは0〜10点台の子どもが
多くいます。子どもたちの状況をアン
ケートなどの調査で報告します。

　2019年に小学校4年生程度の算数テ
ストを中高生243人に解いてもらいまし
た。100点満点で平均点40点、5点以下
の生徒が43人（17.7％）という結果で
した。2桁で余りが出る割り算、文章
問題で正答率が低くなっています。

　2021年に学習教室に参加した880人
に聞いた調査（以下、「2021調査」と表
記）では、ヤングケアラーに関する設
問も入れました。有効回答数715人（小
学生80人、中学生471人、高校生160人、
不明4人）中、「とてもあてはまる」ま
たは「まぁあてはまる」と回答した人
数（割合）は、「家族のために日本語の
通訳をしている」107人（15.0％）、「家
族の世話や看病で教室を休んだことが
ある」82人（11.5％）、「食事の用意や
掃除・洗濯で教室を休んだことがある」
62人（8.7％）でした。

　上記3項目のいずれかにあてはまる
子どもは169人（23.6％）で、およそ4
人に1人がヤングケアラー状態です。
これは学習教室に来ている子どもに対
するアンケートで、調査期間は2週間
でした。学習教室に事情があってこら
れない子どもたちはこの中に含まれて
いないため、もっと多くいることが推察
されます。

　また、2021調査には、「あなたは、ふ
つう一週間の中で朝ご飯を何日食べて
いますか」という設問があります。そ
の回答では、「毎日食べる」以外を選ん
だ子どもは、35％です。そのうちには、
「全く食べない」と答えた子どもが8％
でした。2019年全国学力・学習状況調
査では小学生で13.2％（うち全く食べ
ない1％）、中学生では17.6％（うち全
く食べない2％）です。715人と100万
人の全国調査を直接比べることはでき
ませんが、大きな差が示されました。

　アスポートでは、埼玉県健康長寿課
と連携して、学習教室に通う子どもた
ちに週1回のフッ化物洗口と年に1回
歯科健診を行っています。それによる
と、学習教室に通う子どもたちの2019
年の一人平均う歯数（経験含む）は、
3.74本であり、中学3年生の埼玉県平
均0.93本に対して約4倍です（図1）。

学びに向かう力は
生きる力そのもの

　多くの子どもたちは、「わかるようになりたい」、「できるようになりたい」と願っています。ただ、保護者も子どもも日々の生活に追われ、丁寧な応答がない中で育つと学びに向かう力がつきません。逆に、マンツーマンで「わからないことをわからないと言える」関係性を作り出せば、学ぶ喜びを感じ自ら学び始めます。

　子どもにとって、2時間自分のためだけに勉強を教えに来てくれる大人が隣にいるというアスポートでの経験は、生まれて初めてです。「わからないことをわからない」と率直に言うには、相手から応答があるという確信が必要です。子どもたちは学習を通して大人や社会を信頼する力を身につけています。自分だけではわからないことを隣の人に聞きながら、わかるようになるということが他者への信頼につながります。

　親の離婚を経験し、祖母に育てられていた中2女子のリカ（仮称）さんは「私は特別不幸だから人の物を盗ってもいい」と言いトラブルばかり起こしていました。その子の経験した理不尽は私たちにはわかりません。私たちができるのは、「大切にされている」と感じられる環境を用意することです。家庭訪問も何度も繰り返しました。学習教室では勉強しなくても粘り強く「九九の8の段だけ覚えよう」「この漢字だけ覚えよう」とゲームやお絵描きをしながら働きかけました。

　12月くらいになり、中学3年生の受験が忙しくなるとマンツーマンで相手をする時間が取れなくなりました。ある日、リカさんが「ねぇ、かまってよ！」と癇癪を起こしました。中2とは思えない言い方に、思わず笑ってしまいました。学習支援員が「じゃあ、来年は受験だし、九九全部覚えたらかまってあげる」と言ったら、それ以降勉強するようになりました。少し先の未来を考

えるようになったり、宿題を出すようになったり、テストの点を気にするようになったりといろいろな変化がありました。だんだんとできる問題が増えてくると、人の物も盗らなくなり、トラブルも減りました。

　どうしようもなく理不尽な世界で生きている彼らにとって、勉強だけは確実なことなのです。そういう経験を通して自分自身を大切にしていきます。

　私たちが子どもたちにいつも伝えていることは、「勉強とは、わからないことを発見すること」です。信頼できる人と話しながら自分のわからないところを探します。対話と応答を繰り返して新しい世界を広げながら、自分に固有の経験を普遍化させていきます。学習教室は、そういう温かい関係の中で、心が満たされる場所になっています。

貧困の連鎖を断つための課題

　アスポートでは、2021年度埼玉県内で1,900人の子どもたちが学習教室に参加し、11,000回の家庭訪問で支援してきました。ただ、2021年内閣府の「子供の生活状況調査の分析報告書」では、「授業がわからない」と答えた貧困層が24.0％でした。その他層7.3％に比べると3.3倍多い状況です。また、「困っていることや悩みがあるとき誰にも相談できない」と答えた子どもは貧困層で12.8％、その他層7.0％と比べると1.8倍の差があります。

　学校の授業がわからない、相談できる人がいない子どもがまだたくさんいます。今求められているのは、「授業についていけるだけの基礎的な学力をつけること」、「私たち大人が子どもの声に耳を傾けること」の2点です。

　福祉部局が行う子どもの学習・生活支援事業は全国で64％の自治体が実施していますが、未実施の自治体も多く、その理由は担い手不足、財源不足です。事業を実施している自治体でも、アスポートのように家庭訪問で家まで迎えに行く支援はほとんどされていません。

また、アスポートでも生活保護世帯の事業利用率は3割です。支援の広がりが足りているとは言えません。

子どもたちの声

　最後に、アスポートに来た子どもたちの声を紹介します。2021調査で、「この教室に来るようになって、自分で勉強できるようになった」という設問に「あてはまる」、「まぁあてはまる」を選んだ子どもは、77％でした。勉強を自分でできるとは、誰かに言われずに取り組めること、うまくできなくても誰かに頼りながら課題を解決していくという学びに向かう力です。また、「この教室に来るようになって、学校の授業がわかるようになった」という設問で、「あてはまる」、「まぁあてはまる」を選んだ子どもは、85％でした。子どもの生活の半分は学校です。学校で授業がわかるようになることは学校生活が充実するということです。

　自由記述には、「勉強が少しずつできるようになってきた」、「友だちに教えてあげることができた」、「答え丸うつしにまかせないで、自分の方法でやってみようと思うようになった」、「勉強のやる気が出て、学習教室に来ると、心がスッキリした」、「いばしょができたような気がする。少し楽になれる。人と話すのが苦じゃなくなった」、「学校にまた通えた」とアスポートに出会った子どもたちの変化がつづられています。

　子どもが幸せを感じる社会は、豊かな社会と言われています。ユニセフによれば、子どもの幸福度は、大人から大切にされて温かいまなざしを受けたとき、学びを通して新しい世界を知ったとき、共に学び・遊び・支えあう仲間の中で自分の役割を見つけたとき、真似したいと思う大人を発見したときに幸せを感じると言います。親や子どもの思いを中心に、子どもの実態にあった「幸福感」を感じる実践を今後も心がけていきたいと思っています。

子どもの声を聴く学校づくり

加藤 博・学校法人 きのくに子どもの村学園 南アルプス子どもの村中学校 校長

ないものづくしの学校

子どもの村は、「あるべきふつうの小中学校」です。ところが、ふつうの学校なのに、ないものがたくさんあります。たとえば、宿題、テスト、何年何組、先生、校則、チャイム、通知表、などがありません。これらの理由で「ないものづくしの学校」と呼ばれることもあります。

特別なたぐいの学校だろうと決めつける方も少なくありませんが、一条校として、正式に認可された私立学校です。難しい事情を抱える子のための学校でもありません。それまでの画一的な教育のスタイルを見直し、子どもの関心や感動を中心に、より自由で生き生きとした学校をつくろうと和歌山県橋本市に1992年に開校しました。

子どもファーストの視点で考えてみると、学校は大人の都合の良いようにできている部分が多いことに気づかされます。権威によって子どもを動かそうとしたり、序列化し、比較し、がんばることを強いたりするのでは、子どもは次第に自己否定感を積らせ自信をなくしてしまいます。お互いを認め合い、親密に学校生活をおくる中で、子どもも大人も育ち合います。自分自身であることが尊重され、あるがままに受け入れられてこそ、自分を肯定して生きる人になっていきます。

学校を子どもに合わせる

世界で一番自由な学校と言われるサマーヒルを創設したA.S.ニイルは、「子どもを学校に合わせるのではなく、学校を子どもに合わせる」と明言しました。画一的な教授法ではなく、学び手である子どもを主人公にしなければならない

と説いたのです。

一般的に教員は、子どもが効率良く学べるように配慮します。教室ではみんなより一段高い教壇の上に立ち、子どもはみんな同じ方向を向いて、同じ教材を使って、同じペースで、同じだけ学ばせなければなりません。みんな平等に、効果的に学ぶことを優先されるからですが、この論理は本当に正しいのでしょうか。

子ども一人ひとりが多様であり、異なる存在ならば、学ぶ内容も、学び方も、学ぶ速度も、学びの質もそれぞれ違うはずです。文字を読むのが苦手な子もいれば、数字を扱うのが不得意な子もいます。動的な学び方を好む子、静的な学びがぴったり合う子もいます。その子の家庭環境や友だち関係、今朝、自分の身にふりかかったことなど、「目の前にいる子どもの今」は千差万別です。みんなが同じ目標に到達するように励ますことが善意であっても、子どもにとってはつらい場面もあるかもしれません。

学習のデジタル化は人間性を置き去りにする

近年の教育政策では、子ども一人ひとりに情報端末を与え、AIとEdTechを用いて、個人の能力の多様性に応じた「個別最適な学び」をさせようとする取り組みが進められています。学習効率と生産性をあげることがねらいです。以前は、子どもの得意なことや苦手なことは、教員の経験に基づく感覚的なものに頼っていましたが、こうした技術を利用すれば、効率良く子ども自身が学習できると考えられています。

学習の個別化も個性化も、どちらも大切な考えであることは間違いありません。しかし、こうした学習のデジタル化

の波は、人間性を置き去りにしてしまう気がしてなりません。学校は「効率の良いこと」ばかりではなく、「非効率的なこと」に価値をおく必要があると思えるからです。大人から答えを与えられるよりも、大人と子どもで答えを見つけ出していくほうがワクワクします。子どもの声を聞き、ゆったりとおおらかに見守るのは、まどろっこしく時間がかかりますが、そこにいる子ども一人ひとりの願いを聞き入れ、一緒に確認しながら学校生活を送っていくプロセスの中に、挑戦や不思議さやユーモアが隠れています。それこそが人間的な魅力を磨くエッセンスになるのではないでしょうか。

効率の悪いことが人間を育てる

私は、世の中の雰囲気に同調するのが得意な人を育てるよりも、みんなで話し合い、試してみたり、大失敗をしたりなど、対話や実験をすることに価値を見出していくような、ゆっくりで、非効率的なやりとりの中に、本来あるべき教育的要素が潜んでいると感じます。効率を重視する価値観は、多様性を認め合う風潮というよりもむしろ逆の価値観を生み出すのではないでしょうか。近年の排他主義や軍国主義の暴走を目の当たりにして、その思いはますます強くなりました。

学校では子どもが主人公です（**写真1**）。子どもを学校の「主権者」ととらえ、尊重し、生まれたときからもっているものを損なわないよう、子ども一人ひとりと向き合い、その人格とその生活を見守り、急かさず、否定せず、自主性を大切にして教育を実践していくのが大人の責務です。

とはいえ、そばにいる大人たちには、子どもを深く理解するための忍耐力と想像力が求められます。私たちは子どもを信頼し、子どもがイニシアティブをとる、はじめの段階に敬意をはらってい

写真1　テラスづくり

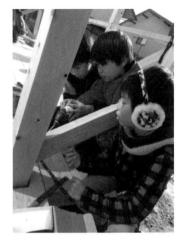

▶図1：南アルプス子どもの村小学校の時間割

		月	火	水	木	金
	8:55～9:05	ユースフルワーク				
1	9:10～10:40	登校	プロジェクト	プロジェクト	プロジェクト	123年 国際／基礎　456年 基礎学習
2						基礎／国際
	10:40～11:00	ティータイム				
3	11:00～12:30	自由選択	プロジェクト	プロジェクト	プロジェクト	123年 基礎学習　456年 英語
4						自由選択
	12:30～13:30	昼食・昼休み				
5	13:30～15:00	基礎学習	自由選択	基礎学習　5年英語　6年英語	プロジェクト	プロジェクト
6						
7	15:00～15:45	456年 プロジェクト	全校ミーティング			

ますが、うまくいかない日もあります。そのために、じっと待つことも、ぐっと堪えることもあります。子どもの学びは行きつ戻りつ、もどかしいものです。だからといって、そこに大人が介入すると、損なうものがあります。いちいち遠回りをしていく手続きを大切にすることは、子どもたちが民主的な態度を身につける唯一の手段だとも考えています。

自分で決める──選ぶ力こそ学力

　この学校に通う子どもたちは、多くの選択をまかされます。小学校では週に14時間プロジェクトの時間があり（図1）、年度のはじまりには、自分の在籍するホームルーム（プロジェクト）を選びます。小学校には、わくわくファーム（ヒツジの飼育、養蚕）、クラフトセンター（大工仕事）、アート＆クラフト（陶芸やおもちゃづくり）、おいしいものをつくる会（農業と料理）、劇団みなみ座（創作劇）などをテーマにしたプロジェクト（ホームルーム）が5つあります。

　子どもたちは大人から提案されたプロジェクトの年間テーマを聞き、その中から、1年間在籍する教室を自分で選びます。自分のホームルームを選ぶわけですから、どの子も真剣です（もちろん選んでもらう大人も真剣です）。

　決まるまでには、お試し期間が2週間あります。子どもたちは、あれこれと悩んで、自分に合う場所を決めようとしています。気の合う仲間がいるかどうか、担任の大人との相性もあります。

居心地の良さを見極めようと、あちこちのプロジェクトをのぞいたうえで、慎重に選ぶ子もいます。それぞれの子どもが集まってクラス編成がなされるので、入学したばかりの小学1年生の子から、小学6年生の子までが集結し、自然と異年齢の集団になります。

　プロジェクトでは、みんなで相談して大きな目標を決め、それに沿う形で役割を分担し、仕事に取り組みます。あらかじめ、大人と子どもで活動内容を相談して決めるのが大原則です。今年度のクラフトセンターであれば、トイレと台所のリフォーム、おいしいものをつくる会であれば、もち米を収穫し、祭りを開く計画を立てました。子どもたちは、何かをつくったり、美味しいものを食べるのが大好きです。

誰かの役に立つホンモノの仕事

　プロジェクト活動は、気晴らしやごっこ遊びではありません。自分の生活と密接なことで、生きていくうえで欠かせない事柄を題材にして「より良く」「より快適に」生活を営むために知的な探求をします。私たちはこれを「ホンモノの仕事」と呼んでいます。

　何か別の目的のための手段ではありません。こういう教育をすれば「将来困らない」とか「ホンモノの生きる力が身につく」と言われますが、子どもたちは将来のために今学んでいるというよりは、今、目の前にある「もの」や「こと」に真摯に向き合い、自分にできること、

しなければならないことに夢中になって打ち込んでいます。

　子どもの村では木工がよく行われていますが、その第一の目的は専門的な技術を身につけるためではありません。木工を題材にして「国語」や「算数」を学習するためでもありません。「おもちゃづくり」であれば、仲間たちとの日々のくらしの中で「おもちゃづくり」に没頭し、友だちを見つめ、大人を見つめ、そして自分を見つめることを大切に考えています。みんなの遊び場をつくったり（現在サッカーゴールを制作中）、みんなで劇を創作し、衣装や舞台セットなどを準備して発表します。森に入り木々を間伐し、持ち帰った木材で丸太小屋を建設したり、養鶏や養豚をして、その命をいただくといった活動もあります（写真2）。日本住血吸虫症（地方病）との闘いの舞台となった地域の歴史をたどり、研究者や学芸員から聞き取り調査をして、一冊の本にまとめ発行した子たちもいます。

大人も子どもも同じ一票

　自由な学校を言いかえると「子どもがさまざまなことを決める学校」となります。この学校では、あらゆる場面でミーティングが大切にされています（写真3）。

　水曜日の午後3時になると、小学1年生から中学3年生の子どもたち全員が食堂に集まります。議長が前に座り、子どもも大人もお互いの顔が見えるよう

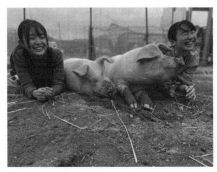

写真2　豚を飼って食べる

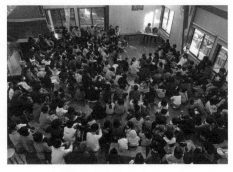

写真3　全校ミーティング

に円になって座ります。議長は年長の子どもが務め、発言したい人は、手をあげて指名されるのを待たなければなりません。

ミーティングでは、箱に入った議題を順番に話し合っていきます。議題は、「○○ちゃんに嫌なことを言われた」という訴えから、「サッカー大会をしたい」「バスに名前をつけたい」「遊び場がほしい」などさまざまです。

大人も子どもも対等な立場で参加するという原則があり、校長も小学1年生の子も、票決のときには等しく一票を与えられます。

先日は、ウクライナで困っている人々を支援したいと、中学生たちが結成したpeaceの会から議題が出されました。

自分たちでなんとかお金を集めて送ることができないかを考えた末、毎日のおやつ代を削って、その分を貯めて支援金を送ろうという意見が出されました。多くの子が賛成する中で、「ぼくはよくわからないから賛成はできないよ」「おやつがすごく減るのは困るし、どれぐらい続くとか教えてくれないのは困る」「送り先を決めてからにしたい」と、反対する子の意見も聞こえてきました。ですが、最後には皆が納得し、実行されることになりました。「まずはやってみて、問題があったらまた話し合う」というのが子どもたちの意見でした。

いじめや口喧嘩、意見の対立も議題にあがります。大人でさっと解決してしまうのではなく、こうしたトラブルをみんなで話し合うことこそ、民主的な態度を育てるチャンスです。それに関わる子

どもだけでなく、学校にいる全員で集まり、話し合い、みんなで確かめ合います。そんな子どもと関わる大人は、結論を急ぐと、道徳を押しつけ、子どもが学ぶチャンスを奪うと知っています。子どもを信じて待つべきところなのか、社会のモラルを伝え指導するべきなのか、経験をもとに判断します。するとたいていのことは、まずは勇気をもって様子を見守ろうという姿勢になります。

子どもが知恵を絞ってできたルール

開校した当初、校則はありませんでした。しかし、年月とともに決まりごとが増えてきました。いじめの問題、携帯電話やゲーム、トレーディングカードやインターネットの使い方、SNSへの投稿、男女間の距離についてのトラブルなど、重大なミーティングもあります。

こうした話し合いが子どもたちに根づくまでには時間がかかります。はじめの頃は、話し声がやまない、すぐに多数決をしようとする、手をあげるときに大人の方を確認しようとする子どもも多くいました。大人は、なるべく端のほうに座り、子どもの手があがり切ったのを見はからって、低く手をあげるなどの配慮をします。子どもたちがこの社会の中で、知らず知らずのうちに、大人たちから抑圧され、同調圧力を受け、自分を押し殺し、忖度して生きていると知っているからです。

自由を奪い、子どもの権利を侵害するような一方的で理不尽なルールから子どもたちが解放されるためには、ミーティングがとても有効です。自分をしっ

かり意識し、自分自身の気持ちに気づき、同じように自分自身の意見をもつ人たちを相手に自己主張をおこないながらも、気持ち良く現実的な合意に到達する態度と能力を伸ばす。こうした力は、一人一人が、より自由に、そしてより幸福に社会生活を送るのを生涯支え続けると考えています。

子どもによる「自治」を

子どもの学びは教科の学習時間だけでなく、学校生活全体にあります。休み時間、給食、放課後など、子どもの日常は学ぶ機会にあふれています。学校での共同生活は、一人一人がお互いを尊重することの大切さを知る機会となります。誰かと一緒にすごすことで、相手とぶつかり、相手を理解しようと、お互いの距離感や境界線を知り、自分と向き合うことになります。人を縛り管理するルールではなく、また自分の価値を評価されたり、善悪を二分するためのルールでもなく、他者と共存する社会の一員としての「わたし」が、人生の主人公として、どこまでも自由にそして幸せに生きるためのルールを、学びの中から紡ぎだしていくのです。必要がなくなったルールは削除されることもあります。こうした「子どもによる自治」を大人たちはいつ何時も歓迎しています。

近年、新自由主義による教育の効率化と競争原理、自己責任論で学校はせちがらい場所になりつつあります。コロナ禍も拍車をかけ、不安が高まり、さらに管理主義もきつくなっています。

子どもたち自身が主体となって、自分の気持ちや意見を表現し、それを解決するために話し合う、そうした枠組みやそこに費やす十分な時間が、現行の学校現場では欠けているように見えます。大人たちには、一人一人の声に耳を傾け、恐ることなく自由に発言できる場所を保障し、子どもを信用してまかせることによって、子どもたちが力をつけていくのを支えることが求められています。

発達

日本のスポーツは子どもにとって楽しいものなのか

島沢優子・スポーツジャーナリスト

はじめに

「スポーツの日」の前日である10月9日。小学1～3年生が出場する「柏市ミニサッカー交流会」で、応援に訪れた保護者らに、一枚のカードが配られました。全部で300枚。一人ひとりに手渡したそのカードは、「ポジティブな応援」と「大人の心得」の2つのメッセージが並びます。デンマークサッカー協会とスイスサッカー協会が以前から取り組む「応援ハラスメント」の啓もう活動に使用されたカードの文言を引用し、作成されたそうです。

関係者によると、今年から大会名が「交流会」に変更されました。大会名が「大会」だと、大人が勝利や結果にこだわって子どもたちが楽しめないのが理由です。

サッカーは、あまたあるスポーツの中で最も競技人口が多く、指導者や選手の国際経験値も他競技に比べて高いと言えます。よって「スポーツは楽しいもの」という概念を広げようとする動きは最も活発です。

子どものスポーツはこれまで「他者に勝つ」「強くなる」「一番になる」「日本一になる」といった競争コンテンツとしての色合いが強くありました。水泳、柔道などの個人競技から、サッカーやバスケットボールなどの集団競技まで、ほぼすべての競技に小学生の全国大会がノックアウト方式のトーナメント戦で実施されています。他国はほとんどないのに、日本だけが1960年代から綿々と継続しています。

この競争コンテンツは、指導者、保護者と、大人たちをヒートアップさせます。

昨今、応援席にいる親たちが熱くな

り「何やってるんだ！」「今のはシュートだろう！」「（ボールを）追えよ！」などと強い言葉を浴びせる「応援ハラスメント」が問題になっています。日本では、サッカーのみならず、ミニバスケットボール、小学生バレーボール、少年野球といったジュニアスポーツすべてに蔓延しています。

応援ハラスメントのリスク

この状況で生まれるリスクは何でしょうか。

強い言葉を浴びる子どもたちは、やがて大人に言われた通りにしかプレーしなくなります。シュートを外すなどミスをすると、ベンチに座るコーチを通り越してスタンドにいる自分の親のほうを見る。大人の顔色を気にしながらプレーをするので楽しくありません。やる気がなくなってしまいます。よって、サッカーや少年野球では、小学生が中学に上がる際「もう野球は引退する」と12歳の子どもが真顔で言います。本当はサッカーも野球も好きなのに、その「環境」が子どもを蝕んでしまうのです。

子どものスポーツにかかわる大人は、もっと本質的なことを学ばなくてはいけません。例えば「超回復」という言葉があります。アスリートだった方やスポーツ系研究者の方はよくご存じかと思います。超回復とは、トレーニングの間にきちん休むことで運動が定着することです。このように筋力アップのために休みが必要であるという説が有名ですが、スキル習得にも超回復は立証されています。

例えば、練習や試合の後に1日、2日と休んだ翌日、トレーニングしたことが定着している、つまり上手くなったような感覚を持つことがあります。その感覚

はその後少し薄れるのですが、やり続けているとまたうまくなります。そうやって運動しては、休みをきちんととることでうまくなっていきます。

そもそもインプットしたスキルは試合で使えるようにしないと意味がありません。要するにアウトプット、試合で発揮する機会が必要です。ところが、毎日ずっと練習しているとインプットばかりになってしまいます。週末には試合をしているのですが、コーチがこうしなさい、こう動きなさいと指示ばかりしていればそれは練習になります。アウトプットし、それをまた自分で振り返る。スポーツの上達には、そのような心の余裕、つまり休息が大切になってきます。

整骨院にたくさんの子ども

欧米では、ひとつのスポーツを専門的にやっていたとしても同時にさまざまなスポーツも体験させます。これは、スポーツが競争コンテンツという見方ではなく、遊びであり、リクレーション的に楽しむものという位置づけだからです。

ところが、日本では勝利がチーム運営や選手育成の軸なので、勝つために子どもに無理をさせます。夜遅くまでグラウンドにライトを照らして練習を行います。休みの日も試合や遠征尽くし。このため、ジュニア世代のスポーツ障害は大きな問題です。夕方の整骨院をのぞくと、子どもたちが電気治療やマッサージを受けています。こんな国が他にあるでしょうか。

運動をし過ぎるリスクは明白です。ジュニア期でオーバートレーニングになると、サッカーであれば、かかと、足の甲、足首、膝、腰、野球なら肘や肩、ミニバスケットボールやバレーボールは下半身を中心にスポーツ障害のリスクが

高まります。さらに休まず長時間練習すると、睡眠が足らなくなります。そうすると身長が伸びません。100％良いことはありません。加えて、精神的にもバーンアウトする恐れがあります。

それなのに、大人も子どもも「練習しないと不安だ」という気持ちになっています。なぜなら、勝たなくてはいけないからです。楽しくて、子どもの生活を豊かにするはずのスポーツによって、抑圧されているのです。

さらに言えば、スポーツばかりしているので、家族との旅行や祖父母のお墓参りなど、強豪チームに所属していた子どもほど多様で豊かな経験を積んでいません。家庭にもよりますが、すでに小学生から文武両道をあきらめています。日本の学校教育は暗記中心のプリント学習なので、いかに机につく学習習慣をつけているかがものを言います。学校の勉強ができないと、本を読む、話を理解するといった大人になって必要なスキルの土台も養われません。

とはいえ、この「応援ハラスメント」は日本だけの問題ではありません。

サッカースペインリーグ１部のビジャレアルに勤務し、サッカーコーチでもある佐伯夕利子さんが先ごろSNSにアップしてくださった「CUÁLES SON LAS CARACTERÍSTICAS DE LOS PADRES HOOLIGANS?（親フーリガンの特徴とは？）」は、親からのプレッシャーに苦しむ子どもたちの声を伝える啓もう動画です。そこには、試合前に父親が息子に「人生は戦争だ」と勝つことを煽り、「１点取ったら５ユーロあげる」と約束する毒親の姿が描かれています。

画面には大きな文字で「NO VENGAS」（来ないで）。

子どもたちは、例えばこのようなことを親に訴えます。

「もし、試合に勝つことばかり要求するなら、来ないで」

「もし、ジャッジミスだと思うたびにレフェリーを怒鳴るなら、来ないで」

「もし、ぼくがベンチに座っていることが我慢できないのなら、来ないで」

「もし、ぼくがミスをするたびに怒るのなら、ぼくの試合を観に来ないで」

画面を観ているだけで胸が詰まるので、逆に言えば良くできています。YouTubeにあげたのはペルーの「UNION PROGRESO FUTBOL CLUB」というサッカークラブですが、動画自体はスペイン発です。このことから今もって世界的な問題であることがわかります。

このような啓もう活動に、欧米など他国は積極的に取り組んでいます。

例えば、イングランドでは2000年代前半、10代の育成年代の公式戦を吹いていた審判が、応援に来ていた選手の父親から殴られて負傷するという事件がありました。これ以外でも、親による応援ハラスメントは問題視されていました。

当時同国では、不況のため失業率が高まっていた背景があったと記憶しています。リーグ３部でも数千万の年俸を手にするサッカー選手がいましたから、そのようなプロフットボーラーに子どもを育て上げることは、貧困から抜け出す手段でした。このため親たちが子どものサッカーにヒートアップし、審判のなり手がなくなるほど大きな課題を抱えていました。

と同時に、イングランド代表の成績も低迷し、同国のプロサッカーリーグ「プレミアリーグ」もイタリアなどに比べ、人気実力とも今一つでした。このため、イングランドサッカー協会はピッチサイドにラインを引いたり、応援スタンドとピッチの距離を空けるなど対策を取り、選手の育成面でも指導者養成に力を入れるなど実効的な課題解決に奔走しました。

早期教育のリスク

勝利至上主義とともに、スポーツが子どもにとって楽しいものにならないもうひとつのファクターが「早期教育」です。

応援ハラスメントからうかがえるように、勝ちと負けに揺さぶられるストレスが子どものスポーツに存在します。これを自分の中で処理できない親が、長時間の練習を強いたり、暴力や暴言を浴びせます。

そんな親たちのストレスは、わが子をプロにしようと熱が入れば入るほど大きくなるようです。このことを実証しているアンケート結果があります。

武蔵野美術大学大学院教授で身体運動文化を研究する北徹朗教授が2015年、ジュニアゴルフスクールに通う５～16歳の子どもの親21名に「ジュニアゴルファーにおけるマナーの実態と親の態度」に関する調査を実施。2016年、中央大学学術リポジトリで公開しました。

それによると、「ミスショットで子どもを叱るか」の質問に対する答えを、子どもにプロゴルファーになって欲しいと考える親（プロ志望群）と、そう考えない親（非志望群）で比較したところ、両者に相違が見られました。

ともに「よく叱る」は０％でしたが、非志望群は「ときどき叱る」が38.5％でした。対するプロ志望群は、「ときどき叱る」が75.0％に上りました。プロになって欲しいと考える親のほうが、そうでない親に比べ、ミスショットを叱る親が２倍近くも存在したのです。

一方の米国では1990年代後半、スター選手による空前のゴルフブームが巻き起こりました。タイガー・ウッズの出現です。父親の手ほどきで１歳前にグラブを握ったタイガーは、４歳で南カリフォルニア・ジュニアゴルフ協会に加盟し、10歳以下クラスの９ホールの試合で10歳児を破りました。メディアにも取り上げられ、全米で注目されるキッズゴルファーに。この快挙に熱狂した多くの親たちは、我先にとわが子にグラブを握らせました。幼児期からゴルフを本格的にやらせる「早期専門型」の育成法が注目されるきっかけを作りました。

しかしながら、2015年に日本ゴルフ協会ナショナルチームヘッドコーチに就

任したガレス・ジョーンズは「タイガー・ウッズはひとりしかつくられない」と筆者に話しました。拙書『世界を獲るノート　アスリートのインテリジェンス』を執筆のための取材を、2018年に引き受けてくれたときのことです。

「タイガー・ウッズは、アスリートの重要な要素である才能と家庭環境が唯一無二だからです」と説明してもくれました。黒人の米陸軍特殊部隊「グリーン・ベレー」の退役軍人で息子に厳しく対峙した父親と、仏教徒のタイ人で穏やかで落ち着いた母親。ゴルフの基礎と規律を父から教わり、やわらかく落ち着いたメンタルを母から引き継いだと言います。ゴルフの才能に加え、両親のバランスが絶妙だったのです。

「スポーツの早期英才教育ブームは、全世界共通の問題なのです」

ガレスの神妙な顔が印象に残っている。

楽しくない競技は選ばれない

とはいえ、上述したように、他国のスポーツ界は悪い構造を修正する力が日本より明らかに上です。ネガティブな事象を隠蔽せず社会に示し、そこをスタートにしてスポーツファミリーが危機感を共有する。つまり、自分たちの暗部と正面から向き合って対策を練っていく。日本は、ここが明らかに劣ります。以前から言われる日本人アスリートのからだの小ささなどと比べものにならない、大きな日本の弱点だと私は感じています。

振り返れば、日本のスポーツ界は大阪の市立高校でバスケットボール部員だった男子生徒（当時17）が2012年、顧問の暴力や理不尽な扱いを苦に自死しました。2022年で10年経過したことになります。翌13年には、日本スポーツ協会（旧日本体育協会）など5団体が「スポーツ界における暴力行為根絶宣言」を採択し全国へ通達。文部科学省を筆頭に中央競技団体が、「二度とスポーツの指導現場でこのようなことがあってはならない」と再発防止を誓いました。

▼表1：中学生における代表的なスポーツの競技人口の推移

競技	2009年度	→	2019年度
柔道	3万3604人	→	2万0460人（－35％）
軟式野球	30万7053人	→	16万4173人（－47％）
バスケットボール	17万2342人	→	16万0190人（－7％）
サッカー	22万3951人	→	18万7708人（－16％）
卓球	14万9019人	→	15万9737人（＋7％）

根絶宣言の中で、暴力行為は「言葉や態度による人格の否定、脅迫、威圧、いじめや嫌がらせ」を含めて定義されています。このような有形暴力以外のパワーハラスメントも「暴力」なのです。

それなのに、こういった事件はいまだに学校や教育委員会は「体罰」と表現し、メディアもそのまま報じます。ダメな子ども（選手）だから罰を与えられても仕方がないという概念が、この体罰という言葉には滲んでいます。たかが言葉ですが、言葉によって人の意識が固着することは大いにあり得ます。

そのような大きな問題を含みながら、日本のスポーツ界は他国のような啓もう活動を行っていません。2022年春に騒動になった秀岳館高校サッカー部のような暴力事件についても、文部科学省はやはり「通達」で済ませます。当該競技団体も同様です。紙きれ一枚のファックスや電子メールがどれだけの効果があるのかは疑問です。

「スポーツは子どもにとって楽しいものにしなくてはいけない」

結局、多くの人たちがこの意識を持てないままです。パワハラや暴力暴言を続ける指導者を「勝たせてくれるから」と評価したり、守ってしまうのは学校であり、保護者です。時代が変わり、そのような指導が否定され、変革を促されると同時に、社会から厳しい目が向けられています。にもかかわらず、それを一部の保護者は許してしまう。感謝している指導者を守っているつもりで、実は指導者生命が絶たれるリスクを生んでいるのです。

スポーツをする子どもが幸せでなくて

は意味がない。幸せになれません。そして、楽しくないスポーツは子どもたちに選ばれません。そのことは、競技人口という数字に現れ始めています。

スポーツ毒親たちの姿を通して指導者問題を掘り下げたいと考え、『スポーツ毒親　暴力・性虐待になぜわが子を差し出すのか』（文藝春秋）を今年5月に上梓しました。表1は、そこに掲載した中学生の代表的なスポーツの競技人口の推移です。日本中学校体育連盟（中体連）が発表している加盟生徒数のデータを例に、直近の2019年度と2009年度の10年間の推移を他のメジャースポーツと比較したもので、ここでは男子のみにしています（筆者調べ）。

全日本柔道連盟が2022年3月、小学生の個人戦の全国大会を廃止することを発表しました。団体戦は継続されますが、上記の競技人口減少に歯止めをかける策になるでしょうか。

さて、冒頭の少年サッカーの交流会では、良いプレーに対し、保護者らから多くの拍手が贈られたそうです。加えて、「いいぞー！」「ナイスプレー！」などポジティブな声援も目立ちました。

「カード配布も初めての試みです。少年サッカーの試合で、大人の怒鳴り声や暴言が行き交うことは珍しいことではありません。勝たせたい気持ちがついほとばしるのだと思いますが、その何気ない言葉は、子どもの判断を奪ってしまいます。これがひとつの（啓もうの）スタートになればと思います。」

関係者の言葉に、希望を持ちます。草の根が希望です。

牧畜民マサイの子どもの遊び

田 暁潔・日本学術振興会特別研究員PD、筑波大学

はじめに

世界には、約5,000とも言われる民族集団が存在しますが、それぞれの集団においては、独自の子どもの捉え方や子育て観があります。多種多様な子ども時代の遊びもあります。本稿では、日本から遠く離れた東アフリカのサバンナで暮らす牧畜民マサイの子どもの遊びを紹介します。マサイと言えば、背筋をまっすぐに伸ばして高く跳ぶ青年やライオンを狩る戦士のイメージが強いかもしれません。しかし、実際の彼らは、サハラ以南の乾燥・半乾燥地域でウシ、ヤギ、ヒツジの牧畜を生業とする約5,000万人ほどの牧畜集団の一つです。

筆者は、2013年から、マサイの子どもの社会化、在来知識の習得、および身体発達を理解するために、人類学的研究をおこなってきました。この分野の研究は、研究者自らが現地社会へ参加し、その過程で研究対象となる人々の生活全般を理解することが重要視されます。私もこれまでに、のべ15カ月間の現地滞在をしてきました。調査地の村では、近代化と教育の普及が進んでおり、学齢期の子どもはほぼ全員が学校に通っています。

本稿の調査は、学校の長期休暇中に実施しました。現地滞在中は、日々、年齢や性別の異なる子どもと過ごし、子どもの日常活動の詳細（活動内容や道具、場所、同伴者、天候など）を時間軸に沿って記述しました。遊びの調査もその一環としておこないました、大人の私にとっては、「遊び＝仕事」となる贅沢な時間でした。

以下では、子どもの遊びの詳細を説明する前に、まず、子どもの日常活動の背景となるマサイ社会の子育て観について簡単に述べます。

マサイの子育て観

東アフリカの牧畜社会では、一般的に年齢・性に基づく労働分担が存在し、子どもは幼い時期からそれぞれの生業活動と家事への貢献が求められます。家族の財産である家畜の管理にも子どもが直接関わるため、彼ら／彼女らの仕事の良し悪しは、家族全員の生存とかかわります。例えば、牧童が遊びすぎて家畜が迷子になり、害獣に襲われた場合、それは一家の財産が失われることになります。大人、ないし社会全体が、そういったリスクを抱えながらも、子どもに家畜や家事を任せ、その過程において、大人の同伴は最小限に抑えられています。そのような行動には、個々人の自立性を高く尊重する牧畜社会の子育て観の特徴があらわれています。

マサイの子どもの遊び実践にも、同様の特徴が見られます。つまり、大人の関わりがほぼ不在の中で、子どもたちは自由に遊べるのです。いつ、何を、どのようにして遊ぶのかは、子ども自身で決めるものとされています。もちろん、遊具やおもちゃも、自分で作らなければなりません。

牧畜社会のもう一つの特徴は、子どもが成長するにつれ、より体力が必要な家事を任されるようになったり、牧畜活動にも関わり、移動範囲も拡大することです。歩けるようになった子どもは6、7歳まで、基本的に、家となるホームステッドとその周辺の東京ドームほど、あるいはそれ以上の面積の放牧予備地でのんびりと1日を過ごします[1]。大人の目線が届く範囲ではあるものの、活動のほとんどは子どもたちのみで行われます。その際、4歳以上の子どもはおもに家畜の幼獣の世話をすること

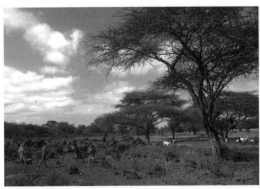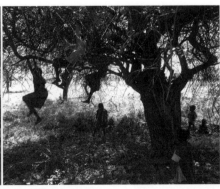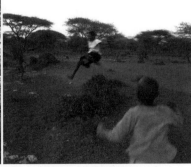

写真1　ホームステッド周辺の放牧予備地で遊ぶ子ども（筆者撮影）
左：標的を目がけた石投げ（乾季の遊び、乾燥したアカシアの実を標的にして投げます。落ちた実はヤギの食料ともなります。）
中：木登り（通年遊べる人気の遊びです。高く登った子どもは、鳥の巣や、移動中の家畜・人間をよく観察します。）
右：棘もちの低木を跳び越える（素早く跳び越えるため、裸足で遊びます。）

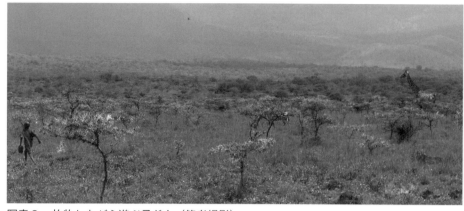
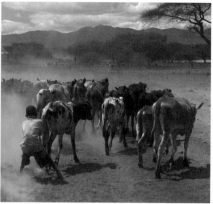

写真2　放牧しながら遊ぶ子ども（筆者撮影）
左：放牧途中で、シマウマとキリンに出会った牧童が、靴を片手に持って、裸足で動物を追いかけます。
右：走っている最中の牛の群れから、一頭のしっぽを両手でつかみ、沙地で滑ります。

に加え、掃除や自分より小さい子どもの世話などに携わります。遊びは、牧畜と家事の合間におこなわれます。放牧予備地は、彼らの最初の仕事の場であり、主な遊び場にもなります（**写真1**）。この年齢の子どもは、昼間の時間の3分の1以上を遊びに費やしていて、同じホームステッドに暮らす子ども同士でよく遊びます。

　6歳以降は、性別による労働分担が顕著となり、男子は牧童としてホームステッドから遠く離れた牧草地[2]へ家畜の群れを連れていき、一日中放牧に費やします。女子は、薪集めや水汲みなどの家事に関わりますが、彼女たちも薪となる木が多い、遠方の丘まで出かけます。単独あるいは集団のこの年齢の子どもは子どもだけで遠くまで出かけ、新たな環境で新しい遊びを多く経験し、他のホームステッドの子どもとも一緒に遊ぶ機会が増えます。また、大人の視界から完全に離れるため、これまで以上に、自らの仕事と遊びの切り替えを管理しなければなりません。遊びに費やす時間も、その都度大きく変わりますが、遊び心が溢れる子どもたちは、少しでもチャンスがあれば、すぐに遊び出します（**写真2**）。

多種多様な遊び

　マサイの子どもの遊びは実に種類が豊富で、身近なあらゆるものが、子ども

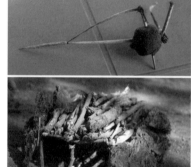
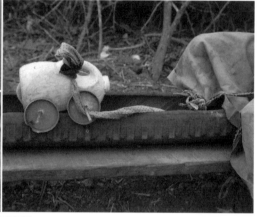

写真3　手作りおもちゃ・工作（筆者撮影）
左上：弓矢（手のひらの大きさで、細長い棘と乾燥したキリンの糞で作られています。）
左下：家づくり（乾燥した小枝と牛・ゾウの糞で、実際の家が再現されています。）
右：車（廃棄されたプラスティックの容器とキャップ、布、小枝から作られています。）

にとって、立派なおもちゃや遊具になります（**写真3**）。2014年11月から2015年2月の期間、2～11歳の男女13名の子どもたちを対象に、追跡調査をおこないました。その調査からは、合計286事例、（内容の重複したものを除けば）65種の遊びが観察されました。それぞれの遊びのカテゴリーによって大きく分類すると、「ごっこ遊び」、「家畜との遊び」、「自然遊び」、「身体遊び」、「ルールを持つゲーム遊び」、「物作り」、および「その他」の7種類に分けられました。

　全ての遊びから人気度の高い遊びを**表1**に挙げてみました。なかでも、「木登り」、「歌とダンス」、「かくれんぼ」が年齢・性別を問わず、すべての子どもがよく参加した遊びでした。女子の間

では、「家ごっこ」と「ビーズの装身具（作り）」が特に人気で、一回の「家ごっこ」が、半日間、断続的に続くこともよくありました。

　男子同士だけの遊びでは、特に「杖や石の投げ遊び」と「放牧ごっこ」が人気でした。杖の高／遠投げ、標的投げは、広大な草原を移動する家畜の群れの行動に合わせやすく、牧童たちは、家畜を見ながら遊び続けます。また、ホームステッドの周辺での「放牧ごっこ」に参加する牧童は、自分が実際に移動した放牧ルートや、家畜の群れの分け方、およびその際の出来事などをすべて遊びに詳細に再現していました。それによって、牧童は、ほかの牧童や年少の男子に、自分の放牧ノウハウや自

▼表１：マサイの子どもの遊び例

ごっこ遊び	・家ごっこ ・放牧ごっこ、搾乳ごっこ ・妊娠・出産ごっこ ・授業・体罰ごっこ ・教会ごっこ
家畜との遊び	・家畜の後ろから飛び乗る ・休憩中の牛から乳を飲む ・仔牛を跳び越える ・家畜を追いかける ・ウシのしっぽを掴んで滑る（写真２右）
自然遊び	・木登り（写真１中） ・木でブランコ ・樹脂・野生果物の採食 ・川遊び（泳ぐ、泥遊び） ・野生動物を追いかける（写真２左）
身体遊び	・身近なものを跳び越える（写真１右） ・歌とダンス ・追いかけっこ ・杖や石で高／遠投げ、標的投げ（写真１左） ・家畜の行動を真似る ・縄跳び
ゲーム	・石玉ゲーム ・かくれんぼ（家畜の群れに隠れる） ・目隠し鬼ごっこ ・ホップスコッチ
物作り	・種ウシの人形 ・ビーズの装身具 ・輪回し ・サッカーボール（草、沙、靴下で作る）
その他	・昔話し ・棘や小枝をペンにして沙地でお絵描き ・口笛

らが体験した試行錯誤も伝えているのです。

ほかの牧畜社会と比べて

　ケニアの北西部には、マサイと同様にウシ、ヒツジ、ヤギを飼育する牧畜民トゥルカナがいます。1980年代にこの地を訪ね、人類学的研究を行った日本人研究者の伊谷純一郎氏もまた、当時のトゥルカナの子どもの遊びを、子どもたちと共に遊びながら詳細に記述しています（伊谷, 2009）。トゥルカナの子どももマサイの子どもと同じく、自然環境の中で家畜の世話をしながら、仲間と一緒にたくさんの遊びをし、のびのびと成長していたようです。彼らの遊びには、放牧ごっこや家畜との遊び、鳥観察、かくれんぼなど、マサイのものと相似したものがたくさんあります。そして、「かごめ」や、「蓮華摘もう」といった、日本でもなじみのある集団遊びと類似するものも多くありました。伊谷のトゥルカナ調査時の日本は、経済発展の真っ只中で、子どもの世界に、テレビゲームやパソコンが浸透しつつある時代でした。トゥルカナの子どもの遊びをイキイキと書きおこした伊谷は、当時の日本の子どもの生活の変化や、トゥルカナの地での西欧の教育理念を基準にした学校教育の導入に、気がかりな様子でした。

　マサイの事例から見れば、伊谷の調査から40年経った今も、アフリカの牧畜民の子どもの遊びには、自然環境の中での遊びや、子ども自らの発想と冒険心を満たす遊び、リスクを自ら管理しながら活発にからだを動かす遊び、そして、子ども集団で盛り上がる遊びが実践され続けています。それは、牧畜生活を守りつつ、子ども個々人の自立性と生業活動に対する参与と貢献を重視するマサイの生き方と子育て観によって裏付けられているからでしょう。

過去と未来をつなぐ遊び

　21世紀になってから、マサイでもトゥルカナでも、土地の私有化や学校教育の義務化、生業活動の多様化など、多くの変化が起こりました。遊びを含めた子どもの日常活動も変化しつつあります。冒頭で説明したように、本稿で紹介した遊びは、学校の長期休暇中に調査したものです。学校が再開すると、子どもたちは平日1日中、学校にいるため、ホームステッドとその周辺には学齢期未満の子どもの姿しか見られません。学齢期の子どもたちは、帰宅後、宿題のほか、制服の洗濯や家事、家畜の様子のチェックなどに多くの時間を費やすため、遊び時間は大幅に減少します。ただ、彼らの言葉を借りるならその子どもたちもまた休日になったら、"清潔を村に残して、野原で遊びまくる"のです。

　2020年2月、多分野の研究者との連携によって、学校に通う25名（9〜12歳）のマサイの子どもの身体活動量を調べました。子どもたちは休日も平日も、WHO（世界保健機構）が推奨する1日あたり60分間の中高強度の身体活動量を上回っていることがわかりました。その結果からは、まず、休日の身体活動量が生業活動と遊びからなることが推測できます。平日は、遠方までの通学移動が関連していると考えられますが、それも、幼い頃から関わってきた生業活動と遊びの中で鍛えられた身体の成り立ちと切り離せないでしょう。

　最後に、**写真3**を見返しましょう。われわれには同じように見える枯れた棘や小枝は、遊んでいる子どもにとっては、全く異なるものと認識されています。異なった硬さや手触りについても、一本一本がどの樹種から採れた・落ちたのかについても、マサイの子どもに聞けばすぐに教えてくれます。子どもたちは放牧ごっこと同様に、遊びを通してマサイ社会の過去と未来をつなぐ知識も、日々逞しく成長するからだに刻んでいくのです。

[注]
1) マサイが暮らすホームステッドには、父系関係をもつ複数の核家族と、それぞれの家庭が所有する家畜群が一緒に暮らしています。それぞれのホームステッドの周辺には、遠方移動が困難な家畜のために確保された放牧予備地があるため、近隣のホームステッドとの間に相当の距離があります。同じホームステッドに暮らす子どもの数が、多い場合20人を超えるため、いつもにぎやかです。
2) 地域と季節によって、ホームステッドから牧草地までの距離が変わるが、私が調査した地域では、牧童が家畜を連れて日々10キロメートル以上を移動していました。

[参考文献]
伊谷純一郎（2009）『伊谷純一郎著作集〈第5巻〉遊牧社会の自然誌』平凡社.

化学物質過敏症：子どもの不登校の原因に香害？

粟生田博子・新潟リハビリテーション大学 准教授
平賀典子・日本消費者連盟 洗剤部会

『その香り、困っている人がいるかも？』

近年、『香害』に対する認識が広がっています。2021年8月に消費者庁、文部科学省、厚生労働省、経済産業省、環境省の5省庁連名で香害に関する啓発ポスターが作成、発行されています（図1）。私たちの生活において『香りが害』だなどと想像することは少々難しいと思います。しかし、現実に香り製品により体調を崩す人がいる……これが意味するものは何なのでしょうか？　それは、「合成化学物質によって作られている香りが、からだに影響を及ぼす」ということを知ることから始まります。そして、この「香害」を含め、さまざまな化学物質を起因として個々人の症状として発現するのが「化学物質過敏症

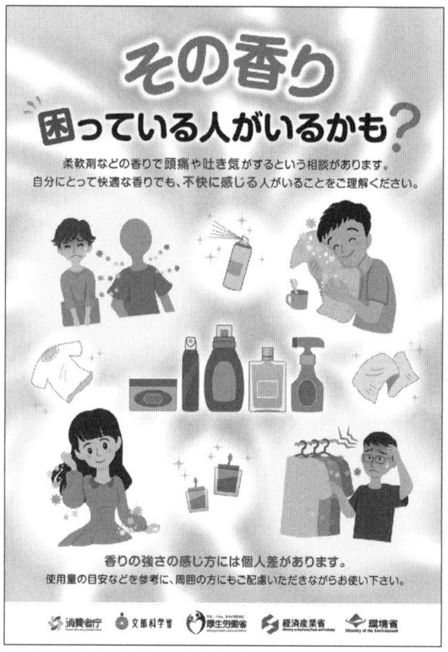

▲図1：消費者庁ホームページ　その香り困っている人がいるかも？（ポスター）
（出典：https://www.caa.go.jp/policies/policy/consumer_safety/other/，2022年10月8日閲覧）

（multiple chemical sensitivity：MCS)」です。

私たちが日常生活を送るうえで、もはや化学物質をすべて排除することはできません。しかし一方で、私たち大人は普段の洗濯に使用する洗剤が何から作られているかを考えたことがあるでしょうか。自分が良かれと思って購入したものや、子どもが身につけたり使用したりするさまざまなものに、いったい何が含まれ、それがどのようにからだへ影響を与えるのか、あまりにも知らなすぎることを私たちは自覚する必要があると思うのです。

マイクロカプセルと内分泌撹乱物質

「香害」でとくに問題になっているのは、柔軟剤や合成洗剤に配合されている「マイクロカプセル香料」です。微細なプラスチックなどのカプセルに香料や消臭成分が入っており、時間差でそれが弾けるため作用が長続きする仕組みになっています。また、中身の化学成分だけでなくカプセルの壁材（メラミン樹脂やウレタン樹脂など)[1][2]からも化学物質が放出される可能性があります。空間を漂うマイクロカプセルは、吸い込んで肺に入る懸念だけでなく、スーパーに陳列している食品に香りが移ったり、柔軟剤を使用した衣類を着た人が座った電車のシートにカプセルが付着し、次に座った人の衣類にも香りが移ったりといった「移香問題」が生じています。一度付着すると洗っても落とすことは困難で、長期間香りが残留してしまいます。

さらに、化学的に合成された香料には、香りを保つために「フタル酸エステル」という添加剤が使用されています。

フタル酸エステルは、ごく微量でもホルモンに影響を及ぼす「内分泌撹乱物質」[2]として知られており、小児の成長・発達や生殖機能に対する影響が懸念されるため、子どもの玩具には使用が規制されていますが、化粧品や香水、柔軟剤の香料へは規制がされていません。柔軟剤などはテレビ広告で放映され、赤ちゃんや子どもにも使用されているのが現状です。つまり、現代の子どもたちは生まれたときから（あるいは胎児の頃から）、常に化学物質が溢れた環境で育っています。その結果、本人も親も原因がよくわからないさまざまな体調の異変は、実は身近にある化学物質に起因しているのかもしれないのです。

香害で化学物質過敏症を発症

日本消費者連盟を含む7つの市民団体「香害をなくす連絡会」が、「香りの被害についてのアンケート調査」を実施しました（図2）。その結果、9,000名以上の回答が寄せられ、7,000名以上が「香りの被害を受けている」と回答しました（ただし、この調査は無作為抽出ではないため、回答者の割合は香害への関心が高い方や、香りの被害を受けている方が多いとが考えられます）。その中で、具合が悪くなった製品として最も多かったのが「柔軟剤」で86.0%、次いで「香りつき合成洗剤」が73.7%でした。柔軟剤や洗剤により香害が発生し、体調不良を起こしている人がいることがわかりました。

また、香りがひとつの引き金となってMCSを発症し、さらに症状が悪化することもあります。日常生活では、たとえ自分自身が使用していなくても、他人が身につけている柔軟剤や合成洗剤の香料などにさらされます。MCSを発症するとわずかな香りにも反応し、頭痛、吐き気、倦怠感、息苦しさなどの症状が現れるため、日常生活が困難となり、

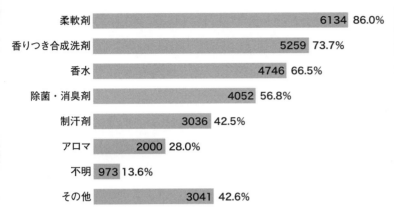

▲図2：香害の原因となった「製品」
「香害をなくす連絡会」2019年12月～2020年3月 アンケート調査
（香害被害「ある」と回答した7,136件対象/複数回答）

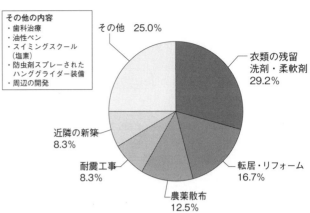

その他の内容
・歯科治療
・油性ペン
・スイミングスクール（塩素）
・防虫剤スプレーされたハンググライダー装備
・周辺の開発

▲図3：発症の契機となった化学物質曝露
（医療法人高幡会大西病院　小倉英郎院長　日本臨床環境医学会市民公開講座　2019年9月16日発表より作図）

徐々に学業や就業にも支障を来たします。しかし、その症状は個人差が大きいため周囲の理解を得られにくいのです。ちなみに筆者のひとりは2022年1月にMCSと診断されました。症状の一例ですが、おつりでもらったお札から柔軟剤の香りを感じて呼吸が苦しくなったり、帰宅した家族の衣服に付着した香りで頭痛が生じたりします。「まさか？」と思われる出来事ですが現実です。

増える子どもの化学物質過敏症
——香害で学校に通えない子ども

医療法人高幡会大西病院の小倉英郎院長が、子どものMCSについて調査しました[3]。2010年9月～2018年9月の8年間に同院を受診した1歳から15歳までの患者24名を調査したところ、2016年以降に患者が急増しており、発症の契機は、「衣類に残留した洗剤・柔軟剤」が29.2%と最も多く、次いで「転居・リフォーム」が16.7%でした（**図3**）。一方、新潟県立看護大学の永吉雅人先生のグループは、2017年に新潟県上越市立の全小・中学校において化学物質過敏症様アンケート調査を実施しました[4]。これは、2005年と2010年に行われたアンケート[5]の追跡調査として位置づけられています。その結果、有効回答数7,224名の児童生徒のうち874名（12.1%）に化学物質過敏症様の症状が示されました。また、これらの調査を通じて、症状を示す児童生徒の割合が年齢とともに増える傾向が示されました。

前述の「香害をなくす連絡会」のアンケート調査では、『香りの被害で、仕事を休んだり、職を失ったりしたことがありますか？　あるいは、学校に行けなくなったことがありますか？』という質問に対し、1,277名が「ある」と回答しています。1,162件の自由記述のうち、子どもに関する記述が47件寄せられ、「小6より学校に行くことができなくなった。中学、高校も行っていない」「教室の授業に出られずに特別に他の教室で1人でプリントを問いている状況です」「通っていた幼稚園に、全く入れなくなりました。丸2年、登園しないまま、卒園します」など、深刻な事実が挙げられていました。さらに教員や保育士の自由記述からは、「児童からの香害のため職を変えざるを得ない」という内容が13件、また保護者の記述からは「授業参観など学校行事に参加できない」という内容が21件でした。

特に小・中学校で一番記述が多かったのは、子どもが当番で交替に使用する「給食着」に残留した洗剤や柔軟剤の香りに対する内容のものでした。各家庭で使用する洗剤や柔軟剤を変えてもらうのは、現実には困難です。一方で、頭痛や呼吸困難などの症状で困っている生徒に対して空き教室を準備するといった個別対応を行った結果、隔離されるような孤独感から、かえって不登校につながることも生じています。給食

着を個人持ちにすることを許可する学校もありますが、子どもたちが普段着用している衣類からの香りまでには対応しきれていないのが実状です。また、これは子どもたちにとどまらず、教職員の健康にも影響を及ぼしていることが考えられます。

より深刻なK県のAさんの事例をご紹介します。住居のすぐ目の前にコインランドリーが出店し、排気口から洗剤や柔軟剤の香りが漂ってくることで、当時小学4年生のAさんとお母さんが、ともにMSCを発症しました。Aさんは、さらに小学校の給食着で吐き気と頭痛が生じるようになりました。学校や教育委員会に交渉したものの状況は改善せず、小学6年生で症状が顕著に悪化しました。その後は小学校にほぼ通えなくなり卒業式も出ないまま卒業することに……。中学校では学校側が理解を示し、いくつかの対策により通えるようになりました。しかし、体調が悪いときに一時避難的に使っていた特別学習室は、他の生徒も使用するため、その生徒たちの香りによって使えなくなることが増え……。そして、担任の心ない言葉がきっかけとなり、やがて不登校になってしまいました。子どもの教育機会の減少だけでなく将来の生活や就職などへの影響を考えると、特に子どものころのMSCの発症は人生に多大な影響を及ぼしてしまうことが懸念されます。香害は単に社会問題というだけでなく、人権問題にま

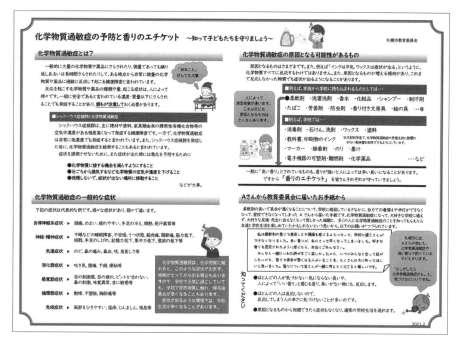

▲図4：化学物質過敏症の予防と香りのエチケット（札幌市教育委員会）
（出典：https://www.city.sapporo.jp/kyoiku/top/hoken/kagaku_sick/documents/leaflet.pdf，2022年10月8日閲覧）

で発展しかねません。

自治体や国の動き

　文部科学省は2012年1月に『健康的な学習環境を維持管理するために―学校における化学物質による健康障害に関する参考資料―』[6]を提示しました。この中では、これまで取り上げられることが多かった「シックハウス症候群」に加え、「いわゆる『化学物質過敏症』を有する児童生徒等に対する個別対応の基本的な考え方」として、児童生徒側と学校側が適切に協議を重ねて対応するように求めています。

　自治体における取り組み事例を紹介します。札幌市教育委員会では、2021年に「化学物質過敏症の予防と香りのエチケット」というリーフレット（**図4**）を作成し、小中学校に配布しています。平塚市教育委員会は、2021年4月に「シックスクールマニュアル」を改定[7]し、「化学物質過敏症」を具体的に取り上げ、化学物質に過敏に反応する児童・生徒への配慮やMSCの原因となる物質として可能性のあるものを例示しています。

　また、東京都大田区教育委員会では、小中学生の保護者が記入する「就学前調査票」と「保健調査票」の案内用紙に「化学物質過敏症」の説明と記入例が示されており、化学物質で症状が現れる子どもについて学校側が把握できるよう情報共有と配慮に努めています。さらに、2022年8月には「香害をなくす議員の会」が発足しました[8]。全国各地の地方議員が情報交換などを含め、自治体での香害対策の推進、地方から国やメーカーなどへ働きかけるネットワークとして広がりを見せています。今後は、従来のシックスクール対策の一環である建材やワックスなどの備品から発生する揮発性有機化合物の測定を行うだけでなく、香料などさまざまな化学物質にも注意を向け、地域や学校全体で周知し、化学物質の曝露を減らしていく「予防原則」こそが、子どもたちの健やかな未来のために重要であると思います。

おや…？と思うことを止めない

　私たちは化学物質が子どもの体調に何か影響をしているのではないか、と考えています。しかし、その検証は容易ではありません。今回取り上げた「香害」についても、症状も千差万別で原因となる化学物質の特定が困難です。例えば、MCSの子どもの行動は見方によっては「怠け」と捉えられてしまうような身体症状も存在します。もしかしたら、「子どものからだのおかしさ」で取り上げられることの多い「背中ぐにゃ」の原因は、子どもの外遊びの経験が減少し、体幹機能が発達していないだけではなく、さまざまな製品に含まれる化学物質が、子どもの姿勢や行動に何らかの影響を及ぼしている可能性もあるのです。しかし、そのことを自ら認識でき、訴えられる子どもがどれほどいるでしょうか。

　私たち大人が今できることは、子どものからだの異変を子どもの身体機能だけではなく生活環境も含めて観察し、情報収集し、調査データを蓄積して共有することだと思います。まさに子どものからだと心・連絡会議の真骨頂である「ワイワイガヤガヤ」の議論を通じて現状を明らかにし、その検証を積み重ねることが子どもの権利を守るためにも大切であると考えます。

[引用・参考文献]
1) 小倉英史（2013）柔軟仕上げ剤と香り，オレオサイエンス13-11，p533-538
2) ダイオキシン・環境ホルモン対策国民会議（2021）STOP！香害パンフレット，2021年2月10日
3) 医療法人高幡会大西病院　小倉英郎　日本臨床環境医学会市民公開講座（2019年9月16日）
4) 永吉雅人ら（2020）化学物質過敏症～上越市における調査結果に基づいて～，上越教育大学特別支援教育実践センター紀要，26，p39-41
5) 永吉雅人ら（2013）児童・生徒（6～15才）の化学物質過敏症様症状に関するアンケート再調査，室内環境16-2，p97-103
6) 文部科学省（2012）健康的な学習環境を維持管理するために―学校における化学物質による健康障害に関する参考資料― https://www.mext.go.jp/a_menu/kenko/hoken/1315519.htm，2022年10月8日閲覧
7) 平塚市ホームページ（2021）「シックスクールマニュアル（2021年4月改訂版）」 https://www.city.hiratsuka.kanagawa.jp/kyoiku/page20_00013.html，2022年10月8日閲覧
8) 日本消費者連盟ホームページ「【公表】香害をなくす議員の会が発足（2022年8月30日）」 https://nishoren.net/new-information/177862022年10月18日閲覧

今、気候危機解決のために必要なこと

気候変動とは

　今、私たちには人類史上最も大きな課題を突きつけられています。地球温暖化がもたらした気候変動は、「気候危機」と呼ばれるようになりました。産業革命（18世紀半ば）から人間活動は活発になり、たくさんのCO_2や温室効果ガスと呼ばれるものを排出してきました。温室効果ガスは地球を覆い、本来、宇宙へと跳ね返していた太陽の熱が地球を温めるようになり、その濃度が増せば増すほど、地球を温め続けます。これが、年々深刻化する酷暑の原因です。しかし、気候変動はただ暑いだけではありません。海水温も上昇しており、海からの水蒸気量はこれまでに比較し7％以上増加しています。海から水蒸気の蒸発が多くなれば、雨の量も多くなり、激しい豪雨や台風の拡大をもたらします。地球の本来備わっていた循環が滞り、ある地域では熱波、ある地域では寒冷化。そして豪雨もあれば干ばつも発生します。これが、温暖化するだけの単純なものではなく「地球温暖化」から「気候変動」と呼ばれるようになった要因です。気候の変化だ

けでなく、生態系の崩壊、食糧危機や水不足、さまざまな問題をも誘発します。そして何より、地球温暖化が危惧されて30年以上、地球の温度上昇が始まってこれまでの脅威と比較にならない程恐ろしいのが「限界点」の存在です。

　この限界点とは"取り返しの付かなくなる地点"と言われており、この「限界点」を超えた場合、気候変動は今までとは比べものにならないほどのスピードで深刻化し、後戻りできない状態になると言われています。その温度上昇は世界の気温の平均気温で計算され、限界点は産業革命前より温度上昇が＋1.5℃に達するときと言われています。現在1.1℃上昇しており、このままの温室効果ガスの排出量を続けていればあと7年以内に到達すると言われています。気候変動を止めるためには2030年までに現在の排出量を約半分に減らし、2050年までには温室効果ガスの排出を実質0にしていくことでピークアウトできると言われています。しかし、これだけの困難な目標を実現できたとしても気候変動を解決できる可能性は今のところ50％という状況です。

ことにチャレンジする日々が始まり、みるみるうちに世界中の仲間に出会うことができました。

トライしたその先は

　そして半年ほど経ったとき、「メディアが気候危機を危機として報じなければ大きな変化は起こせない」と感じ、メディア活動を始めました。最初は「気候変動を報道して欲しい」という一方的な活動でした。しかし、メディアに影響を与えているのは我々自身だったと気づくのです。そこから『Media is Hope（メディアが希望）』という団体を立ち上げ、活動を本格化させました。メディアやスポンサー企業、視聴者といったメディアを取り巻く人たちが、独立した状態では、なかなか気候変動報道はむずかしい状態にあります。そこで、まずはさまざまな立場の人たちがつながり合うプラットフォームを構築し、Media is Hopeはその架け橋になっています。その中で、気候変動報道が難しいあらゆる事由をサポートしています。

　例えば、気候変動を学びたいメディア関係者向けの勉強会を開催、気候変動報道が重要・必要と思っている企業には賛同企業として加わってもらったり、メディア同士で情報共有をする機会もつくりました。気候変動の情報は移り変わりが激しく、専門家を呼んで現状を教えてもらう機会をつくり、活動家などの取材先をつなげたりしています。そして、まだまだ試行錯誤するべき気候変動を解決するうえで必要な報道や番組、コンテンツとはどんなものなのかを、メディアではない私たちからも考え続けています。気候変動報道を活発化させていくということは、メディアが本来のあり方を実現させるということです。しかし、メディアもビジネスであるということ、難しいニュースや情報は見られにくいということ等の課題があります。その難しい

本当の希望は絶望の中からはじまる
名取由佳・気象変動アクティビスト、一般社団法人 Media is Hope 共同代表

はじめに

　私がこの気候変動問題と向き合うきっかけとなったのは2019年、当時17歳だったスウェーデンの環境活動家グレタ・トゥーンベリさんのスピーチを見たのがきっかけです。彼女が感じている恐怖と魂からの叫びは私のこれまでの地球温暖化に対して感じていた脅威と社会構造の限界を強く結びつけるものでした。それから、自分で情報収集をはじめ、気がつけば夢中で学び始めていました。しか

し、知れば知るほど、どれほど深刻な事態であるかを理解し、絶望的になる一方でした。それまで描いていた自分の将来が困難であることはもちろんですが、まだ小さな甥っ子たちの将来を想像し、苦しみました。

　しかし、そこから希望を見出したのは「多くの人がまだこの危機を知らない」どうにかしようとトライする人が少ない中で「諦めるのはまだ早い」ということでした。そこに希望を見つけ、一念発起しました。今までに経験したことのない

バランスの中で、ジャーナリズムを確立させていくためにはメディア自身の努力と、市民や企業がそれを重要と捉え参画することが必要です。

あらゆる人が1つの地球で生きていくために

この活動をしていると批判的な活動によく出会います。もちろん、批判は大切です。しかし、多くの場合この問題を生み出している原因は社会構造です。であれば、批判だけでなく、問題を解決する仕組みづくりをしなければなりません。そして、さまざまな立場の人が共創関係を築いていくことが必要です。いかに、自分の立場を超え、そこにトライできるかが鍵だと思っています。

絶望から始まった私の気候変動活動ですが、私は今、日々多くの希望を目の当たりにしています。それはまさに「尽力する人々」です。私たちは権力者が社会を左右していると思いがちですが、本当に社会に影響を与えているのはほとんどの「普通の人たち」です。そのことを忘れ、社会の中で問題を「自分ごと化」できないことが解決に向かえない大きな

原因であると思っています。だからこそ、私にとってどの立場にある人も「希望」です。まさに我々が自分たちの持つ力に気づくときです。先人たちの努力のおかげで「まだ間に合う」この可能性のある瞬間に生きられていることに感謝し、自分にできることを全うしていきたいです。そして、批判し合うのではなく、互いが足りない部分を補い合う存在になる必要があります。それをMedia is Hopeという活動で体現していきたいです。

おわりに

気候変動を止められるかどうかは、誰にもわかりません。もうとっくに始まっている気候変動時代を「どう生きるのか」が、問うているのはそこだと思います。そして、気候変動による気象災害や困難は、日々深刻化していきます。それを最小限にとどめるために、皆で手を取り合い、どんな困難な状況でもお互いを尊重し合って、思いやる関係や環境があれば、今よりも幸せを感じられる社会になるのではないでしょうか。私の活動や発信が、皆さんの何かきっかけのひとつになれたら幸いです。

を補完し、民主主義をアップデートする試みとして。

気候変動が深刻化した背景

なぜ、このような活動を行ってきたのか？ 理由は、気候危機の解決に必要な「未来志向の社会構築」のためです。だから、自分の子どもや彼らの子どもたちの世代が幸せに暮らせる社会や地球環境を残す「仕組みづくり」につながっているかどうかが活動の指標です。また、私自身の本当の幸せがどういう状態なのか自己対話をしたとき、「自分の子どもや、さらに彼らの子どもたちの世代が幸せに暮らしてくれること」という答えにたどり着きました。それを叶えるために地球環境をよりよく、世界平和に少しでも貢献したいという想いが強まったのです。

そうした幸福論を考える自己探求の過程で「自己」には、狭義な自己と大きな自己があることに気がつきました。これまで資本主義や合理主義のもと、主観と客観、自己と環境の距離が離れてきました。それが他者や環境に対する無責任を生み、"大量生産〜大量消費〜大量廃棄"を促進させ、貧富の格差が広がろうとも、環境破壊が進もうとも、狭義な自己の利益さえあれば良いという考え方が主流になってしまったと分析しています。その自分さえよければ良いという考え方の結果、自分たちで自分たちの首を締めることになったのが気候変動問題で、狭義な自己によって生まれたあらゆる社会問題の象徴と言えるのではないでしょうか。

1人の環境活動家の言葉

自己の中に環境までを含む「大きな自己」の考え方は、もともと八百万の神や三方よし等、日本が持っている価値観や東方哲学の中にもあり、改めてその価値を見直す時期が来ているのかもしれません。日本で最初の哲学者が定義した絶対矛盾的自己同一にも通じますが、他者や環境を含む「大きな自己」を持ってい

未来志向の社会構築を目指して

西田吉蔵・日本版気候若者会議発起人、一般社団法人 Media is Hope 共同代表

はじめに

私自身の自己紹介を少しだけさせていただくと、普段は大企業やソーシャルビジネスのプロジェクト推進を行う企業に勤める会社員です。また、若者団体の傘団体にあたる日本若者協議会という団体にも所属し、高校生や大学生などと若者の声を政党や政府に届け、政策に活かすための活動をしています。私は子育て世代として少し大人の立場から参加していますが、2人の子どもたちが10年後、15年後に社会に対して感じる違和感や不条理を少しでも取り除けるように、できる限り生きやすい社会や環境を残すため

に、彼らの代弁者として参加しています。

他に、2019年に始まったフランスやイギリスなど政府主導型のミニパブリックスを実現した気候市民会議の導入を2020年から日本政府に対して促しています。政府に行動を促すだけでなく、若者自ら解決策を模索し、気候変動問題を解決できるような社会づくりを実践していくために、2021年からは「日本版気候若者会議」を立ち上げました。100名規模で10週に渡って専門家の講義を受けながら、参加者同士で熟議と対話で検討した解決策を提言書に落とし込み、中央行政・主要与野党・経済界に提出しています。議会制民主制度の不完全さ

るのが、世界的なムーブメント「未来のための金曜日」のきっかけになったグレタ・トゥーンベリさんです。彼女は、人類・生態系・地球・未来を自分ゴト化しています。彼女の"私たち"には非常に大きなものまで含まれており、世界中で共感する人が現れました。

気候変動問題の本質的な解決には、自らの幸福論を深める「自己探求」、他者や環境を含む「大きな自己」、そこに時間軸まで含めた「未来志向」の視点が必要なのではないかと考えています。そして、気候変動を解決するためには、社会システムの変革が絶対不可欠です。その社会変革がどのような変化であるべきかは、気候変動がなぜここまで深刻になるまで放置させてきたのか、その根本原因に目を向ける必要があるのです。

普通の人たちの力をより良い動きに変えて

これからの未来志向な社会構築のために必要なことを考えていきたいと思います。

人口比率が逆三角形の日本において若者が希望を感じにくい自己効力感の剥奪は大きな問題で、政治やメディアは世代間格差という言葉を使い分断を助長しているように見えます。未来に向けて世代間分断をなくし、お互いに合意できる政策を実現する道を模索していくべきで、横軸の世代間を繋ぎ、時間軸を縦に使うことで未来志向の日本社会が構築されることを望みます。

そして何より、若者や市民が自らどのような社会や政治が必要なのかを考え、

いわゆる"普通の人"たちがより良い未来のために実践し、社会づくりに参画していくことが最も重要です。市民自体が自ら思考して社会に影響を与えるプロセスによって、政治に関わるきっかけ、自らが社会に対して責任を持つきっかけにもなり、政治や社会への参画意識を醸成します。

課題解決型報道の発信から社会全体のうねりへ

気候変動の危機的状況に話を戻すと、日本政府が掲げる2050年カーボンニュートラル、NDC46％（2030年までに2013年比で温室効果ガス46％削減）。カーボンバジェットもあと7年を切ったと言われており、世界的にピークアウトさせる必要がある2025年まであと3年。それを実現する政策決定までに1～2年は必要でしょうか。逆算すると、あと1年ほどで国民的議論が起こり、現在の状況を打破していかなければなりません。

パリ協定1.5℃目標を達成できるかどうかは、この1年にかかっているという危機感をもって対応しなければなりません。すべてのステークホルダーが変わっていく必要があり、社会全体を巻き込む力があるメディアの力は大きいのです。そこで市民の立場からメディアへ働きかける活動を始めました。

これまでの気候変動報道は、問題提起と客観報道に重きを置き、事実とともに情報を受け手側に渡して、その後の行動については、受け手側に任せるというスタンスで行動変容にまでつながらなかったと感じています。メディアは直訳で「媒体」ですが、媒体という考えから、さらに前に進めて、「触媒」のように化学反応を促進するような存在になってもらいたい。つまり、メディア自身が課題を解決するような土壌になったり、直接的に気候変動対策に寄与するプロジェクトを立ち上げるなど、課題解決型報道に期待しています。

この差し迫った人類の危機に際しては、メディアやジャーナリストとして気

候変動をどう扱うか、ではなく、気候変動を解決するためにメディアやジャーナリストとして何をやるのかを考えてもらいたいと考えています。その差は大きい。社会変革自体にメディアやジャーナリストの皆さん自身が関わりを持たれ、社会をより良くするために奮闘されるメディア関係者を私たち市民も視聴者や読者として応援したいのです。

気候変動問題を解決する参加型プロジェクトをメディア自身が立ち上げて、直接的に行動変容自体を加速させ、それを各媒体を通じて発信することで、さらなる参加者の増加と行動変容を促す。これまでの媒体としての枠を超えた社会変革の触媒として、メディアと市民（視聴者や読者）が一緒になってより良い社会をつくっていけたら、未来はきっと希望になります。

おわりに

私自身は未来志向の社会構築が確立されるために、引き続き市民や若者の声が政治に届く仕組みを実践・実現されるよう働きかけ、同時に、私たちのような普通の人たちが「どんな社会でどう生きたいのか」を問い直し言語化し、それをみんなで実現していくような動きを市民やメディアや企業、政府などさまざまなステークホルダーと一緒に進めていきたいと思います。より良い未来をつくりたいと願い、そのために行動する人はみんな集合して力と知恵を出し合い、社会実装していきましょうという気持ちです。

< Media is Hope >
気候変動を解決するための社会構築を実現するためには、気候変動の正しい知識を国民の共通認識にし行動変容を促す必要があると考え、気候変動報道強化のためのさまざまなサポートを行う団体。
「メディアをつくる側もえらぶ側もお互いに責任を持ち、公平で公正かつ自由なメディアと持続可能な社会の構築」をビジョンに掲げ、気候変動の本質的な解決に向かうため、メディアや市民、企業やあらゆるステークホルダーが共創関係を築く架け橋となる。

野行の宝財踊り
── 演劇と対話による継承

齋藤夏菜子・福島県立ふたば未来学園高等学校 教諭、演劇部顧問

はじめに

　2022年8月に、本校演劇部の生徒18名が、福島県双葉郡葛尾村に古くから続く無形民俗文化財である「野行地区の宝財踊り」をベースにしたパフォーマンスを上演しました。

　プロのアーティストである篠田千明さんを構成・演出に迎え、2021年の6月からリサーチや稽古を開始しました。元々は10月に稲刈りのイベントと合わせて上演する予定でしたが、相次ぐ新型コロナウイルス感染症の拡大により延期が続き、1年経ってようやく葛尾村で上演することができました。その1年間を振り返りたいと思います。

葛尾村と野行の宝財踊り

　葛尾村は福島県双葉郡8町村の1つです。震災と原発事故により、村内全域が避難を強いられていましたが、2016年6月12日に帰還困難区域である野行地区を除き避難指示が解除されました。震災当時は1,567人だった居住人口も、現在は400人ほどとなっています。今年度、ようやく野行地区の一部でも避難指示が解除されたところです。

　葛尾村の無形民俗文化財には、葛尾三匹獅子舞、岩角の神楽、野行の宝財踊りがあります。なかでも、宝財踊りは南北朝騒乱の時代、陸奥国司の北畠顕家の一族が落ち延びる際に主従13人が変装し踊りながら敵の包囲をくぐりぬけたという、そのときの踊りが由来になっ

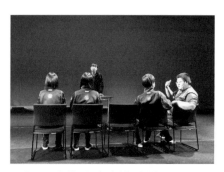

写真1　高校1年次演劇の授業

ていて、踊り子がさまざまな役柄に扮装し、どこか演劇的な要素もある面白いものです。

　1962年以降は途絶えてしまいましたが、1983年、有志らが宝財踊り保存会を立ち上げ復活。伝承の道が開かれましたが、2011年の震災により全てがストップしてしまいました。

福島県立ふたば未来学園高校について

　本校は双葉郡広野町に開校して8年目を迎える新設の県立中高一貫校です。東日本大震災と福島第一原子力発電所の事故により、郡内にあった5つの高校（富岡高校、双葉高校、双葉翔陽高校、浪江高校、浪江高校津島校）が休校を余儀なくされ、それらすべての学校の特色を引き継ぐ形で2015年に開校しました。双葉郡という立地だけでなく、そのさまざまな特色から、本校に入学する生徒の背景もさまざまです。本校入学と共に避難先から戻ってくる双葉郡出身の生徒もいれば、本校の特色であるさまざまなコースに魅力を感じ、双葉郡とは関係なく県内外から入学してくる生徒もいます。そんな生徒たちは、震災との距離感もさまざまであるため、高校1年次には双葉郡8町村バスツアーや、演劇を通して地域の課題を理解するカリキュラムがあります。

演劇を通して地域の課題を知る授業

　本校では、高校1年生が全員、インタビューを元に地域課題を演劇にする授業を行っています（写真1）。入学してすぐに、双葉郡8町村バスツアーを通して、震災前と後の双葉郡の変容について話を聞き、地域の復興に向き合います。

　その後、演劇班に分かれて演劇創作が始まります。生徒たちが取材相手を選び、じっくりインタビューを行い、その人から学んだ内容を演劇創作につな

げていきます。取材相手は東京電力や中間貯蔵施設で働く方から、自らも被災したり家族を失ったりしながら故郷の復興のために活動する地域の方までさまざまです。

　課題先進地域と言われる双葉郡で、解がないが見えない困難な課題を題材とした対話劇を創作することが、物事を多面的に見る力を養うトレーニングになっています。震災の記憶のない（あるいは薄い）現在の生徒たちにとって、震災と原発事故による課題を理解することはとても難しく、最初はインタビューをした人の話を理解することで精一杯です。ただ、そこで終わらせずに、その周りにある社会構造や多様な立場の人たちがいるということを知ることが大変重要になります。震災や双葉郡との距離感や温度差により、生徒たちの取り組みの意欲にもグラデーションが生じますが、そういった違いを対話で乗り越えることで、多様性を受け入れる姿勢を育てたいと考えています。

　その後、2年次から展開される未来創造探究（探究活動）では、生徒たちがそれぞれに興味関心を持った地域課題について掘り下げ、解決のためのアクションを起こしていきます。本校の授業は地域の大人の協力なしでは成立しません。地域をよく知る地元の方や復興に携わっている大人たちなど、さまざまな学校外の大人と出会い、探究を通して能動的に関わり合う中で地域社会において自分が果たす役割も考える機会となっています。社会とつながる経験を蓄積していくことで、目の前の学びと自分の生き方を接続できるようになるのです。

失われた伝統文化の継承に関する生徒の取り組み

　生徒たちの興味関心は、風評被害や原発の廃炉、処理水問題から、地域コミュニティの活性化、地元の食材を使った商品開発まで多種多様です。その中に伝統文化の継承に着目する生徒もいます。

　かつては、2018年に本校が立地する

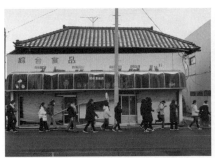

写真2　福島合宿街歩き

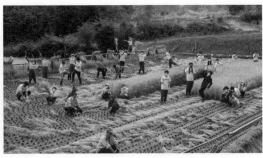

写真3　葛尾稲刈り2021年10月

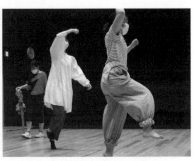

写真4　宝財踊りの稽古＠学校

広野町で震災後途絶えてしまった伝統的な祭りの復活と防災を掛け合わせ、地域住民や仲間と神輿を担ぎながら災害時の避難経路を練り歩くというイベントを大成功させた生徒もいます。また、浪江町出身で、地元である請戸地区に古くからある田植踊を復活させたいと頑張った生徒もいます。

今回の野行の宝財踊りの復活は、探究の授業として始まったものではありませんが、きっかけはこうした授業の中で生まれた地域の人々とのつながりがありました。

葛尾村出身の生徒との出会い

本校演劇部が葛尾村の方々との交流を始めるようになったのは、部員の中に葛尾村出身の生徒、半澤詩菜がいたことがきっかけです。彼女は震災当時7歳、2年近く県内各地で避難生活を送った後にいわき市に引っ越し、2019年に本校に入学しました。同年、県外の高校生が福島合宿（**写真2**）で双葉郡を訪れることになり、本校演劇部として交流する機会がありました。2泊3日の日程の中に、葛尾村への訪問もあり、彼女はそこで震災後久しぶりに故郷を訪れました。

そのときに、自分の中で故郷の記憶が薄れつつあることにハッとしました。そんな彼女の話を聞き、新たに部員たちも一緒に葛尾村での思い出を作ろうという話になりました。

すでに葛尾村には震災後から持続可能なコミュニティづくりの支援を目指して活動する「一般社団法人葛力創造舎」の存在がありました。代表の下枝浩徳さんとは、同じ頃に演劇や探究の授業でつながりができていたので、あっという間に演劇部と葛尾村との交流が始まりました。今では、年に2回葛尾村の人たちと一緒に田植えや稲刈りをし（**写真3**）、

婦人会の皆さんが作った美味しいお昼をご馳走になるなど、毎度得難い経験をさせていただいており、その参加者も演劇部だけでなく多くの生徒に広がっています。

そんななか、下枝さんからある思いを聞きました。震災後、地域コミュニティーはバラバラになってしまい、古くから伝わる祭や神事を引き継いでくれる人がいなくなってしまった中で、演劇でコミュニティを元気にすることはできないか。こうして、演劇部による葛尾劇プロジェクトが始まりました。2021年6月のことです。

葛尾劇『宝宝宝』ができるまで

とは言うものの、演劇部員だけで葛尾村の郷土史などを調べ、0から演劇を創ることは時間的にも技術的にも経験がなく、プロのアーティストである篠田千明さんに構成・演出を依頼し、共にパフォーマンスを作っていくことにしました。

篠田千明さんは2004年に多摩美術大学の同級生と集団「快快」を立ち上げ、2012年に脱退するまで、中心メンバーとして主に演出、脚本、企画を手がけてきました。以後は、バンコクなど海外を拠点に演劇の枠に囚われないパフォーマンスをしてきた方です。

まず、6月に生徒と篠田さんの顔合わせがありました。自己紹介をした後、「みんなの地元で昔から伝わる祭」について、生徒一人ひとりから話を聞く時間をとりました。幼少の頃から無意識に見てきた地元の祭について、その由来や一つひとつの所作の意味など、考えれば考えるほど謎は深まるばかりで、幼い頃から見てきた伝統文化について、もっと知りたいと思うようになっていきました。そして最後には一緒に1人の生徒の地元の踊りを覚えて、みんなで踊りました。一

緒に声を出して踊り続けていく中で、心地良い疲労感と何とも言えない一体感を感じ、昔の人たちが祭に込めた想いなどが少しだけわかったような気がしました。そして、葛尾劇を作るにあたって、宝財踊りについても詳しく調べることになりました。

葛尾村で数ある伝統民族芸能の中で、宝財踊りをメインに作品創作をすることにしました（**写真4**）。理由は、宝財踊りが比較的歴史が浅く、なおかつ演劇的要素が高かったからです。演劇は英語でPLAY（遊び）ですので、地域の神様とあまりにも深く結びついているものを演劇として引き受けてしまうと遊べないと考えました。宝財踊りの歴史を紐解いたときに、神様とその土地との結びつきももちろんありますが、それよりもまずは自分たちのエンターテイメントとしてこの踊りが葛尾村で始まり、それが1962（昭和37）年に途絶えて、その後有志の仲間たちでまた始まった、そういうフットワークの軽いものであったことから、これなら皆で一緒に楽しみながらできる、と思ったのです。

宝財踊りは、もともとは10人の踊り手と2人の笛方で構成されています。棒振り、ばち持ち、太鼓持ち、すりこぎ、子抱き嫁、ささら、博徒、法師、伊勢参り、座頭、それぞれに役割があり、衣装も決まっていました。過去の映像を何度も見ながら踊りを練習し、登場人物を研究した後にどの役を誰がやるのかを決めました。踊りの際の掛け声「ホーホーホー」が、この劇のタイトル『宝宝宝』になりました。

昔の衣装や小道具は村内の葛尾村郷土文化保存伝習館に保管されていますが、貴重な資料なので貸し出しは認められなかったため、地域に古着回収ボックスを設置し、古着のリサイクルをしてい

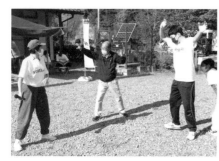

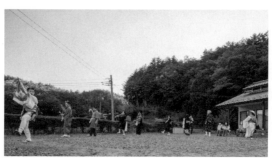

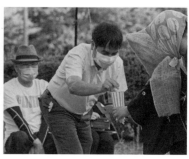

写真5　宝財踊り保存会半沢富二雄さんに踊りを教わる　写真6　本番写真1　写真7　本番写真2

る団体に、衣類の仕分けボランティアに行き、そこで大量の衣装を分けていただきました。それぞれに自分のキャラクターのイメージで衣装を選び、自分の役を完成させていく過程は、まさに演劇であると感じました。

コロナによる延期と、メンバーの卒業

2021年10月、稲刈りのイベントと合わせて上演予定だった『宝宝宝』ですが、コロナの感染拡大による蔓延防止措置が出てしまいました。無観客での公演も検討しましたが、やはり地域の方々に見ていただきたいという思いから、2月に延期することにしました。その間も、感染対策に気をつけながら稽古は続けました。10月、本来であれば公演していたその日は、稲刈りのお手伝いをした後、宝財踊り保存会会長の半沢富二雄さんが駆けつけてくださり、私たちに実際に踊りを教えてくださいました（**写真5**）。

しかし、その2月も開催が難しくなり、さらに延期することになりました。この時点で、葛尾村出身の生徒を含め、4人の出演者の卒業が迫っていました。しかし、卒業後になってしまっても良いから、コロナの心配がなくなった頃にたくさんのお客様に見守られてきちんとこの作品を終えたいという気持ちを共有し、2022年の8月に再度延期することにしました。

満員御礼！　1年越しの葛尾劇『宝宝宝』

そして、夏休みに4人の卒業生も帰省し稽古に合流、新1年生や留学生も加わり、新たなチームでいよいよ2022年8月21日に『宝宝宝』の本番を迎えました（**写真6**）。葛尾村の住民をはじめと

する多くの観客に見守られ、田んぼが見渡せる集会場の空き地にて宝財踊りを披露しました。祭囃子はリコーダーや鍵盤ハーモニカを使い、生徒たちによる手作りの宝財踊りが復活したのです。

宝財踊りは、途中で盲目の法師が杖を探して観客に声をかけたり、博徒がサイコロを振って「丁か半か？」と賭け事を誘ったりと、観客を巻き込む芝居をします（**写真7**）。葛尾の豊かな大自然の中に観客の笑い声が響いて、観客と生徒たちの舞台上の交流から、きっと昔もこんな感じで、観客の笑いを誘っていたのではないかと、当時の空気を再現できたような気持ちになりました。

その後、観客をバスに乗せて移動し、今は使われていない旧葛尾中校舎で、生徒たちは宝財踊りの衣装を脱ぎ、普段着や制服に着替えて、葛尾村の人たちのインタビューを題材にしたモノローグ（一人芝居）を上演しました。一人ひとりが記事を読んで印象に残った人物になりきり、その人の葛尾村への想いやこれまでの道のりについて振り返ります。客席にいた葛尾村民の方は、生徒の演じる人の話に涙を流し、何度も頷きながら見ていました。生徒たちが、地域の一人ひとりの人生を丁寧に掬い上げ、その人に成り切って演じる様子は、時に笑いを交えながらも、葛尾村の震災後の悲しい過去も包み込むような優しさがありました。一人芝居の間に、役者と観客が対話をする時間が続いて、だんだんと客席と舞台の境界線が曖昧になって、誰もが自由に語ることのできる素敵な空間が誕生しました。アンケートの感想をいくつか共有します。

・他所の若者が村のことを学んだうえで**地域の大切な伝統や文化を伝える**というのは素晴らしいことだと思った。

高校生から語られる住民の方々の記憶もとても胸に迫るものがあった。

・村民を演じた生徒さんたちの想いが聞けて、まだまだ葛尾も活気が失われていないと感じた。復興途中だが、これからも絆を大切にしていけたら。

・隣に座っていた方が、宝財踊りを踊っていた方で、また見られるとは思っていなかったと、涙を流していました。それを見てもらい泣きしてしまいました。

ここまでの間、すべてが順調だったわけではありません。本番までの期間、何度もコロナで延期になっただけでなく、部活動自体が制限されてばかりの状況に、生徒たちの中でモチベーションがうまく保てなくなる時期もありました。漫然と踊っても祈りにも鎮めにもならない。何に対して祈り、どういうつもりで踊るのかということを全員で考えたときに、「自分の中にもある、誰の中にもある、故郷（ふるさと）を思う気持ちを、この土地の神様に見せたい、この土地に見に来てくれた人と共有したい」という答えが出ました。この仲間同士の対話の時間も、私たちにとって貴重な経験だったと思います。

最後に、誰よりも強い想いで葛尾劇に参加していた半澤詩菜の感想を紹介して終わりにします。

「葛尾劇は、私にとってアイデンティティを探す旅のようなものでした。最初は葛尾のことをあまり知らない自分にショックを受けたけど、演劇部のみんなが一緒になって葛尾のことを知ろうとしてくれて、関わってくれたことがうれしかったです。今では村内で知っている人の顔も増え、宝財踊りも踊れるようになったことで、今まで以上に村が大好きになりました。今は、胸を張って私の故郷は葛尾村だと言えます。」

2

子どものからだと心の 基本統計

子どもの世紀へ

The chronological table to children's century

世界の動向		日本の動向
フランス「人権宣言」	1789年	
	第一次世界大戦	
「子どもの権利に関するジュネーブ宣言」	1924年	
	第二次世界大戦	
ユネスコ発足（11月） ユニセフ発足（12月）	1946年	日本国憲法公布（11月3日）、施行（翌年5月3日）
	1947年	教育基本法公布・施行（3月31日） 児童教育福祉法公布（12月12日）、施行（翌年1月1日）
「世界人権宣言」／WHO発足（4月）	1948年	
	1951年	児童憲章制定（5月）
	1954年	学校給食法公布・施行（6月3日）
	1958年	学校保健法公布（4月1日）、施行（4月10日）
国連「児童の権利宣言」採択（11月20日）	1959年	日本学校安全会法公布（12月17日）、施行（翌年2月29日）
	1960年	「子どものからだ元年」
	1961年	スポーツ振興法公布（6月16日）、施行（9月15日）
	1964年	文部省「体力・運動能力調査（スポーツテスト）」開始
国際人権規約	1966年	
	1969年	「公害元年」
第13回WHO総会 「Health for All by the Year 2000」の目標決定	1977年	
第28回WHO総会「アルマ・アタ宣言」（"プライマリ・ヘルスケア〈PHC〉"上記目標を達成するための重要な理念）	1978年	「子どものからだの調査'78」 NHK特集「警告!!こどものからだは蝕まれている！」（10月）
国際児童年	1979年	子どものからだと心・連絡会議発足（3月） 第1回子どものからだと心・全国研究会議（10月）
国際歯科連盟・口腔保健の世界目標提案	1981年	岩手県沢内村乳児死亡連続ゼロの開始
	1983年	乳幼児死亡率世界最低に！
	1984年	「子どものからだの調査'84」
「少年司法の運営に関する国連最低基準規則」（北京ルール）	1985年	日本体育・学校健康センター法公布・施行（12月6日）
「オタワ憲章」（ヘルスプロモーション）	1986年	

・・・・・・・・・・・・・・「子どもの世紀」へ・・・・・・・・・・・・・・・・

世界の動向		日本の動向
国連「子どもの権利条約」採択（11月20日）	1989年	
「子どもの権利条約」発効（9月） 「子どものための世界サミット」（9月） 「子どもの生存・保護および発達に関する世界宣言」 ならびに「実施の行動計画」採択 「自由を奪われた少年の保護に関する国連規則」 「少年非行の防止のための国連指針」（リヤド・ガイドライン）	1990年	「子どものからだの調査'90」
第14回健康教育世界会議（6月，フィンランド）	1991年	
環境と開発に関する国際会議（地球サミット） （6月，ブラジル） 「リオ宣言」／「アジェンダ21」採択	1992年	西暦2000年に向けての国内行動計画（12月）
世界人権会議（6月） 「ウィーン宣言および行動計画」	1993年	
	1994年	子どもの権利条約発効（5月22日）
第15回健康教育世界会議（8月，日本）	1995年	
子どもの商業的性的搾取に反対する世界会議 「宣言」ならびに「行動のための課題」採択 （8月，スウェーデン）	1996年	「子どものからだの調査'95」 国連・子どもの権利委員会へ日本政府から 「児童の権利に関する条約初回報告書」提出（5月30日）

	年	
「環境サミット宣言」（5月） 国連・環境開発特別総会「地球サミット＋5」（6月） 「アジェンダ21実施計画」採択	1997年	国連・子どもの権利委員会への市民・NGO報告書提出（7月）
国連・子どもの権利委員会で日本政府初回報告書審査（5月）／「最終所見」採択（6月） 第16回健康教育世界会議（6月，プエルト・リコ）	1998年	児童福祉法改正施行（4月1日） 文部科学省「体力・運動能力調査（新体力テスト）」変更
世界体育サミット（11月，ベルリン） 「ベルリン・アジェンダ」採択 体育・スポーツ担当大臣等国際会議（12月，ウルグアイ）	1999年	「日・中子どものからだ共同学術調査」（4〜5月，北京）
「平和の文化」国際年	2000年	「子どものからだの調査2000」
2001〜2010年「世界の子どもたちのための平和の文化と非暴力の文化国際10年」 第17回健康教育世界会議（7月，フランス） 第2回子どもの商業的性的搾取に反対する世界会議 （12月，日本）	2001年	児童虐待の防止等に関する法律施行（11月20日） 日本政府から国連・子どもの権利委員会への「児童の権利に関する条約第2回報告書」提出（11月）
第27回国連特別総会（国連子ども特別総会）（5月10日）	2002年	「学校環境衛生の基準」改訂（4月1日から適用） 中央教育審議会「子どもの体力向上のための総合的な方策（答申）」（9月30日）
国連・子どもの権利委員会で「一般所見・第4号」（思春期の子どもの健康と発達）採択（6月） 中日子どものからだと心の健康に関する学術論壇 （10月，北京）	2003年	建築基準法等の一部改正施行（7月12日） 国連・子どもの権利委員会への市民・NGO第2回報告書提出（7月31日）
国連・子どもの権利委員会で日本政府第2回報告書審査（1月）／「最終所見」採択（2月） 第18回健康教育世界会議（4月，オーストラリア）	2004年	
第2回中日子どものからだと心の健康に関する学術論壇 （5月，北京） 国連・子どもの権利委員会で「一般所見・第7号」（乳幼児期における子どもの権利の実践）採択（9月）	2005年	「子どものからだの調査2005」 発達障害者支援法施行（4月1日） 食育基本法公布（6月17日）、施行（7月15日）
第3回中日子どものからだと心の健康に関する学術論壇 （10月，北京） 国連「障害者の権利に関する条約」採択（12月13日）	2006年	教育基本法「改正」施行（12月22日）
第19回健康教育世界会議（6月，カナダ） 世界保健機関「環境保健基準超低周波電磁界」勧告（6月）	2007年	
第4回中日子どものからだと心の健康に関する学術論壇 （5月，陝西省）	2008年	日本政府から国連・子どもの権利委員会への「児童の権利に関する条約第3回報告書」提出（4月）
第1回アジア太平洋ヘルスプロモーション・健康教育学会 （7月，日本）	2009年	青少年が安全に安心してインターネットを利用できる環境の整備等に関する法律施行（4月1日） 学校保健安全法改正（6月18日） 国連・子どもの権利委員会への市民・NGO第3回報告書提出（11月）
国連・子どもの権利委員会で日本政府第3回報告書審査（5月）／「最終所見」採択（6月） 第20回健康教育世界会議（7月，スイス）	2010年	「子どものからだの調査2010」
	2011年	東日本大震災（3月11日） スポーツ基本法公布（6月24日）、施行（8月24日）
	2012年	原発事故子ども・被災者支援法公布・施行（6月27日） 障害者の日常生活および社会生活を総合的に支援するための法律（障害者総合支援法）公布（6月27日）、施行（翌年4月1日）
国連・子どもの権利委員会で「一般所見・第15号」（到達可能な最高水準の健康享受に対する子どもの権利（第24条））、「一般所見・第17号」（休息、余暇、遊び、レクリエーション活動、文化的生活、芸術についての子どもの権利（第31条））採択（4月）	2013年	いじめ防止対策推進法公布（6月28日）、施行（9月28日）
第21回健康教育世界会議（8月，タイ）	2014年	子どもの貧困対策の推進に関する法律施行（1月17日） 障害者の権利に関する条約発効（2月19日）

「子どものからだの調査2015」（中国）	2015年	「子どものからだの調査2015」（日本）
第22回健康教育世界会議（5月，ブラジル）	2016年	障害を理由とする差別の解消の推進に関する法律（障害者差別解消法）施行（4月1日） 発達障害者支援法の一部改正施行（8月1日）
	2017年	児童福祉法等の一部改正施行（4月1日） 日本政府から国連・子どもの権利委員会への「児童の権利に関する条約第4・5回報告書」提出（6月） 国連・子どもの権利委員会への市民・NGO第4・5回報告書提出（11月）
	2018年	成育基本法公布（12月14日）、施行（翌年12月1日）
国連・子どもの権利委員会で日本政府第4・5回報告書審査（1月）／「最終所見」採択（2月） 第23回健康教育世界会議（4月，ニュージーランド）	2019年	
国連・子どもの権利委員会「新型コロナウィルス感染症（COVID-19）に関する声明」（4月8日）	2020年	「新型コロナ緊急調査」（休校中：5月，休校明け：6～7月、1年後：2021年5～7月） 「子どものからだの調査2020」
国連・子どもの権利委員会で「一般初見・第25号」（デジタル環境に関連する子どもの権利）採択（3月）	2021年	
第24回健康教育世界会議（5月・カナダ）	2022年	こども家庭庁設置法公布（6月22日） こども基本法公布（6月22日）

子どもの「からだのおかしさ」

The chronological table of "Physical Disorders" among the children

1960年	「遠足で最後まで歩けない子がいる」（東北教育科学研究会大会にてチダ・ヨシアキさん発言。体力の低下か、根性がなくなったのか、土踏まずの形成が遅くなったのか？）
1973年	「子どもの手が不器用になってきた」（中日新聞。実は1972年に気づいていたが、「問題」は"脳"に関わることなので、慎重に報道）
1975年	「背すじが妙だ」（全国養護教諭サークル協議会・高知集会にて吉永富美子さん発言） 「青少年の体力の中で、男女ともに低下しているのは"背筋力"だけ」（日本教育学会大会にて正木健雄さん報告）
1976年	「"運動（機）能"の中で、「閉眼接指」の合格率が低下している」（日本体育学会で神戸大学・岸本肇さんら報告、その後『体育学研究』第23巻第2号（1978年）に論文） 「体温低く、眠りたい子」（読売新聞、3月1日）
1977年	「子どもの疲労の自覚症状は、航空管制官の疲労状態に似ている」（岐阜県恵那郡上矢作町教育研究会・川上康一さんらの「子どもの心とからだ調査」結果から）
1978年	「最近目立つからだの"おかしさ"の実感は、"朝からあくび"や"背中ぐにゃ"」（NHKと日本体育大学体育研究所による「子どものからだの調査'78」＜43項目＞、これらの結果を基にNHK特集「警告!!こどものからだは蝕まれている！」が制作されて10月9日に放映）
1979年	「子どものからだと心・連絡会議」（3月）発足、「第1回子どものからだと心・全国研究会議」（10月）開催 全国保育協議会「乳幼児のからだの調査」実施（「すぐに"疲れた"という」項目入る） 岐阜県中津川市・学力充実推進委員会による「子どものからだと心調査」で、"大脳・前頭葉の活動の強さ""筋肉感覚""覚醒水準"と"土踏まずの形成"の低下が注目。
1984年	全国保育協議会「乳幼児のからだの調査」で、"最近増えている"実感のワースト1が、東京で"アレルギー"となった。 「自律神経系が自然に育たなくなってきている」（正木健雄さんらによる"血圧調節機能"の調査から。「朝礼でバタン」は"自律神経系"の不調？）
1986年	「"アレルギー"と医師から診断されている子は12%」（全国保母会が「アレルギー」について初めて全国調査）
1990年	「子どものからだ調査'90」（日本体育大学）でどの学校段階でも"最近増えている"と実感されているワースト1が「アレルギー」になった。 「学齢期の子どもに病気とは言えないが、"おかしい"事象（学齢期シンドローム）が見られる」という医師の実感が85.6%（全国保険医団体連合会による全国調査）

1991年	厚生省が「日常生活とアレルギー様症状」についての全国的な実態調査を実施（医師から何らかの「アレルギー様症状あり」と診断された5〜9歳の子は30.3%） 「"低体温傾向"の子が起床時に2割くらいいるが、"高体温傾向"の子は放課後に5割もいる」（澤田＜現姓・大川＞佳代子さんの卒論調査）
1996年	「東京都の子どもの視力不良に地域差がみられる」ことに注目（上野純子さんら、『臨床環境医学』第4巻第2号（1996年）、ならびに『同左』第6巻第2号（1997年）に論文）
1998年	国連・子どもの権利委員会が『子どものからだと心白書'96』（英訳）に注目し、日本政府への「最終所見」に活用。（「血圧調節良好群の出現率とその加齢的推移」と「学校長期欠席児童・生徒の割合の推移」） 「出生性比」「死産性比」の推移に注目（『子どものからだと心白書』に記載）
1999年	阪神・淡路大震災から約4年後に実施された調査でも、子どもの体力低下、肥満、過食、食欲不振、PTSDが保健体育教師により実感されていた。（日本体育学会第50回記念大会にて、岸本肇さん報告）
2002年	「子どもの"行動体力"と"運動能力"の推移は学校指導要領の特徴が反映している」（野井真吾さんら、『Health Promotion International』第17巻第2号（2002年）に論文）
2003年	中国で2002年に「子どものからだの"おかしさ"」実感調査が行われ、日本の1980年代中頃と同じ程度の実感状況であることが確認された。
2005年	保育所で、初めて4歳児が"熱中症"により死亡した。（8月10日） 「子どものからだの調査2005」（日本体育大学 他）で"最近増えている"と多く実感されている項目はほぼ同じ。ワースト5に幼稚園で「床にすぐ寝転がる」（保育園ではワースト6）が入ってきたことが注目された。
2006年	中国・北京市で5月に小学生・中学生を対象に「自律神経」に関する日中共同学術調査が行われ、1984年に、日本で行われた調査結果と同じ水準であり、自律神経系が自然に発達できないでいることが再確認された。
2007年	保育所で、再度2歳児が"熱中症"により死亡した。（8月5日） 日本は自分を孤独だと感じている15歳が29.8%で、24カ国中トップ（ユニセフ・イノチェンティ研究所『Report Card 7』研究報告書）
2008年	川崎市の中学校で、中学1年生の男子が授業中に鬼ごっこをしていて4階の教室の窓から転落、死亡した。（11月4日）
2010年	「子どものからだの調査2010」（日本体育大学 他）でも、すべての学校段階で「アレルギー」と「すぐ"疲れた"と言う」が"最近増えている"という実感・ワースト5にランクされた。また、同ランクに、中学校で「夜、眠れない」、高校で「首、肩のこり」「うつ的傾向」「夜、眠れない」が入ってきたことも注目された。
2011年	日本の子どもに多くみられる交感神経の過覚醒状態、睡眠問題、「よい子」、不定愁訴等といった症状が虐待を受けている子どもの症状と酷似。（野井真吾さん、『子ども白書2011』等で指摘）
2012年	調布市の小学校で、給食を食べた5年生の女子児童がアナフィラキシーショックにより死亡した。（12月20日）
2013年	「ネット依存の中高生、国内に51万人　厚労省推計」（日本経済新聞、8月1日）
2014年	「全国学力・学習状況調査がはじまった7〜8年くらい前から学校が変わり、子どもがイライラし、トラブルも多発しはじめた」（子どものからだと心・連絡会議in北海道にて國保いずみさん発言）
2015年	「女子高生のスマホ利用、1日7時間　2割がトラブル経験」（朝日新聞、2月10日） 川崎市で中学1年生の男子が17〜18歳の少年3名に殺害された。（2月20日） 「子どものからだの調査2015」（日本体育大学 他）でも引き続き、「アレルギー」と「すぐ"疲れた"と言う」がすべての学校段階の"最近増えている"という実感・ワースト5にランクされた。このような結果は、1990年調査以降、一貫して示され続けている結果であり、"根強い実感"であることが注目された。
2016年	いじめによる死亡が続く（青森県・中2女子の自殺、埼玉県・無職16歳の暴行による死亡） 「"めんどくさい"と言って、何もやりたがらない子がいる」（第38回子どものからだと心・全国研究会議にて桐井尚江さん発言）
2018年	WHOにより約30年ぶりに改訂された国際疾病分類（ICD-11）では、新たな章として「睡眠・覚醒障害」等が追加された。また、従来の「精神および行動の障害」の章には「ゲーム障害」も追加された（その後、2019年5月に開催された年次総会で承認された）。 「ネット依存、中高生93万人　厚労省調査　スマホ普及、5年で倍増」（日本経済新聞、9月1日） 「学校の統廃合によりバス通学になったことで，歩くことが少なくなった。その後、足首、膝、腰のケガが増えた」（第40回子どものからだと心・全国研究会議にて小鹿和男さん発言）
2020年	「新型コロナ緊急調査」（子どものからだと心・連絡会議，日本体育大学体育研究所）で子どもたちが休校中に困っていたことの上位5位に「（思うように）外に出られないこと」、「友だちに会えないこと」、「運動不足になってしまうこと」、「感染症が不安なこと」、「勉強を教えてもらえないこと」がランクされた。
2021年	「子どものからだの調査2020」（日本体育大学 他、2020年12月〜2021年3月実施）では、"最近増えている"という実感・ワースト1に保育所、幼稚園で「保育中、じっとしていない」、小学校、中学校、高等学校で「ネット・ゲーム依存傾向」がランクされた。
2022年	「子どものからだと心の全国的共同調査」（2017〜18年実施）の結果、「就床時刻が遅く、スクリーンタイムが長い子どもは、抑制型に特徴的なgo課題で反応しない間違いが多く、適度な身体活動が確保されている子どもはそれが少ない様子」が確認された（鹿野晶子さ、『Frontiers in Public Health』（2022年）に論文）。

子どものからだの調査 2020（"実感" 調査）

Questionnaire on the teachers' or the yogo teachers' feeling according to the "Abnormalities" in physical function on the Japanese children in 2020

▼保育所：「最近増えている」という"からだのおかしさ"の"実感"ワースト5（ただし、1979年は「年々増えてきている」）　(%)

年	第1位	第2位	第3位	第4位	第5位
1979 (n=195)	むし歯 24.2	背中ぐにゃ 11.3	すぐ「疲れた」と言う 10.5	朝からあくび 8.1	指吸い 7.2
1990 (n=223)	アレルギー 79.9	皮膚がカサカサ 76.4	背中ぐにゃ 67.7	すぐ「疲れた」と言う 63.3	そしゃく力が弱い 59.4
1995 (n=64)	アレルギー 87.5	皮膚がカサカサ 81.3	すぐ「疲れた」と言う 76.6	そしゃく力が弱い 71.9	背中ぐにゃ 70.3
2000 (n=154)	すぐ「疲れた」と言う 76.6	アレルギー 76.0	皮膚がカサカサ 73.4	背中ぐにゃ 72.7	そしゃく力が弱い 64.3
2005 (n=201)	皮膚がカサカサ 77.6	アレルギー 74.6	背中ぐにゃ 72.1	すぐ「疲れた」と言う 68.7	保育中、じっとしていない 68.2
2010 (n=90)	皮膚がカサカサ 65.6	すぐ「疲れた」と言う 63.3	保育中、じっとしていない／背中ぐにゃ／アレルギー		60.0
2015 (n=199)	アレルギー 75.4	背中ぐにゃ 72.4	皮膚がカサカサ 71.9	保育中、じっとしていない 70.9	すぐ「疲れた」と言う 67.3
2020 (n=125)	保育中、じっとしていない 76.8	AD/HD傾向 64.0	背中ぐにゃ 62.4	夜、眠れない 60.0	絶えず何かをいじっている 59.2

▼幼稚園：「最近増えている」という"からだのおかしさ"の"実感"ワースト5　(%)

年	第1位	第2位	第3位	第4位	第5位
1990 (n=193)	アレルギー 72.3	皮膚がカサカサ 68.0	すぐ「疲れた」と言う 57.8	ぜんそく 54.9	背中ぐにゃ 53.4
1995 (n=115)	アレルギー 74.8	すぐ「疲れた」と言う 73.9	皮膚がカサカサ 68.7	背中ぐにゃ 56.5	ぜんそく 53.0
2000 (n=162)	アレルギー 82.7	すぐ「疲れた」と言う 76.5	皮膚がカサカサ 69.1	ぜんそく 67.3	背中ぐにゃ 66.0
2005 (n=188)	アレルギー 77.1	すぐ「疲れた」と言う 72.9	皮膚がカサカサ 66.0	背中ぐにゃ 64.9	床にすぐ寝転がる 60.1
2010 (n=105)	アレルギー 72.4	すぐ「疲れた」と言う 65.7	背中ぐにゃ 63.8	ぜんそく 62.9	自閉傾向 61.9
2015 (n=104)	アレルギー 75.0	背中ぐにゃ 73.1	すぐ「疲れた」と言う 71.2	オムツがとれない／自閉傾向	69.2
2020 (n=75)	保育中、じっとしていない 70.7	背中ぐにゃ／発音が気になる／アレルギー		60.0	オムツがとれない 58.7

▼小学校：「最近増えている」という"からだのおかしさ"の"実感"ワースト5（ただし、1978年は「最近目立つ」）　(%)

年	第1位	第2位	第3位	第4位	第5位
1978 (n=569)	背中ぐにゃ 44	朝からあくび 31	アレルギー 26	背筋がおかしい 23	朝礼でバタン 22
1990 (n=363)	アレルギー 87.3	皮膚がカサカサ 72.6	すぐ「疲れた」と言う 71.6	歯ならびが悪い 69.9	視力が低い 68.9
1995 (n=192)	アレルギー 88.0	すぐ「疲れた」と言う 77.6	視力が低い 76.6	皮膚がカサカサ 71.4	歯ならびが悪い 70.8
2000 (n=601)	アレルギー 82.2	すぐ「疲れた」と言う 79.4	授業中、じっとしていない 77.5	背中ぐにゃ 74.5	歯ならびが悪い 73.2
2005 (n=306)	アレルギー 82.4	背中ぐにゃ 74.5	授業中、じっとしていない 72.5	すぐ「疲れた」と言う 69.9	皮膚がカサカサ 65.7
2010 (n=329)	アレルギー 76.6	授業中、じっとしていない 72.3	背中ぐにゃ 69.3	視力が低い 67.2	すぐ「疲れた」と言う 63.5
2015 養護教諭(n=518)	アレルギー 80.3	視力が低い 65.6	授業中、じっとしていない 65.4	背中ぐにゃ 63.9	すぐ「疲れた」と言う 62.9
2015 教諭(n=917)	アレルギー 66.0	背中ぐにゃ 65.6	体が硬い 60.4	すぐ「疲れた」と言う 59.0	絶えず何かをいじっている 58.1
2015 教諭・中国(n=395)	視力が低い 37.0	朝からあくび 21.8	朝、起きられない 18.2	背中ぐにゃ／授業中、目がトロン／視力がアンバランス	18.0
2020 (n=445)	ネット・ゲーム依存傾向 78.4	視力が低い 76.4	アレルギー 67.0	AD/HD傾向 61.6	授業中、じっとしていない 57.5

▼中学校：「最近増えている」という"からだのおかしさ"の"実感"ワースト5（ただし、1978年は「最近目立つ」）　(%)

年	第1位	第2位	第3位	第4位	第5位
1978 (n=224)	朝礼でバタン 43	背中ぐにゃ 37	朝からあくび／アレルギー	30	首、肩のこり 27
1990 (n=216)	アレルギー 90.8	すぐ「疲れた」と言う 83.8	視力が低い 78.1	腹痛・頭痛を訴える 75.9	不登校 74.6
1995 (n=121)	アレルギー 87.6	視力が低い 84.3	すぐ「疲れた」と言う 71.9	腹痛・頭痛を訴える 71.1	平熱36度未満 70.2
2000 (n=274)	すぐ「疲れた」と言う／アレルギー	82.8	首、肩のこり／不登校	77.0	腰痛 76.6
2005 (n=151)	アレルギー 76.8	すぐ「疲れた」と言う 73.5	平熱36度未満 68.9	視力が低い 67.5	首、肩のこり 66.2
2010 (n=210)	アレルギー 78.1	平熱36度未満 71.0	すぐ「疲れた」と言う 70.0	夜、眠れない 69.0	不登校 68.1
2015 養護教諭(n=256)	アレルギー 81.2	平熱36度未満 70.7	首、肩のこり 68.0	夜、眠れない 67.2	すぐ「疲れた」と言う 66.4
2015 教諭(n=392)	アレルギー／すぐ「疲れた」と言う	63.0	体が硬い 61.0	腹痛・頭痛を訴える 60.2	不登校 54.8
2015 教諭・中国(n=212)	視力が低い 49.1	朝、起きられない 26.9	授業中、居眠り 25.9	朝からあくび 25.5	授業中、目がトロン 22.2
2020 (n=260)	ネット・ゲーム依存傾向 78.5	不登校 74.6	視力が低い 72.7	頭痛を訴える 68.1	アレルギー 66.9

年	第1位	第2位	第3位	第4位	第5位
1978 (n=85)	腰痛　40	背中ぐにゃ／朝礼でバタン　31		首、肩のこり／貧血　28	
1990 (n=206)	アレルギー　83.0	すぐ「疲れた」と言う　75.9	腹痛・頭痛を訴える　75.0	視力が低い　67.0	腰痛　66.5
1995 (n=107)	アレルギー　88.8	腰痛　80.4	腹痛・頭痛を訴える　76.6	すぐ「疲れた」と言う　74.8	首、肩のこり　73.8
2000 (n=167)	アレルギー　89.2	すぐ「疲れた」と言う　82.0	腹痛・頭痛を訴える　80.2	腰痛　79.0	不登校　75.4
2005 (n=105)	アレルギー　86.7	腰痛　71.4	平熱36度未満／腹痛・頭痛を訴える　69.5		すぐ「疲れた」と言う　67.6
2010 (n=55)	首、肩のこり　74.5	うつ傾向　72.7	アレルギー　69.1	夜、眠れない　67.3	腰痛／すぐ「疲れた」と言う　65.5
2015 (n=164)	アレルギー　78.7	夜、眠れない　68.9	すぐ「疲れた」と言う／首、肩のこり　62.8		平熱36度未満　61.6
2020 (n=188)	ネット・ゲーム依存傾向　77.1	アレルギー　69.1	頭痛を訴える　68.6	うつ傾向　61.2	夜、眠れない　59.0

注：1978年調査はNHK、日本体育大学体育研究所による。1979年調査は全国保育協議会、日本体育大学体育研究所による。1990年調査、1995年調査は日本体育大学学校体育研究室による。2000年調査、2005年調査、2010年調査は日本体育大学学校体育研究室他による。2015年調査は日本体育大学学校保健学研究室他による。2020年調査は日本体育大学野井研究室他による。

▼子どもの"からだのおかしさ"の事象とその事象から予想される問題（実体）ならびに関連するからだの機能

保育所	幼稚園	小学校	中学校	高等学校	事象[a]	問題（実体）	前頭葉機能	感覚機能	防御反射機能	自律神経機能	睡眠・覚醒機能	体温調節機能	ホルモン機能	免疫機能	視機能	運動神経機能	口腔機能	筋・関節・骨
1	1	5	32	42	保育・授業中、じっとしていない	集中力の欠如、感覚過敏、睡眠問題	○	○			○							
5	15	20	41	52	絶えず何かをいじっている	不安・緊張傾向、集中力の欠如、感覚過敏	○	○		○								
6	13	10	13	16	周りの刺激に敏感	感覚過敏、睡眠問題		○			○							
10	16	7	9	10	すぐ「疲れた」と言う	意欲・関心の低下、疲労・体調不良、睡眠問題	○			○	○							
8	18	50	68	64	床にすぐ寝転がる	意欲・関心の低下、疲労・体調不良、睡眠問題、抗重力筋の緊張不足、体幹筋力の低下	○			○	○					○		○
4	26	11	7	5	夜、眠れない	不安・緊張傾向、疲労・体調不良、睡眠問題	○			○	○							
19	33	23	9	14	朝、起きられない	意欲・関心の低下、疲労・体調不良、睡眠問題	○			○	○							
3	2	6	51	55	背中ぐにゃ	意欲・関心の低下、疲労・体調不良、抗重力筋の緊張不足、体幹筋力の低下	○			○						○		○
54	50	25	12	9	平熱36度未満	体温調節不良、睡眠問題					○	○	○	○				
17	5	—	—	—	オムツがとれない	不快感の経験不足			○									
13	10	28	36	29	便が出なくて困ってる	疲労・体調不良、睡眠問題				○	○							
60	52	15	4	3	頭痛を訴える	不安・緊張傾向、疲労・体調不良、睡眠問題	○			○	○							
9		45	66	68	発音が気になる	口腔の発育・発達問題											○	○
12	2	3	5	2	アレルギー	免疫異常								○				
7	9	12	30	31	皮膚がカサカサ	免疫異常								○				
2	8	4	8	6	AD/HD傾向	大脳新皮質の機能不全、睡眠問題	○				○							
15	7	7	14	12	自閉傾向	大脳新皮質の機能不全	○											
11	6	1	1	1	ネット・ゲーム依存傾向	大脳新皮質の機能不全	○											
—	—	48	15	4	うつ傾向	大脳新皮質の機能不全、睡眠問題	○				○							
—	—	41	6	7	OD傾向	疲労・体調不良、睡眠問題				○	○							
26	12	2	3	8	視力が低い	視機能の低下・発達問題									○			
—	—	9	2	13	不登校	不安・緊張傾向、意欲・関心の低下、疲労・体調不良	○			○	○							

[a]：いずれかの施設・学校段階において「最近増えている」のワースト10内にランクされた事象を示す。

　例年、このページでは、「子どものからだと心・連絡会議」の設立のきっかけになった「子どものからだの調査」、通称「実感調査」の結果の一部を紹介しています。1978（昭和53）年調査以来、ほぼ5年に1度のペースで行われてきたこの調査では、子どもの"からだ"に関する保育・教育現場の先生方の"実感"を全国的に収集しています。ご覧のように、直近の2020（令和2）年調査では、保育所、幼稚園における"最近増えている"の実感・ワースト1に「保育中、じっとしていない」がランクされました。ただ、低年齢の子どもはそもそも落ち着きがないことを考えると、少々意外な結果です。これには、近年話題の「幼児期の終わりまでに育ってほしい姿」（いわゆる「10の姿」）が影響しているのかもしれません。他方、小学校、中学校、高等学校のワースト1は「ネット・ゲーム依存傾向」でした。2018（平成30）年6月、WHOは国際疾病分類（ICD-11）を30年ぶりに改訂し、「ゲーム障害」を「精神および行動の障害」として新たに分類しました。このような動向が子どもや若者のネット・ゲーム依存への心配を一気に高めていったことは想像に難くありません。加えて、2020（令和2）年調査は、新型コロナウイルス感染症パンデミック下に実施されました。コロナ禍では子どものスクリーンタイムの増加も心配されています。そのため、「視力が低い」（小学校：2位、中学校：3位、高等学校：8位）の実感とも相まって、昨今のコロナ禍の影響も否定できないと考えます。

生存 周産期・新生児・乳児死亡率
Death rate in perinatal, neonatal and infant

▼1-2：周産期・新生児・乳児死亡率の年次推移　　　　　　　　　　　　　　　（出生千人対）

年度		1899	1900	10	20	30	40	50	55	60	65	70	75	80	85	90	91	92	93	94	95
周産期死亡率	22週													20.2	15.4	11.1	8.5	8.1	7.7	7.5	7.0
	28週							46.6	43.9	41.4	30.1	21.7	16.0	11.7	8.0	5.7	5.3	5.2	5.0	5.0	4.7
新生児死亡率		77.9	79.0	74.1	69.0	49.9	38.7	27.4	22.3	17.0	11.7	8.7	6.8	4.9	3.4	2.6	2.4	2.4	2.3	2.3	2.2
乳児死亡率		153.8	155.0	161.2	165.7	124.1	90.0	60.1	39.8	30.7	18.5	13.1	10.0	7.5	5.5	4.6	4.4	4.5	4.3	4.2	4.3

96	97	98	99	2000	01	02	03	04	05	06	07	08	09	10	11	12	13	14	15	16	17	18	19	20	21
6.7	6.4	6.2	6.0	5.8	5.5	5.5	5.3	5.0	4.8	4.7	4.5	4.3	4.2	4.2	4.1	4.0	3.7	3.7	3.7	3.6	3.5	3.3	3.4	3.2	3.4
4.4	4.2	4.1	4.0	3.8	3.6	3.7	3.6	3.3	3.3	3.1	3.0	2.9	2.9	2.9	2.8	2.7	2.6	2.5	2.5	2.4	2.4	2.2	2.3	2.1	2.2
2.0	1.9	2.0	1.8	1.8	1.6	1.7	1.7	1.5	1.4	1.3	1.3	1.2	1.2	1.1	1.1	1.0	1.0	0.9	0.9	0.9	0.9	0.9	0.9	0.8	0.8
3.8	3.7	3.6	3.4	3.2	3.1	3.0	3.0	2.8	2.8	2.6	2.6	2.6	2.4	2.3	2.3	2.2	2.1	2.1	1.9	2.0	1.9	1.9	1.9	1.8	1.7

この100年間に日本の周産期死亡率、新生児死亡率、乳児死亡率は劇的に下がりました。近年はいずれの死亡率も横ばい傾向にありましたが、2020（令和2）年はすべてが前年より下がり、過去最も低い死亡率となりました。2021（令和3）年は周産期死亡率が22週、28週ともに上がりましたが、依然として日本は世界の中でこれらの死亡率が最も低い国のひとつとなっています。

死亡率が下がった要因として衛生環境の改善、医療の進歩、良好な栄養状態などがあげられており、1960（昭和35）年には1万人以上の乳児が命を落としていた肺炎や腸炎などの感染症疾患が激減したことがこれらの死亡率の低下に大きく影響しています。

【用語解説】

周産期死亡率
＝（1年間の妊娠満22週以後の死産数＋生後7日未満の死亡数）÷1年間の出生数×1,000

1年間に生まれた子どもの数1,000人に対して、その年の出産のなかから妊娠満22週以後の死産と出生時のうち生後7日未満に死亡した新生児数（早期新生児死亡数）を合算したものの数

新生児死亡率
＝1年間の生後28日未満の死亡数÷1年間の出生数×1,000

1年間に生まれた子どもの数1,000人に対して、その年に死亡した生後28日未満の新生児の数

乳児死亡率
＝1年間の1歳未満の死亡数÷1年間の出生数×1,000

1年間に生まれた子どもの数1,000人に対して、その年に死亡した1歳未満の乳児の数

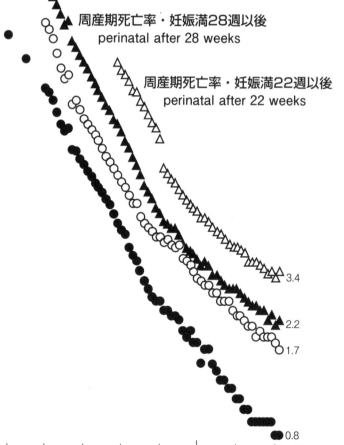

乳児死亡率
infant

新生児死亡率
neonatal

周産期死亡率・妊娠満28週以後
perinatal after 28 weeks

周産期死亡率・妊娠満22週以後
perinatal after 22 weeks

▲1-1：周産期・新生児・乳児死亡率の年次推移

（1-1、1-2：厚生労働省『人口動態統計』、『国民衛生の動向』を基に作成）

2 子どもの死亡率
Mortality rate

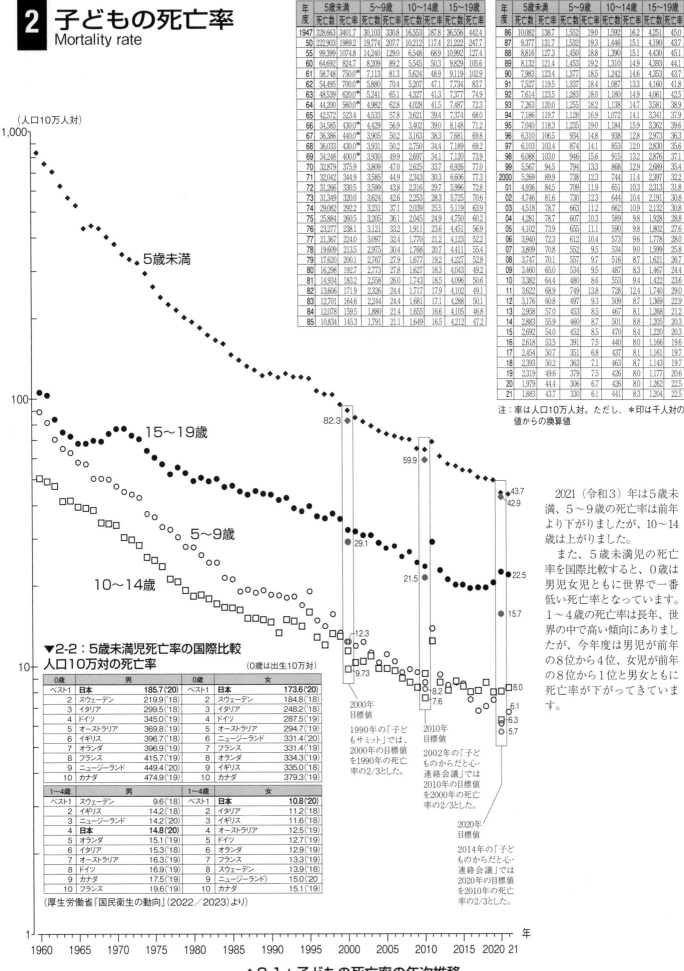

▼2-3：子どもの死亡数・死亡率の年次推移

年度	5歳未満 死亡数	死亡率	5～9歳 死亡数	死亡率	10～14歳 死亡数	死亡率	15～19歳 死亡数	死亡率	年度	5歳未満 死亡数	死亡率	5～9歳 死亡数	死亡率	10～14歳 死亡数	死亡率	15～19歳 死亡数	死亡率
1947	328,663	3401.7	30,103	330.8	16,553	187.8	36,556	442.4	86	10,082	138.7	1,552	19.0	1,592	16.2	4,251	45.0
50	222,903	1989.2	19,774	207.7	10,212	117.4	21,222	247.7	87	9,377	131.7	1,532	19.3	1,446	15.1	4,190	43.7
55	99,399	1074.8	14,240	129.0	6,548	68.9	10,992	127.4	88	8,816	127.3	1,450	18.8	1,390	15.1	4,430	45.1
60	64,692	824.7	8,209	89.2	5,545	50.3	9,829	105.6	89	8,132	121.4	1,453	19.2	1,310	14.9	4,393	44.1
61	58,748	750.0*	7,113	81.3	5,624	48.9	9,119	102.9	90	7,983	123.4	1,377	18.5	1,242	14.6	4,353	43.7
62	54,495	700.0*	5,880	70.4	5,207	47.1	7,734	83.7	91	7,527	119.5	1,337	18.4	1,087	13.3	4,160	41.8
63	48,539	620.0*	5,241	65.1	4,327	41.3	7,377	74.9	92	7,614	123.5	1,283	18.0	1,180	14.9	4,061	42.5
64	44,200	560.0*	4,982	62.8	4,028	41.5	7,487	72.3	93	7,263	120.0	1,255	18.2	1,138	14.7	3,581	38.9
65	42,572	523.4	4,533	57.8	3,621	39.4	7,374	68.0	94	7,186	119.7	1,128	16.9	1,072	14.1	3,341	37.9
66	34,585	430.0*	4,429	56.9	3,402	39.0	8,148	71.2	95	7,040	118.3	1,235	19.0	1,184	15.9	3,362	39.6
67	36,386	440.0*	3,905	50.2	3,163	38.3	7,681	69.8	96	6,310	106.5	934	14.8	938	12.8	2,973	36.3
68	36,033	430.0*	3,931	50.2	2,750	34.3	7,189	69.2	97	6,103	103.4	874	14.1	853	12.0	2,830	35.6
69	34,248	400.0*	3,930	49.9	2,697	34.1	7,120	73.9	98	6,088	103.0	946	15.6	915	13.2	2,876	37.1
70	32,879	375.9	3,809	47.0	2,625	33.7	6,926	77.0	99	5,567	94.5	794	13.3	868	12.9	2,689	35.4
71	32,042	344.9	3,585	44.9	2,343	30.3	6,606	77.3	2000	5,269	89.9	738	12.3	744	11.4	2,397	32.2
72	31,266	330.5	3,599	43.8	2,316	29.7	5,996	72.8	01	4,936	84.5	709	11.9	651	10.3	2,313	31.8
73	31,349	320.0	3,624	42.6	2,253	28.3	5,725	70.6	02	4,746	81.6	730	12.3	644	10.4	2,191	30.8
74	29,082	292.2	3,231	37.1	2,039	25.5	5,119	63.9	03	4,518	78.7	663	11.2	662	10.9	2,132	30.8
75	25,884	260.5	3,205	36.1	2,045	24.9	4,750	60.2	04	4,281	78.7	607	10.3	589	9.8	2,397	28.8
76	23,277	238.1	3,121	33.2	1,911	23.6	4,451	56.9	05	4,102	73.9	655	11.1	590	9.8	1,802	27.6
77	21,367	224.0	3,097	32.4	1,770	21.2	4,123	52.2	06	3,940	72.3	612	10.4	573	9.6	1,778	28.0
78	19,609	213.5	2,975	30.4	1,768	20.7	4,411	55.4	07	3,809	70.8	552	9.5	534	9.0	1,599	26.8
79	17,620	200.1	2,767	27.9	1,677	19.2	4,227	52.8	08	3,747	70.1	557	9.7	516	8.7	1,621	26.7
80	16,298	192.7	2,773	27.8	1,627	18.3	4,043	49.2	09	3,460	65.0	534	9.5	487	8.3	1,467	24.4
81	14,934	183.2	2,558	26.0	1,743	18.5	4,096	50.6	10	3,382	64.4	480	8.6	553	9.4	1,422	23.6
82	13,606	171.9	2,326	24.4	1,717	17.9	4,102	49.1	11	3,622	68.9	498	9.1	728	12.4	1,740	29.0
83	12,701	164.6	2,244	24.4	1,681	17.1	4,288	50.1	12	3,176	60.8	497	9.3	509	8.7	1,369	22.9
84	12,078	159.5	1,880	21.4	1,655	16.6	4,105	46.8	13	2,958	57.0	453	8.5	467	8.1	1,268	21.2
85	10,834	145.3	1,791	21.1	1,649	16.5	4,212	47.2	14	2,883	55.9	460	8.7	501	8.8	1,205	20.3
									15	2,692	54.0	452	8.5	470	8.4	1,220	20.3
									16	2,618	53.5	391	7.5	440	8.0	1,166	19.6
									17	2,454	50.7	351	6.8	437	8.1	1,161	19.7
									18	2,393	50.2	363	7.1	463	8.7	1,143	19.7
									19	2,319	49.6	379	7.5	426	8.0	1,177	20.6
									20	1,979	44.4	306	6.7	426	8.0	1,262	22.5
									21	1,883	43.7	330	6.1	441	8.3	1,204	22.5

注：率は人口10万人対。ただし、*印は千人対の値からの換算値

2021（令和3）年は5歳未満、5～9歳の死亡率は前年より下がりましたが、10～14歳は上がりました。

また、5歳未満児の死亡率を国際比較すると、0歳は男児女児ともに世界で一番低い死亡率となっています。1～4歳の死亡率は長年、世界の中で高い傾向にありましたが、今年度は男児が前年の8位から4位、女児が前年の8位から1位と男女ともに死亡率が下がってきています。

グラフ内注記：5歳未満、15～19歳、5～9歳、10～14歳

82.3　59.9　43.7　42.9　29.1　22.5　21.5　15.7　12.3　9.73　8.2　7.6　8.0　6.1　6.3　5.7

2000年目標値
1990年の「子どもサミット」では、2000年の目標値を1990年の死亡率の2/3とした。

2010年目標値
2002年の「子どもからだと心・連絡会議」では2010年の目標値を2000年の死亡率の2/3とした。

2020年目標値
2014年の「子どもからだと心・連絡会議」では2020年の目標値を2010年の死亡率の2/3とした。

▼2-2：5歳未満児死亡率の国際比較
人口10万対の死亡率　（0歳は出生10万対）

0歳	男		0歳	女	
ベスト1	日本	185.7('20)	ベスト1	日本	173.6('20)
2	スウェーデン	219.9('18)	2	スウェーデン	184.8('18)
3	イタリア	299.5('18)	3	イタリア	248.2('18)
4	ドイツ	345.0('19)	4	ドイツ	287.5('19)
5	オーストラリア	369.8('19)	5	オーストラリア	294.7('19)
6	イギリス	396.7('18)	6	ニュージーランド	331.1('20)
7	オランダ	396.9('19)	7	フランス	331.4('19)
8	フランス	415.7('19)	8	オランダ	334.3('19)
9	ニュージーランド	449.4('20)	9	イギリス	335.0('18)
10	カナダ	474.9('19)	10	カナダ	379.3('19)

1～4歳	男		1～4歳	女	
ベスト1	スウェーデン	9.6('18)	ベスト1	日本	10.8('20)
2	イギリス	14.2('18)	2	イタリア	11.2('18)
3	ニュージーランド	14.2('20)	3	イギリス	11.6('18)
4	日本	14.8('20)	4	オーストラリア	12.5('19)
5	オランダ	15.1('19)	5	ドイツ	12.7('19)
6	イタリア	15.3('19)	6	オランダ	12.9('19)
7	オーストラリア	16.3('19)	7	フランス	13.3('19)
8	ドイツ	16.9('19)	8	スウェーデン	13.9('18)
9	カナダ	17.5('19)	9	ニュージーランド	15.0('20)
10	フランス	19.6('19)	10	カナダ	15.1('19)

（厚生労働省『国民衛生の動向』(2022／2023)より）

（人口10万人対）

1960　1965　1970　1975　1980　1985　1990　1995　2000　2005　2010　2015　2020　21　年

▲2-1：子どもの死亡率の年次推移
(2-1、2-3：厚生労働省『人口動態統計』を基に作成)

3 死因別子どもの死亡順位
Children's death ranking classified by cause

▼3-1：0歳の年次推移——第5位までの死亡数および死亡率(出生10万人対)

年	第1位	第2位	第3位	第4位	第5位
1980	出産時外傷等 3,885人(246.4)	先天異常 3,131人(198.6)	不慮の事故 659人(41.8)	詳細不明の未熟児 658人(41.7)	肺炎・気管支炎 583人(37.3)
1990	先天異常 2,028人(166.0)	出産時外傷等 1,185人(97.0)	不慮の事故 346人(28.3)	心疾患 180人(14.7)	敗血症 169人(13.8)
2000	先天奇形・変形および染色体異常 1,385人(116.3)	周産期に特異的な呼吸障害等 603人(50.6)	乳幼児突然死症候群 317人(26.6)	不慮の事故 217人(18.2)	胎児および新生児の出血性障害等 207人(17.4)
2010	先天奇形・変形および染色体異常 916人(85.5)	周産期に特異的な呼吸障害等 341人(31.8)	乳幼児突然死症候群 140人(13.1)	不慮の事故 113人(10.5)	胎児および新生児の出血性障害等 85人(7.9)
2020	先天奇形・変形および染色体異常 544人(64.7)	周産期に特異的な呼吸障害等 232人(27.6)	乳幼児突然死症候群 92人(10.9)	胎児および新生児の出血性障害等 62人(7.4)	不慮の事故 58人(6.9)
2021	先天奇形・変形および染色体異常 491人(60.5)	周産期に特異的な呼吸障害等 213人(26.2)	乳幼児突然死症候群 74人(9.1)	不慮の事故 61人(7.5)	胎児および新生児の出血性障害等 54人(6.7)

▼3-2：1～4歳の年次推移——第5位までの死亡数および死亡率(人口10万人対)

年	第1位	第2位	第3位	第4位	第5位
1980	不慮の事故 1,686人(24.3)	先天異常 703人(10.1)	悪性新生物<腫瘍> 411人(5.9)	肺炎・気管支炎 305人(4.4)	心疾患 185人(2.7)
1990	不慮の事故 725人(13.8)	先天異常 451人(8.6)	悪性新生物<腫瘍> 174人(3.3)	心疾患 157人(3.0)	中枢神経系の非炎症性疾患 149人(2.8)
2000	不慮の事故 308人(6.6)	先天奇形・変形および染色体異常 247人(5.3)	悪性新生物<腫瘍> 117人(2.5)	肺炎 89人(1.9)	心疾患 79人(1.5)
2010	先天奇形・変形および染色体異常 162人(3.8)	不慮の事故 151人(3.6)	悪性新生物<腫瘍> 86人(2.0)	肺炎 71人(1.7)	心疾患 57人(1.4)
2020	先天奇形・変形および染色体異常 86人(2.4)	悪性新生物<腫瘍> 61人(1.7)	不慮の事故 57人(1.6)	心疾患 22人(0.6)	インフルエンザ 19人(0.5)
2021	先天奇形・変形および染色体異常 99人(2.8)	悪性新生物<腫瘍> 53人(1.5)	不慮の事故 50人(1.4)	心疾患 28人(0.8)	周産期に発生した病態 16人(0.5)

▼3-3：5～9歳の年次推移——第5位までの死亡数および死亡率(人口10万人対)

年	第1位	第2位	第3位	第4位	第5位
1980	不慮の事故 1,138人(11.4)	悪性新生物<腫瘍> 473人(4.7)	先天異常 181人(1.8)	心疾患 127人(1.3)	中枢神経系の非炎症性疾患 123人(1.2)
1990	不慮の事故 523人(7.0)	悪性新生物<腫瘍> 225人(3.0)	先天異常 103人(1.4)	中枢神経系の非炎症性疾患 79人(1.1)	心疾患 69人(0.9)
2000	不慮の事故 242人(4.0)	悪性新生物<腫瘍> 137人(2.8)	先天奇形・変形および染色体異常 60人(1.0)	その他の新生物 38人(0.6)	心疾患 31人(0.5)
2010	不慮の事故 125人(2.3)	悪性新生物<腫瘍> 107人(1.9)	心疾患／先天奇形・変形および染色体異常 26人(0.5)		その他の新生物 24人(0.4)
2020	悪性新生物<腫瘍> 77人(1.5)	不慮の事故 49人(1.0)	先天奇形・変形および染色体異常 31人(0.6)	心疾患 19人(0.4)	インフルエンザ 11人(0.2)
2021	悪性新生物<腫瘍> 88人(1.8)	不慮の事故 45人(0.9)	先天奇形・変形および染色体異常 44人(0.9)	その他の新生物<腫瘍>／心疾患 17人(0.3)	

▼3-4：10～14歳の年次推移——第5位までの死亡数および死亡率(人口10万人対)

年	第1位	第2位	第3位	第4位	第5位
1980	悪性新生物 390人(4.4)	不慮の事故 370人(4.2)	心疾患 130人(1.5)	中枢神経系の非炎症性疾患 98人(1.1)	先天異常 93人(1.0)
1990	不慮の事故 320人(3.8)	悪性新生物<腫瘍> 280人(3.3)	心疾患 113人(1.3)	先天異常 77人(0.9)	良性等の新生物 49人(0.6)
2000	不慮の事故 166人(2.6)	悪性新生物<腫瘍> 131人(2.0)	自殺 74人(1.1)	心疾患 57人(0.9)	先天奇形・変形および染色体異常 40人(0.6)
2010	不慮の事故 121人(2.1)	悪性新生物<腫瘍> 116人(2.0)	自殺 63人(1.1)	心疾患 42人(0.7)	先天奇形・変形および染色体異常 23人(0.4)
2020	自殺 122人(2.3)	悪性新生物<腫瘍> 82人(1.5)	不慮の事故 53人(1.0)	心疾患 27人(0.5)	先天奇形・変形および染色体異常 22人(0.4)
2021	自殺 128人(2.4)	悪性新生物<腫瘍> 82人(1.5)	不慮の事故 52人(1.0)	先天奇形・変形および染色体異常 32人(0.6)	心疾患 21人(0.4)

▼3-5：15～19歳の年次推移——第5位までの死亡数および死亡率(人口10万人対)

年	第1位	第2位	第3位	第4位	第5位
1980	不慮の事故 1,884人(23.1)	自殺 599人(7.3)	悪性新生物<腫瘍> 459人(5.6)	心疾患 244人(3.0)	中枢神経系の非炎症性疾患 103人(1.3)
1990	不慮の事故 2,493人(25.0)	自殺 419人(4.2)	悪性新生物<腫瘍> 381人(3.8)	心疾患 250人(2.5)	先天異常 95人(1.0)
2000	不慮の事故 1,052人(14.2)	自殺 473人(6.4)	悪性新生物<腫瘍> 237人(3.2)	心疾患 125人(1.7)	先天奇形・変形および染色体異常 52人(0.7)
2010	自殺 451人(7.5)	不慮の事故 424人(7.0)	悪性新生物<腫瘍> 150人(2.5)	心疾患 62人(1.0)	先天奇形・変形および染色体異常 30人(0.5)
2020	自殺 641人(11.4)	不慮の事故 230人(4.1)	悪性新生物<腫瘍> 110人(2.0)	心疾患 46人(0.8)	先天奇形・変形および染色体異常 23人(0.4)
2021	自殺 6532人(11.5)	不慮の事故 2162人(2.9)	悪性新生物<腫瘍> 126人(2.3)	心疾患 39人(0.7)	先天奇形・変形および染色体異常 21人(0.4)

(3-1～3-5：厚生労働省『人口動態統計』を基に作成)

　2021（令和3）年の死亡順位は0歳、1～4歳は「先天奇形，変形及び染色体異常」が第1位でした。これは、周産期医療の進歩により今までは救えなかった命を救えるようになったことと同時に、出産に至ってもその後、命を継続することができなかった子どもが増加しているという、産科医療と新生児医療の連携の難しさを表しています。
　また、5～9歳は「悪性新生物」、10～14歳、15～19歳は「自殺」が第1位で、2020（令和2）年と同様に、女性と高校生以下の子どもの自殺者数が増加したことが反映されています。

4 不慮の事故（死亡）と学校災害（死亡）
Unexpected accident (death)

1）不慮の事故（死亡）

▼4-1：年齢別種類別死亡数および死亡率（2021年）

	交通事故	転倒・転落・墜落	不慮の溺死・溺水	不慮の窒息	煙・火および火災への曝露	有害物質による中毒	その他の不慮の事故
0歳	1人(0.1)	0人(－)	3人(0.4)	56人(6.9)	0人(－)	0人(－)	1人(0.1)
1〜4歳	12人(0.3)	9人(0.3)	13人(0.4)	11人(0.3)	0人(－)	1人(0.0)	4人(0.1)
5〜9歳	19人(0.4)	2人(0.0)	15人(0.3)	5人(0.1)	1人(0.0)	0人(－)	3人(0.1)
10〜14歳	18人(0.3)	4人(0.1)	16人(0.3)	8人(0.2)	0人(－)	0人(－)	6人(0.1)
15〜19歳	106人(1.9)	5人(0.1)	26人(0.5)	5人(0.1)	0人(－)	9人(0.2)	11人(0.2)

注：（ ）は10万人対の死亡率　　　　　　　　　　　　　　　　　（厚生労働省『人口動態統計』を基に作成）

不慮の事故による死亡の内訳をみると、2021（令和3）年は例年と変わらず、0歳は「不慮の窒息」が最も多く約9割を占めています。その他の年齢階級では「交通事故」と「溺死・溺水」が死因の上位にあげられています。特に15〜19歳の不慮の事故死の約7割が交通事故であることより、今後、さらなる交通安全の啓発が望まれます。

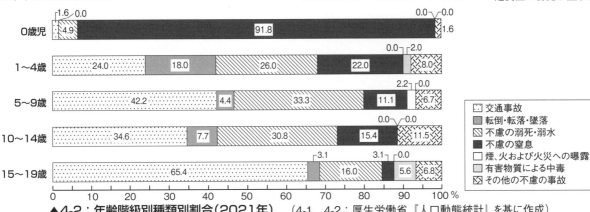

凡例：
- ▨ 交通事故
- ▦ 転倒・転落・墜落
- ▧ 不慮の溺死・溺水
- ■ 不慮の窒息
- □ 煙、火および火災への曝露
- ▤ 有害物質による中毒
- ▨ その他の不慮の事故

0歳児：1.6 / 0.0 / 4.9 / 91.8 / 0.0 / 0.0 / 1.6
1〜4歳：24.0 / 18.0 / 26.0 / 22.0 / 0.0 / 2.0 / 8.0
5〜9歳：42.2 / 4.4 / 33.3 / 11.1 / 2.2 / 0.0 / 6.7
10〜14歳：34.6 / 7.7 / 30.8 / 15.4 / 0.0 / 0.0 / 11.5
15〜19歳：65.4 / 3.1 / 16.0 / 5.6 / 3.1 / 0.0 / 6.8

▲4-2：年齢階級別種類別割合（2021年）　（4-1、4-2：厚生労働省『人口動態統計』を基に作成）

注：各年齢階級の不慮の事故死亡総数を100として

▼4-3：年齢層別・状態別交通事故の死者数および割合（2021年）

	自動車乗車中	自動二輪車乗車中	原付乗車中	自転車乗用中	歩行中	その他	合計
14歳以下死者数	7人(18.9)	0人(0.0)	0人(0.0)	8人(21.6)	22人(59.5)	0人(0.0)	37人(100.0)
15〜19歳死者数	24人(27.6)	38人(43.7)	10人(11.5)	12人(13.8)	3人(3.4)	0人(0.0)	87人(100.0)

（警察庁交通局　『令和3年中の交通死亡事故の発生状況及び道路交通法違反取締り状況について』を基に作成）

2021（令和3）年の14歳以下の交通事故死亡者数は37人、15〜19歳は87人でした。事故の種類をみると14歳以下は歩行中が約6割と最も多いのですが、15〜19歳は自動二輪車乗車中が約4割であり、年齢階級によって交通事故の特徴に差があることがわかります。

2）学校災害（死亡）

▼4-4：学校管理下における児童生徒の死亡状況
（独立行政法人日本スポーツ振興センター「令和3年度災害共済給付の給付状況」を基に作成）

（1）死亡見舞金の給付状況（2021年度）

死因別 ＼ 学校種別		保育所等	幼稚園	幼保連携型認定こども園	小学校	中学校	高等学校	高等専門学校	合計	率	計 (2020年度)	率 (2020年度)
突然死	心臓系	0件	0件	0件	2件	1件	5件	0件	8件	19.05％	9件	20.45％
	中枢神経系(頭蓋内出血)	0	0	0	3	2	2	0	7	16.67	5	11.36
	大血管系など	0	0	0	0	0	0	1	1	2.38	5	11.36
	計	0	0	0	5	3	7	1	16	38.10	19	43.18
頭部外傷		0	0	0	1	3	1	1	6	14.29	5	11.36
溺死		0	0	0	0	2	0	1	3	7.14	2	4.55
頚髄損傷		0	0	0	0	1	0	0	1	2.38	0	0.00
窒息死(溺死以外)		0	0	0	1	3	2	1	7	16.67	6	13.64
内臓損傷		0	0	0	0	0	1	0	1	2.38	0	0.00
熱中症		0	0	0	0	1	0	0	1	2.38	0	0.00
全身打撲		0	0	0	0	4	3	0	7	16.67	10	22.73
電撃死		0	0	0	0	0	0	0	0	0.00	0	0.00
焼死		0	0	0	0	0	0	0	0	0.00	0	0.00
その他									0	0.00	2	4.55
合計		0	0	0	8	16	14	4	42	100.00	44	100.00
上記の内再掲	道路交通事故	0	0	0	0	0	1	0	1	2.38	0	0.00
	列車事故(踏切事故)	0	0	0	0	0	0	0	0	0.00	2	4.55
	列車事故(踏切以外の事故)	0	0	0	0	0	0	0	0	0.00	2	4.55
	他殺	0	0	0	1	0	0	0	1	2.38	0	0.00
	自殺	0	0	0	1	9	4	2	16	38.10	13	29.55

学校管理下で死亡事故が発生し、日本スポーツ振興センターにより死亡見舞金が支払われた状況をみると、一番多い死亡原因は心臓系、中枢神経系、大出血系などの突然死で約4割を占めています。また、2021（令和3）年度の学校管理下の自殺による死亡者数は16人で、前年より増加しました。

5 子どもの自殺
Suicide in children

自殺者数について、警察庁と厚生労働省の発表数値に相違がみられます。

これは、警察庁では「死体発見時に自殺、他殺あるいは事故死のいずれかが不明のときには、検視調書または死体検分調書が作成されるのみですが、その後の調査等により自殺と判明したときは、その時点で計上する」のに対して、厚生労働省では、「自殺、他殺あるいは事故死のいずれか不明のときは自殺以外で処理しているので、死亡診断書等について作成者から自殺の旨訂正報告がない場合は、自殺に計上していない」との違いがあるからです。

2021（令和3）年の自殺者数は5～9歳は2名、10～14歳は128名、15～19歳は632名と2020（令和2）年と同様に大人数となりました。また、小学生の自殺数は前年より減りましたが、中学生の自殺数は増加しました。新型コロナウイルス感染症の影響による新しい生活様式が、依然として子どもたちの心にさまざまな悩みや課題を与えていることがうかがえます。

▼5-2：5～19歳にみる自殺率の年次推移

年度	5～9歳 自殺数	5～9歳 自殺率	10～14歳 自殺数	10～14歳 自殺率	15～19歳 自殺数	15～19歳 自殺率	小学生 自殺数	小学生 自殺率	中学生 自殺数	中学生 自殺率
1950	–	–	2	0.0	1,310	15.3				
55	3	0.0	88	0.9	2,735	31.7				
60	1	0.0	62	0.6	2,217	23.8				
65	–	–	46	0.5	806	7.4				
70	–	–	55	0.7	702	7.8				
75	1	0.0	88	1.1	788	9.7				
80	2	0.0	53	0.6	599	7.3				
85	4	0.0	81	0.8	453	5.1				
86	3	0.0	123	1.2	659	7.0				
87	3	0.0	66	0.7	490	8.1				
88	2	0.0	77	0.8	476	4.8				
89	–	–	63	0.6	443	3.5				
90	–	–	47	0.6	381	3.8				
91	–	–	36	0.4	371	3.8				
92	1	0.0	83	1.0	407	4.3				
93	–	–	50	0.6	381	3.9				
94	2	0.0	74	1.0	453	5.1				
95	–	–	66	0.9	423	5.0				
96	–	–	64	0.9	400	4.9				
97	4	0.0	49	0.7	389	4.9				
98	1	0.0	93	1.3	610	7.9				
99	1	0.0	72	1.1	540	7.1				
2000	–	–	74	1.1	473	6.4				
01	1	0.0	60	0.9	481	6.6				
02	–	–	37	0.6	410	5.8				
03	1	0.0	64	1.1	503	7.3				
04	–	–	49	0.8	500	7.5				
05	1	0.0	44	0.7	511	7.8				
06	1	0.0	76	1.3	500	7.9				
07	–	–	47	0.8	455	7.3	9	0.1	68	1.9
08	1	0.0	58	1.0	507	8.3			70	1.9
09	–	–	55	0.9	457	7.6	2		70	1.9
10	–	–	63	1.1	451	7.5	6	0.1	76	2.1
11	–	–	74	1.3	509	8.5	11	0.2	76	2.1
12	–	–	75	1.3	510	8.5	8	0.1	81	2.3
13	1	0.0	91	1.6	455	7.6	13	0.2	101	2.9
14	2	0.0	100	1.8	434	7.3	20	0.3	104	3.0
15	1	0.0	89	1.6	447	7.4	5	0.1	111	3.2
16	–	–	71	1.3	430	7.2	10	0.2	85	2.6
17	–	–	100	1.9	460	7.8	10	0.2	115	3.4
18	–	–	99	1.9	503	8.7	7	0.1	127	3.9
19	–	–	90	1.7	563	9.9	15	0.2	107	3.3
20	–	–	122	2.3	641	11.4	14	0.2	142	4.4
21	2	0.0	128	2.4	632	11.5	13	0.2	150	4.6

注：率は人口10万人対

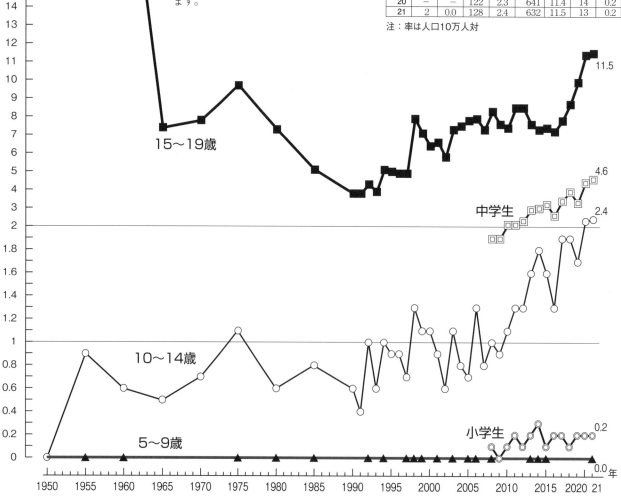

▲5-1：5～19歳にみる自殺率の年次推移
（5-1、5-2：厚生労働省『人口動態統計』を基に作成）

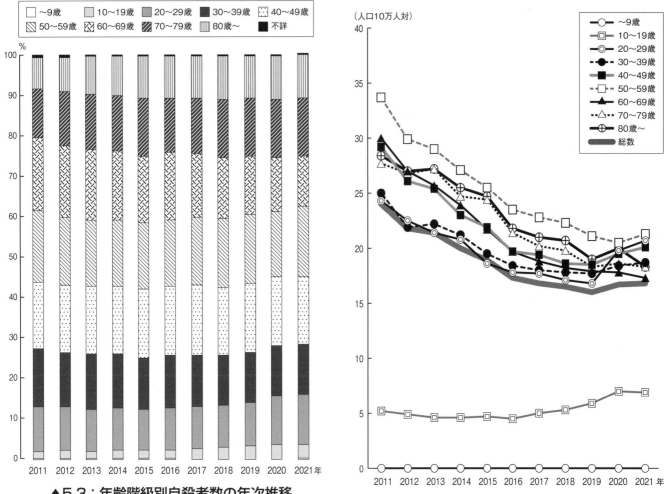

▲5-3：年齢階級別自殺者数の年次推移
（5-3、5-4：厚生労働省『令和３年中における自殺の状況』を基に作成）

▲5-4：年齢階級別自殺死亡率の年次推移

2021（令和３）年の自殺者数は21,007人となり、前年と比較して74人（約0.4％）減少しました。男性は12年連続の減少、女性は２年連続の増加で、男性の自殺者数は女性の約2.0倍となっています。年齢階級別にみると60歳代で158人減少しましたが、20歳代で90人、50歳代で193人増加しています。また、死亡率は20歳代で0.9ポイント、50歳代で0.8ポイント上昇しました。児童生徒の自殺者数は473人となり過去最多だった前年より26人減りましたが、女子中高生の自殺者数は217人で前年より８人増加しています。自殺総合対策推進センターは2018（平成30）年に「小学生の自殺は11月30日、中学生と高校生の自殺は９月１日が多い」という統計を公表しています。しかし、2020（令和２）年の児童生徒の自殺は３月の一斉休校直後に大きく減少し、６月の学校再開後と短縮された夏休みが終わった８月頃に急増しました。一斉休校は通常の長期休業とは異なり学校再開時期などが不確定で心が不安定になるなど、新型コロナウイルス感染症の拡大に起因するさまざまな悩みや課題が児童生徒の自殺に影響したと考えられます。2021（令和３）年は学校活動が通常に戻りつつあり、自殺が多い月もコロナ前と同じ傾向がみられるようになりました。しかし、今まで小学生に多かった11月の自殺数が2020（令和２）年より継続して多いのは、中高生の自殺も11月に増加していることを示しています。

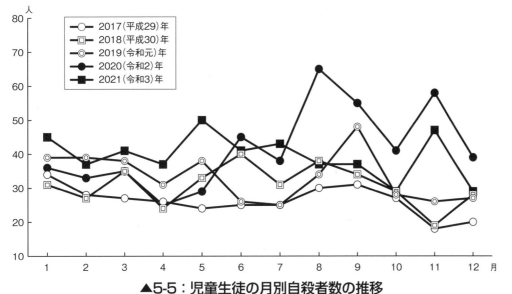

▲5-5：児童生徒の月別自殺者数の推移
（文部科学省「コロナ禍における児童生徒の自殺等に関する現状について」を基に作成）

2022（令和４）年11月現在の日本では７回におよぶ流行期を経て、感染拡大状況は一旦落ち着いたようにみえます。しかし、学校ではまだ黙食や行事の制限などを続けていて完全にもとの状態に戻ってはおらず、家庭にも学校にも居場所がなくてつらいという子どもたちはまだたくさんいます。自殺を防止するには、自殺を企図している人の悩みやサインに気づき、声をかけて話を聞き、必要な支援につなげていくゲートキーパーの存在が重要です。いつも顔を合わせる子どもが「何だか元気がないな」「ちょっと様子が違うな」と感じたときにまずは声をかけてみることで、子どもが「自分を見ていてくれる人」「自分を心配してくれている人」がいると感じることが、自殺を思いとどまる一助になります。

6 虐待死
Child abuse

▼6-1：子ども虐待による死亡児の人数

年（報告）	2005（第3次）	2007（第5次）	2009（第7次）	2011（第9次）	2012（第10次）	2013（第11次）	2014（第12次）	2015（第13次）	2016（第14次）	2017（第15次）	2018（第16次）	2019（第17次）	2020（第18次）
調査時期	1/1~12/31	1/1~12/31	4/1~3/31	4/1~3/31	4/1~3/31	4/1~3/31	4/1~3/31	4/1~3/31	4/1~3/31	4/1~3/31	4/1~3/31	4/1~3/31	4/1~3/31
死亡児数（人）	86	114	88	99	90	69	71	84	77	65	73	78	77
心中以外の虐待死／心中による虐待死（未遂含む）	56 / 30	61 / 53	49 / 39	58 / 41	51 / 39	36 / 33	44 / 27	52 / 32	49 / 28	52 / 13	54 / 19	57 / 21	49 / 28

【厚生労働省による用語定義】
虐待死とは：子ども虐待による死亡をさし、「心中以外の虐待死」と「心中による虐待死（加害者の未遂を含む）」に分類されている。第8次報告以降、「虐待死」とした事例を「心中以外の虐待死」に、「心中」とした事例を「心中による虐待死」にそれぞれ呼称を改めた。

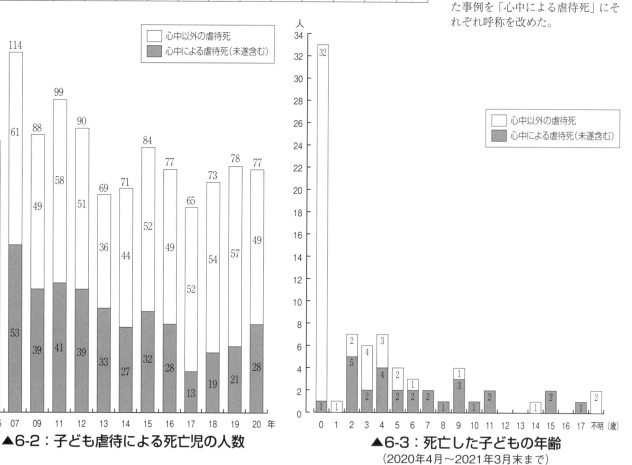

▲6-2：子ども虐待による死亡児の人数

▲6-3：死亡した子どもの年齢
（2020年4月～2021年3月末まで）

凡例：□ 心中以外の虐待死　■ 心中による虐待死（未遂含む）

2020（令和2）年度に全国の児童相談所が児童虐待相談として対応した件数は205,044件で、前年より約11,000件（5.8％）増加し、1990（平成2）年度より29年連続で増加しています。

▼6-4：虐待死に至ってしまった事例の死亡時の年齢別関係機関の関与状況

		総数（事例数）	総数（%）	どちらも関与（事例数）	どちらも関与（%）	児童相談所のみ関与（事例数）	児童相談所のみ関与（%）	市区町村のみ関与（事例数）	市区町村のみ関与（%）	いずれも関与なし（事例数）	いずれも関与なし（%）	不明（事例数）	不明（%）
心中以外	総数	698	100.0	107	100.0	49	100.0	57	100.0	461	100.0	11	100.0
	0日	119	17.0	2	1.9	0	0.0	1	1.8	114	24.7	2	18.2
	0歳	219	31.4	34	31.8	10	20.4	31	54.4	137	29.7	5	45.5
	1~2歳	127	18.2	24	22.4	17	34.7	14	24.6	68	14.8	1	9.1
	3~5歳	111	15.9	28	26.2	11	22.4	8	14.0	59	12.8	0	0.0
	6歳以上	71	10.2	18	16.8	9	18.4	1	1.8	40	8.7	0	0.0
	不明	51	7.3	1	0.9	2	4.1	2	3.5	43	9.3	3	27.3
心中（未遂を含む）	総数	464	100.0	36	100.0	28	100.0	26	100.0	298	100.0	9	100.0
	0日	1	0.2	0	0.0	0	0.0	0	0.0	1	0.3	0	0.0
	0歳	56	12.1	1	2.8	0	0.0	4	15.4	46	15.4	0	0.0
	1~2歳	56	12.1	4	11.1	2	7.1	4	15.4	37	12.4	0	0.0
	3~5歳	106	22.8	7	19.4	6	21.4	10	38.5	64	21.5	0	0.0
	6歳以上	240	51.7	24	66.7	20	71.4	8	30.8	148	49.7	6	66.7
	不明	5	1.1	0	0.0	0	0.0	0	0.0	2	0.7	3	33.3

「子ども虐待による死亡事例等の検証結果ついて（第18次報告）」の特集「虐待死に至ってしまった事例の関係機関の関与状況」によると、第5次から第17次報告までの子どもの虐待死事例は、心中以外の約3割、心中の約2割が、児童相談所及び市区町村（虐待対応担当部署）のいずれかもしくはどちらも関与していました。その一方で、心中以外、心中のいずれも約6割が児童相談所および市区町村（虐待対応担当部署）とも関わっていないという結果がみられました。

（6-1～6-4：厚生労働省『子ども虐待による死亡事例等の検証結果ついて』第18次報告を基に作成）

7 妊産婦死亡率
Death rate in expectant and nursing mothers

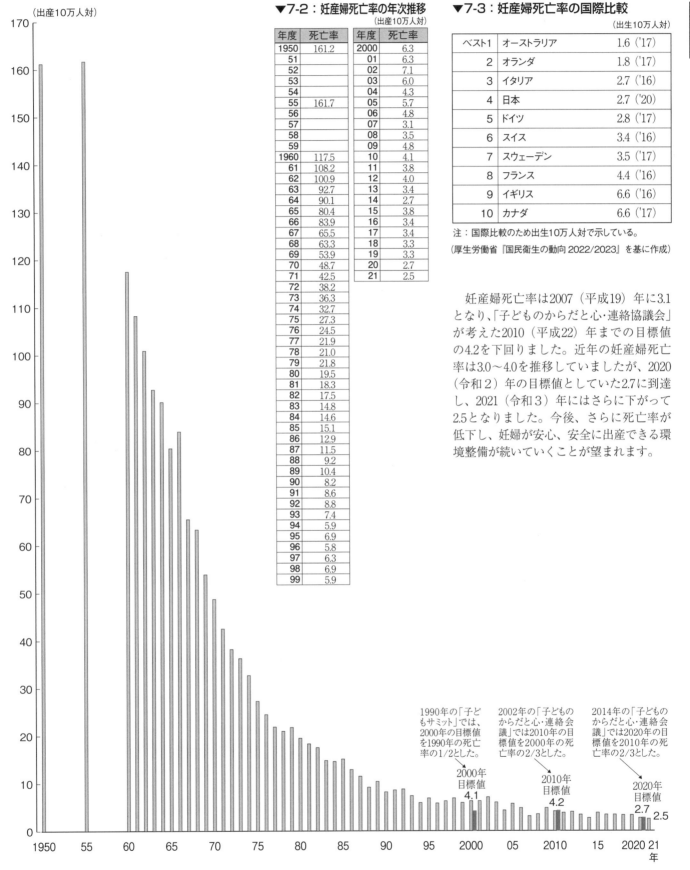

▼7-2：妊産婦死亡率の年次推移
（出産10万人対）

年度	死亡率	年度	死亡率
1950	161.2	2000	6.3
51		01	6.3
52		02	7.1
53		03	6.0
54		04	4.3
55	161.7	05	5.7
56		06	4.8
57		07	3.1
58		08	3.5
59		09	4.8
1960	117.5	10	4.1
61	108.2	11	3.8
62	100.9	12	4.0
63	92.7	13	3.4
64	90.1	14	2.7
65	80.4	15	3.8
66	83.9	16	3.4
67	65.5	17	3.4
68	63.3	18	3.3
69	53.9	19	3.3
70	48.7	20	2.7
71	42.5	21	2.5
72	38.2		
73	36.3		
74	32.7		
75	27.3		
76	24.5		
77	21.9		
78	21.0		
79	21.8		
80	19.5		
81	18.3		
82	17.5		
83	14.8		
84	14.6		
85	15.1		
86	12.9		
87	11.5		
88	9.2		
89	10.4		
90	8.2		
91	8.6		
92	8.8		
93	7.4		
94	5.9		
95	6.9		
96	5.8		
97	6.3		
98	6.9		
99	5.9		

▼7-3：妊産婦死亡率の国際比較
（出生10万人対）

ベスト1	オーストラリア	1.6 ('17)
2	オランダ	1.8 ('17)
3	イタリア	2.7 ('16)
4	日本	2.7 ('20)
5	ドイツ	2.8 ('17)
6	スイス	3.4 ('16)
7	スウェーデン	3.5 ('17)
8	フランス	4.4 ('16)
9	イギリス	6.6 ('16)
10	カナダ	6.6 ('17)

注：国際比較のため出生10万人対で示している。
（厚生労働省『国民衛生の動向 2022/2023』を基に作成）

妊産婦死亡率は2007（平成19）年に3.1となり、「子どものからだと心・連絡協議会」が考えた2010（平成22）年までの目標値の4.2を下回りました。近年の妊産婦死亡率は3.0～4.0を推移していましたが、2020（令和2）年の目標値としていた2.7に到達し、2021（令和3）年にはさらに下がって2.5となりました。今後、さらに死亡率が低下し、妊婦が安心、安全に出産できる環境整備が続いていくことが望まれます。

▲7-1：妊産婦死亡率の年次推移
（7-1、7-2：厚生労働省『人口動態統計』を基に作成）

8 死産性比
Sex ratio in stillbirth

▼8-2：死産性比の年次推移　　　　　　　　　　　（人）

年度	死産性比	年度	死産性比	年度	死産性比	年度	死産性比
1899	109.7	1930	120.0	1960	127.0	1990	190.2
1900	110.7	1931	121.3	1961	127.9	1991	190.1
1901	110.8	1932	119.8	1962	125.7	1992	195.0
1902	110.9	1933	120.5	1963	128.5	1993	198.3
1903	110.1	1934	120.2	1964	127.3	1994	197.9
1904	110.2	1935	119.3	1965	129.1	1995	205.5
1905	109.5	1936	120.8	1966	128.5	1996	204.6
1906	110.1	1937	120.6	1967	129.3	1997	210.4
1907	110.0	1938	120.5	1968	130.7	1998	210.7
1908	111.9	1939	121.2	1969	133.0	1999	209.3
1909	112.2	1940	118.9	1970	132.2	2000	217.0
1910	112.7	1941	121.5	1971	132.4	2001	223.1
1911	114.0	1942	—	1972	136.0	2002	221.3
1912	114.4	1943	—	1973	137.9	2003	221.4
1913	113.3	1944	—	1974	137.0	2004	224.3
1914	114.5	1945	—	1975	137.5	2005	229.0
1915	114.8	1946	—	1976	140.8	2006	224.1
1916	115.3	1947	123.0	1977	141.0	2007	226.2
1917	117.1	1948	124.3	1978	142.4	2008	225.2
1918	115.0	1949	126.7	1979	146.1	2009	225.3
1919	117.6	1950	128.1	1980	151.4	2010	226.2
1920	117.1	1951	127.7	1981	154.7	2011	225.6
1921	118.0	1952	127.5	1982	158.9	2012	220.5
1922	117.8	1953	128.8	1983	154.9	2013	216.7
1923	117.6	1954	129.1	1984	161.3	2014	220.4
1924	117.5	1955	129.6	1985	167.1	2015	216.8
1925	119.6	1956	128.4	1986	169.7	2016	209.9
1926	120.4	1957	128.1	1987	178.5	2017	215.6
1927	119.3	1958	127.8	1988	177.6	2018	212.0
1928	120.0	1959	128.1	1989	182.5	2019	207.4
1929	119.9					2020	205.9
						2021	213.8

「死産性比」は1970（昭和45）年代中頃から急激に増加し始め、2000（平成12）年代以降は220〜230人の間で推移した後、ここ2〜3年は減少傾向を示していましたが、2021（令和3）年に再び上昇しました。「なぜ女児よりも男児に死産が多いのか」という原因として、公害や農薬による環境ホルモンの問題や、日本人の衣食住などのライフスタイルの変化などいろいろなことがあげられてはいますが、詳細の要因についてはまだ明らかになっていないため、原因を究明していく必要があると思われます。

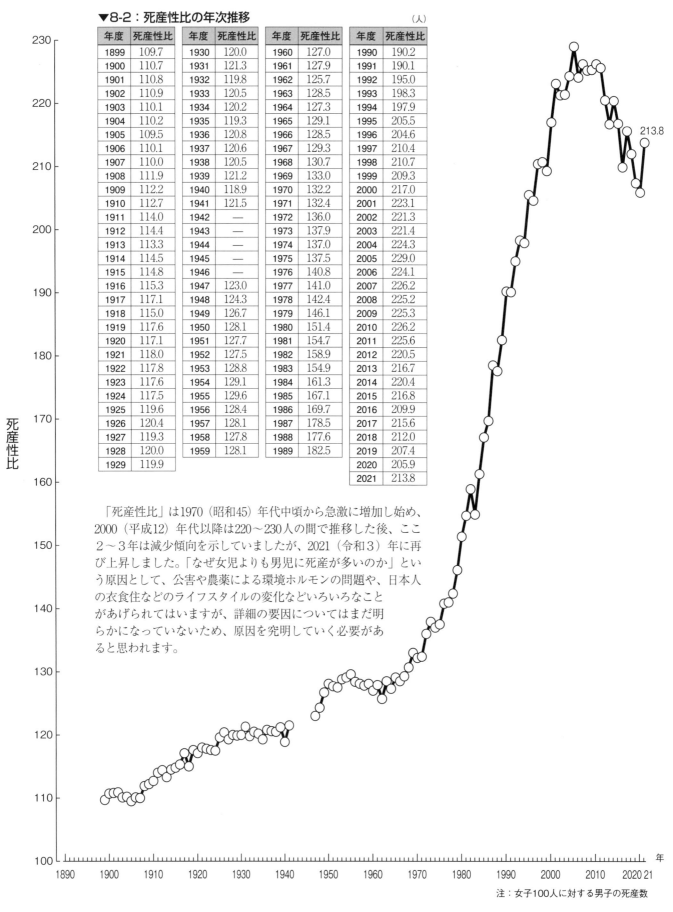

注：女子100人に対する男子の死産数

▲8-1：死産性比の年次推移
（8-1、8-2：厚生労働省『人口動態統計』を基に作成）

68

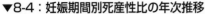

▼8-4：妊娠期間別死産性比の年次推移　(人)

年度	12～15週(4カ月)	16～19週(5カ月)	20～23週(6カ月)	年度	12～15週(4カ月)	16～19週(5カ月)	20～23週(6カ月)
1950	196.5	152.2	120.9	2010	1,226.4	277.4	125.7
51	190.8	146.4	119.0	11	1,262.3	281.7	130.7
52	198.5	147.0	118.7	12	1,174.9	267.4	126.8
53	197.4	151.2	118.6	13	1,194.6	260.0	126.6
54	208.8	150.9	119.1	14	1,192.5	276.3	126.4
55	204.5	147.8	119.7	15	1,089.4	279.5	125.9
56	199.9	147.2	117.5	16	1,018.3	254.8	125.5
57	202.9	145.8	117.0	17	1,141.0	274.4	125.9
58	192.2	144.8	116.5	18	1,018.4	265.4	130.2
59	196.6	148.5	117.1	19	1,063.7	252.2	124.5
1960	190.3	146.4	116.3	2020	1,094.3	251.9	121.6
61	200.1	143.4	115.7	21	1,408.7	287.2	120.1
62	205.0	145.7	114.5				
63	217.5	145.0	114.2				
64	216.8	144.7	116.4				
65	229.3	147.7	117.4				
66	226.9	148.7	115.1				
67	241.7	149.4	116.5				
68	254.7	155.4	117.0				
69	250.4	159.2	117.2				
1970	255.0	161.7	116.9				
71	264.9	163.8	117.2				
72	290.2	168.1	118.2				
73	283.6	173.1	122.6				
74	317.0	168.7	120.5				
75	312.8	171.9	118.4				
76	298.9	171.9	118.4				
77	299.3	172.3	119.4				
78	301.4	177.1	118.1				
79	351.0	189.1	120.2				
1980	375.4	197.1	122.8				
81	383.7	195.8	123.4				
82	419.1	199.6	124.4				
83	421.8	198.7	118.9				
84	443.2	198.2	121.7				
85	505.8	205.8	120.4				
86	541.1	204.0	121.7				
87	537.5	214.4	123.5				
88	574.7	207.9	122.7				
89	608.7	220.8	122.8				
1990	671.6	218.0	125.7				
91	648.2	221.2	123.5				
92	695.9	224.9	123.5				
93	685.7	232.3	125.0				
94	782.0	233.6	121.0				
95	783.7	248.9	125.1				
96	802.0	243.1	125.0				
97	783.6	250.9	127.2				
98	788.5	246.9	126.1				
99	844.1	245.0	125.1				
2000	931.7	253.4	124.5				
01	1,038.2	263.4	127.7				
02	1,002.1	265.5	122.7				
03	996.9	254.4	126.5				
04	1,093.0	261.2	123.3				
05	1,115.6	264.6	131.0				
06	1,035.0	269.9	126.8				
07	1,024.9	272.5	131.9				
08	1,113.4	268.5	126.4				
09	1,197.9	272.5	131.5				

　「死産性比」を妊娠期間別にみると、近年では12～15週（4カ月）は「1,100～1,200」、16～19週（5カ月）は「250～280」、20～23週（6カ月）は「120～130」を推移していましたが、2021（令和3）年は12～15週（4カ月）が前年の1,100から1,400に激増しました。この傾向は前頁の死産性比とあわせて、日本の大きな課題です。

12～15週（4カ月）

16～19週（5カ月）　287.2

20～23週（6カ月）　120.1

注：女子100人に対する男子の死産数

▲8-3：妊娠期間別死産性比の年次推移
（8-3、8-4：厚生労働省『人口動態統計』を基に作成）

保護 1 出生性比
Sex ratio in live birth

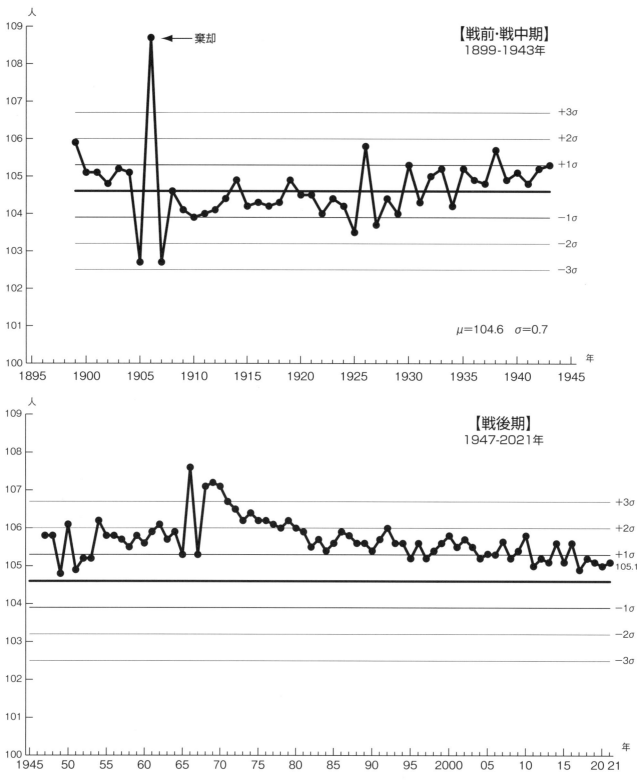

注：「出生性比」はその年に出生した女子100人に対する男子の出生数

▲1-1：出生性比の年次推移
（厚生労働省『人口動態統計』を基に作成）

　出生性比は以前より男子が女子より高く、上下のグラフの真ん中にある太い横線は"戦前・戦中期"の平均値水準（104.6）を示しています。戦後期は"戦前・戦中期"の平均値より出生性比が高くなり（つまり、女子より男子がより多く生まれている）、なかでも1968（昭和43）～70（昭和45）年は＋3σを超えました。その後は低下を続け、2008（平成20）年は＋1σ以下の水準まで戻ってきていますが、依然として女子より男子が多く生まれています。また、1906（明治39）年の値が棄却されたのはこの年が「丙午」であったためであり、1966（昭和41）年にも同様の傾向がみられましたが棄却するまでの値ではありませんでした。

2 低出生体重児
Low birth body weight infant

▼2-1：低出生体重別階層分布割合および年次推移（男児）

(%)

男児		1951	1960	1970	1980	1990	2000	2007	2014	2015	2016	2017	2018	2019	2020
	出生総数(人)	1,094,641	824,761	1,000,403	811,418	626,971	612,148	559,847	515,533	515,452	501,880	484,449	470,851	443,430	430,713
	出生時平均体重(kg)	3.14	3.14	3.22	3.23	3.16	3.07	3.05	3.04	3.04	3.05	3.05	3.05	3.05	3.05
出生時体重構成割合	総数 割合	100.0	100.0	100.0	100.0	100.0	100.0	100.0	100.0	100.0	100.0	100	100	100	100
	1.0kg未満	0.0	0.0	0.1	0.1	0.2	0.2	0.3	0.3	0.3	0.3	0.3	0.3	0.3	0.3
	1.0kg以上1.5kg未満	0.2	0.3	0.3	0.3	0.4	0.4	0.5	0.4	0.4	0.4	0	0.4	0.4	0.4
	1.5～2.0	1.1	1.2	1.0	0.8	0.9	1.1	1.2	1.2	1.1	1.1	1.2	1.2	1.2	1.1
	2.0～2.5	5.2	5.1	3.9	3.6	4.3	6.0	6.6	6.5	6.5	6.5	6.5	6.4	6.4	6.4
	2.5kg未満	6.4	6.5	5.2	4.8	5.7	7.8	8.5	8.4	8.3	8.3	8.0	8.3	8.3	8.2

注1：出生時の体重不詳を除いた%　　注2：2011（平成22）年はデータなし　　注3：数値は発表のまま記載

▼2-2：低出生体重別階層分布割合および年次推移（女児）

(%)

女児		1951	1960	1970	1980	1990	2000	2007	2014	2015	2016	2017	2018	2019	2020
	出生総数(人)	1,043,048	781,280	933,836	765,471	594,614	578,399	529,971	488,006	490,225	475,098	461,616	447,549	421,809	410,122
	出生時平均体重(kg)	3.06	3.06	3.13	3.14	3.08	2.99	2.96	2.96	2.96	2.96	2.96	2.96	2.96	2.96
出生時体重構成割合	総数 割合	100.0	100.0	100.0	100.0	100.0	100.0	100.0	100.0	100.0	100.0	100	100	100	100
	1.0kg未満	0.0	0.0	0.1	0.1	0.2	0.2	0.3	0.3	0.3	0.3	0.3	0.3	0.3	0.3
	1.0kg以上1.5kg未満	0.2	0.3	0.3	0.3	0.3	0.4	0.5	0.5	0.4	0.4	0.4	0.4	0.4	0.5
	1.5～2.0	1.2	1.3	1.0	0.8	0.9	1.1	1.3	1.3	1.2	1.2	1.2	1.2	1.2	1.2
	2.0～2.5	6.9	6.1	4.8	4.4	5.5	7.7	8.7	8.7	8.7	8.6	8.6	8.5	8.6	8.3
	2.5kg未満	8.3	7.7	6.1	5.6	7.0	9.5	10.8	10.7	10.6	10.5	10.5	10.4	10.5	10.3

注1：出生時の体重不詳を除いた%　　注2：2011（平成22）年はデータなし　　注3：数値は発表のまま記載

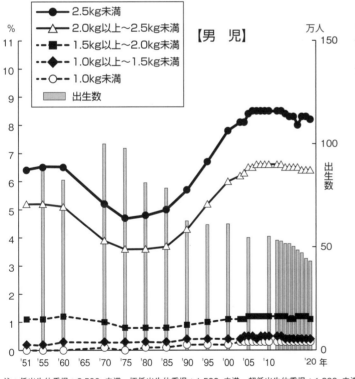

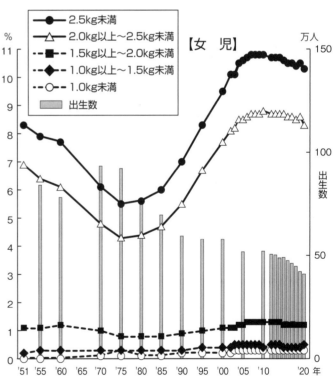

注：低出生体重児：2,500g未満、極低出生体重児：1,500g未満、超低出生体重児：1,000g未満

▲2-3：階層別低出生体重児と出生数の年次推移
（2-1～2-3：厚生労働省『人口動態統計』を基に作成）

　出生児の平均体重は、この10年間大きな変化はありませんが、出生数は依然として減少しています。2,500g未満の低出生体重児の割合は、1980（昭和55）年頃から増加していましたが、2007（平成19）年をピークに横ばいかやや減少傾向が続いています。2020（令和2）年はピーク時より男児は0.3%、女児は0.5%の減少がみられます。

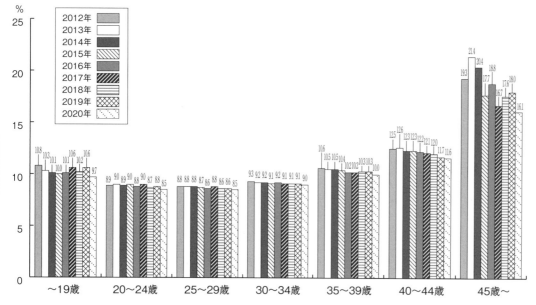

出生児の体重が2,500g未満となる出産が10%を超える年齢階級は、35歳以上の高齢出産となっています。逆に20代での出産は低出生体重児※の割合が最も少なくなっています。

※低出生体重児とは出生時体重が2,500g未満の子

▲2-4：母の年齢階級別低出生体重児の割合

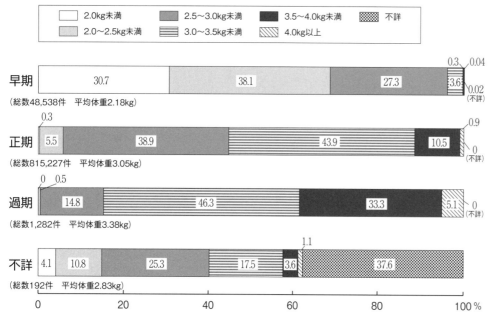

妊娠期間
早期：妊娠22週から妊娠37週未満
正期：妊娠37週から満42週未満
過期：妊娠42週以上

▲2-5：妊娠期間（早期・正期・過期）別出生時の体重割合（2020年）

低出生体重児

　低出生体重児は、2,500g未満ということで、国際的な合意が得られています。低出生体重児の割合は、人口全体の健康状態を表す指標となっており、途上国支援の中での健康改善効果の指標に用いられてきました。

　出生体重の小さい子どもが生まれる原因を大別すると、妊娠期間が短い時期に生まれること、妊娠期間が十分でも胎児の発育が不十分であることの2点であると言われています。

　早期産の低出生体重児（2,500g未満）の割合は、2.0kg未満が30.7％、2.0～2.5kg未満が38.1％で、合わせると68.8％と高率です。妊娠37週未満での出産は、低体重児となるリスクが高いと考えられます。

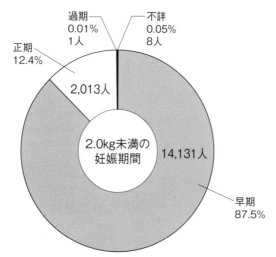

▲2-6：出生体重2.0kg未満の妊娠期間（2020年）
（2-4～2-6：厚生労働省『人口動態統計』を基に作成）

　低出生体重児のうち2.0kg未満の出生数は16,832人で、うち14,131人（87.5％）が妊娠37週未満の早期産です。

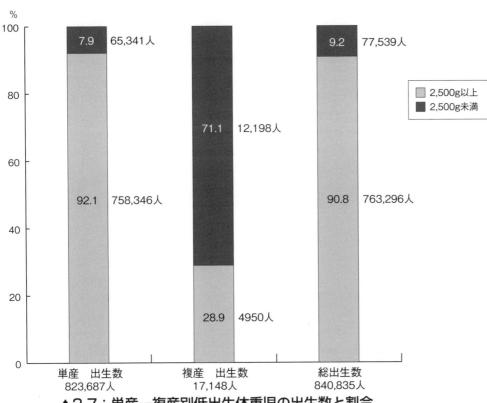

低出生体重児を単産—複産※にみると、単産では低出生体重の割合が7.9%でした。複産では71.1%と高い割合となっています。

複産の低出生体重児の割合は1975（昭和50）年には52.5%でしたが2000（平成12）年には69.3%となり、以後70%を超え続けて2020（令和2）年に至っています。

※単産とは単胎で生まれた出生で、死産は含まない。また、複産とは双子・三つ子等多胎で生まれた出生であり、死産は含まない。

▲2-7：単産—複産別低出生体重児の出生数と割合
（厚生労働省『人口動態調査』を基に作成）

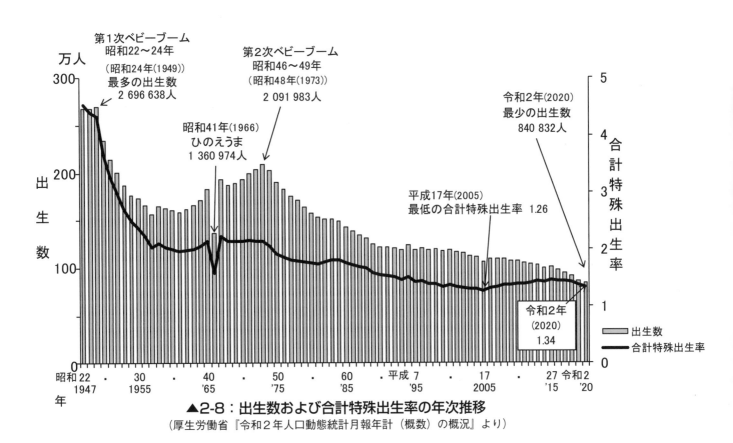

▲2-8：出生数および合計特殊出生率の年次推移
（厚生労働省『令和2年人口動態統計月報年計（概数）の概況』より）

　出生数をみると、2016（平成28）年には100万人を下回り、2020（令和2）年には840,832人と減少が続いています。合計特殊出生率※は2005（平成17）年に1.26と最低値となり、2015（平成27）年には30代人口が増えたことで1.45まで改善しましたが、再び減少に転じています。

　低出生体重児の減少のためには、胎児にとっての環境としての母体を良い状態で維持したうえで、早産の予防のための環境を整えることが重要です。しかし、出生数の減少の改善には、妊娠期間のみならず、出産、子育てといったすべてに良い環境が整えられることが必要です。

※合計特殊出生率とは、15歳から49歳までの女性の年齢別出生率を合計したもの。一人の女性が生涯に産む子どもの数の平均。

3 摂取量
Intake

保護

　摂取エネルギー量（総数）は、戦後1970（昭和45）年頃まで増加していましたが、その後減少に転じ、ここ数年は再び増加傾向にあります。2000（平成12）年以降の性・年代別推移をみると、男女とも、1〜6歳は引き続き減少傾向にあります。

　さらにやせ傾向が心配されている女性・20歳代の摂取エネルギー量の少なさも気になります。妊婦、授乳婦は、胎児の栄養分や授乳のため、妊娠や授乳をしていない女性と比べると必要なエネルギー量が増加します（付加量）。若年女性の"やせ"は、摂取エネルギー量不足が要因にあげられます。しかし、そのような状況にある女性が妊娠した際、付加量を補うことができるかという問題もあり、胎児や母体への影響が心配です。

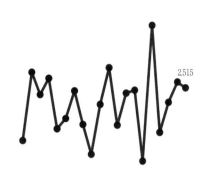

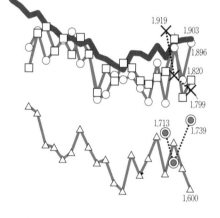

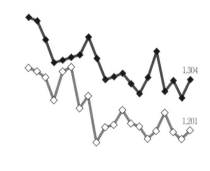

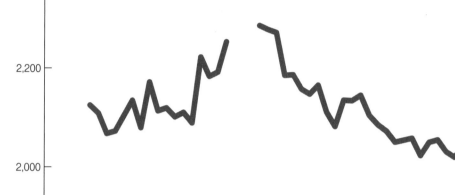

(参考)推定エネルギー必要量【女性】		(kcal/日)	
身体活動レベル	Ⅰ	Ⅱ	Ⅲ
18〜29歳	1,700	2,000	2,300
30〜49歳	1,750	2,050	2,350
妊婦（付加量） 初期	+50	+50	+50
妊婦（付加量） 中期	+250	+250	+250
妊婦（付加量） 後期	+450	+450	+450
授乳婦(付加量)	+350	+350	+350

注1：妊婦個々の体格や妊娠中の体重増加および胎児の発育状況
　　の評価を行うことが必要である。
注2：詳細は『日本人の食事摂取基準（2020年版）』を参照。

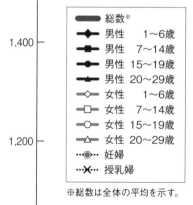

注1：2001年より分類が変更され、調理を加味した数値となった。詳細は、厚生労働省『国民健康・栄養調査』を参照。
注2：2020年と2021年は国民健康・栄養調査が中止だったため、2019年までの数値を載せています。

▲3-1：摂取エネルギー量の年次推移
（厚生労働省『国民健康・栄養調査』を基に作成）

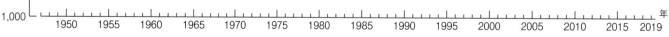

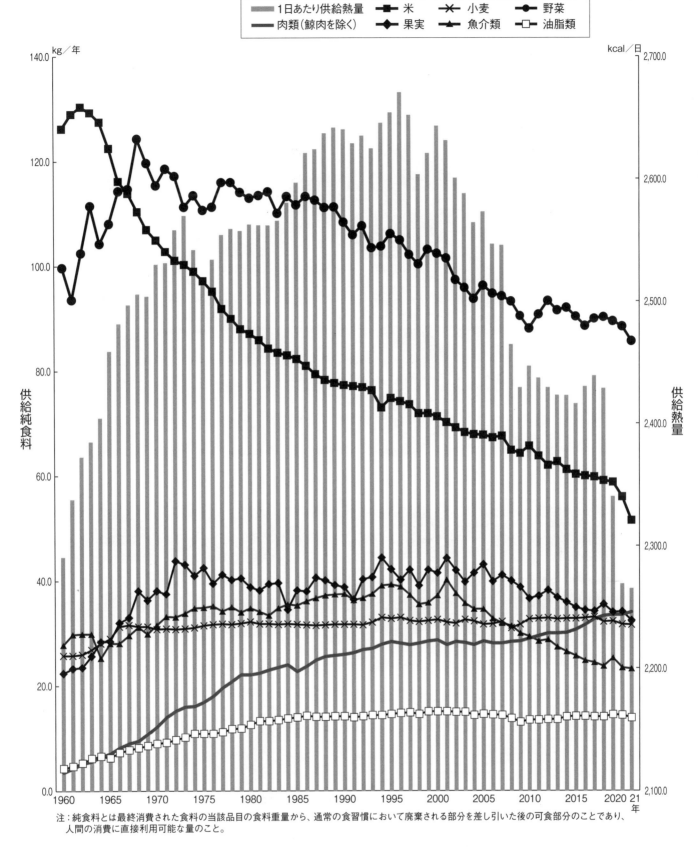

凡例:
- 1日あたり供給熱量
- 肉類（鯨肉を除く）
- 米
- 果実
- 小麦
- 魚介類
- 野菜
- 油脂類

注：純食料とは最終消費された食料の当該品目の食料重量から、通常の食習慣において廃棄される部分を差し引いた後の可食部分のことであり、人間の消費に直接利用可能な量のこと。

▲3-2：国民１人あたりの品目別消費量（年）および供給熱量（日）の推移
（農林水産省『食料需給表』http://www.maff.go.jp/jzyukyu/fbs/ を基に作成）

　国民一人あたりの米の消費量は1962（昭和37）年をピークに一貫して減少傾向にあり、2006（平成18）年には半減しています。

　一方、1960（昭和35）年以降、肉類と油脂類の消費量は増加し続けています。魚介類は2001（平成13）年をピークに減少傾向にあり、2011（平成23）年には、肉類の消費量が魚介類を上回っています。この背景には食品企業が提供するインスタント食品、冷凍食品、缶詰類の普及などによる味の多様化、さらには輸入の自由化が進んだことで、食材や食文化が国際化し、日本の食卓が変わってきたことがあげられます。

エネルギー産生栄養素バランス

エネルギー産生栄養素とは、エネルギーを産生する栄養素、すなわち、たんぱく質、脂質、炭水化物（アルコールを含む）が総エネルギー摂取量に占める割合（％エネルギー）のことです。

◆目標量（『日本人の食事摂取基準（2020年版）』より）

たんぱく質13〜20（％エネルギー）、脂質20〜30（％エネルギー）、炭水化物50〜65（％エネルギー）

注：詳細は、『日本人の食事摂取基準（2020年版)』を参照。

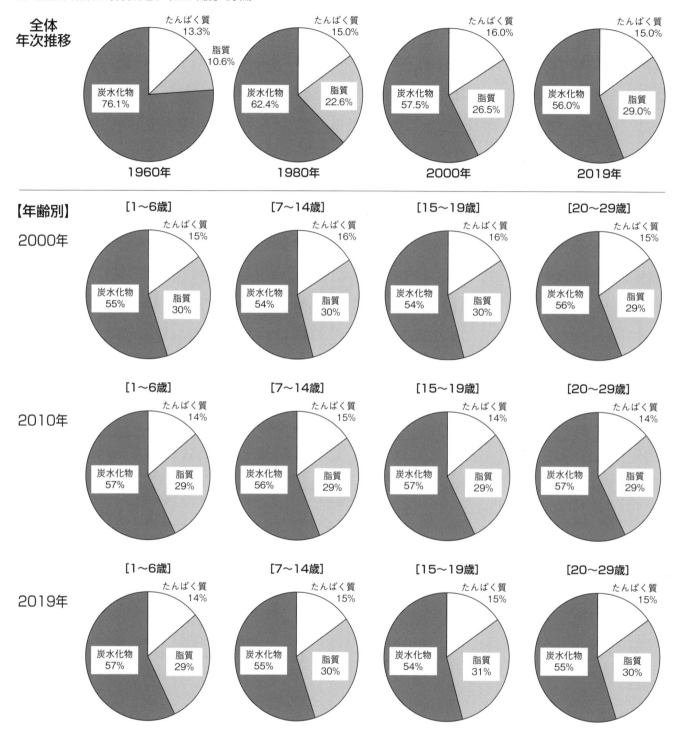

注：2020年と2021年は国民・栄養調査が中止だったため、2019年までの数値を載せています。

▲3-3：エネルギー産生栄養素バランス
（厚生労働省『令和元年国民健康・栄養調査』を基に作成）

栄養素バランスを1960（昭和35）年、1980（昭和55）年、2000（平成12）年、2019（令和元）年で比較してみました。1980（昭和55）年が理想のバランスとされていますが、洋食化の影響もあり、2000（平成12）年以降は、脂質の割合が増えているのがわかります。年齢別に算出されている2000（平成12）年以降の数値を10年ごとにみてみると、どの年齢においても、この20年間は脂質が多い傾向のままで大きな変化はみられません。今後も栄養素バランスがどう変化していくかをみていく必要があると考えます。

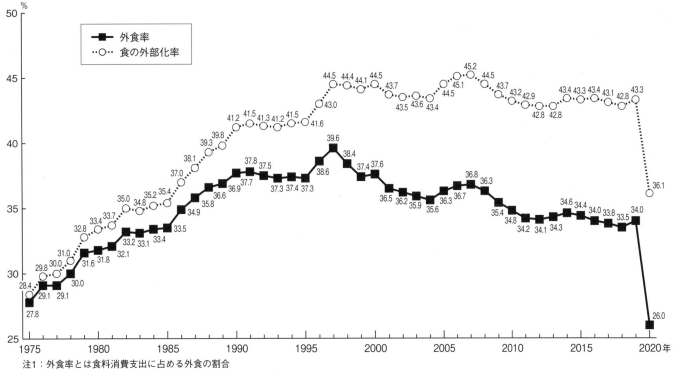

注1：外食率とは食料消費支出に占める外食の割合
注2：食の外部化率とは惣菜・調理食品の支出割合を加えた割合

▲3-4：外食率と食の外部化率の推移

（公益財団法人　食の安全・安心財団『外食率と食の外部化率の推移』を基に作成）

　1975（昭和50）年以降、外食率、食の外部化率ともに、上昇を続け、外食率は1997（平成9）年、食の外部化率は2007（平成19）年をピークに減少傾向にあります。2020（令和2）年は、新型コロナウイルス感染症の発生により、大きな影響を受けている様子を観察することができます。

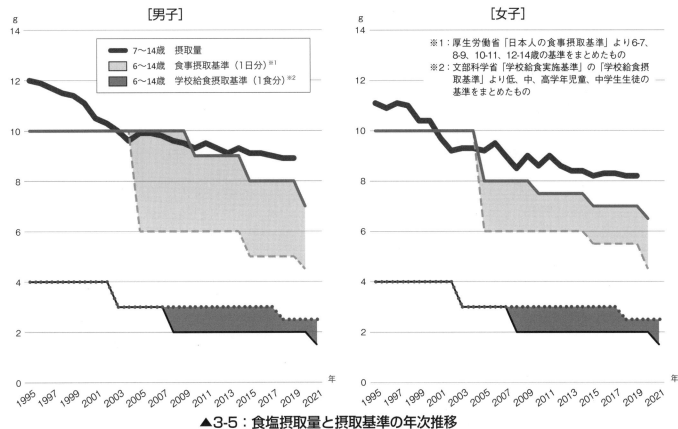

▲3-5：食塩摂取量と摂取基準の年次推移

（厚生労働省『国民健康・栄養調査』『日本人の食事摂取基準』、文部科学省『学校給食実施基準』より）

　食塩の摂取量については減少傾向がみられますが、世界保健機構（WHO）が勧める5g未満に比べてまだ高い値を示しています。厚生労働省より『日本人の食事摂取基準2020版』が告示されたことを受け学校給食の基準もこれに準じて改訂され、1食あたりの食塩の摂取基準が低学年（6～7歳）は2g未満から1.5g未満に、高学年（10～11歳）は2.5g未満から2g未満に変更されました。学校給食ではさらに減塩した献立作成をする必要があります。食事は楽しくおいしく食べることが大切です。無理な減塩は食欲を低下させたり、他の栄養素摂取に好ましくない影響を及ぼす危険があるため、慎重な対処が望まれます。

4 新型コロナウイルス感染症
COVID-19

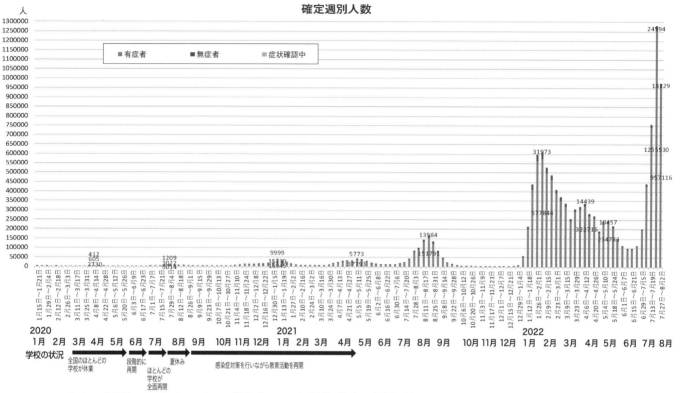

▲4-1：新型コロナウイルス感染症の国内発生動向（速報値、2022年8月2日24時点）

（厚生労働省　感染症情報『新型コロナウイルス感染症について国内の発生状況』（令和4年8月31日現在）を基に作成）

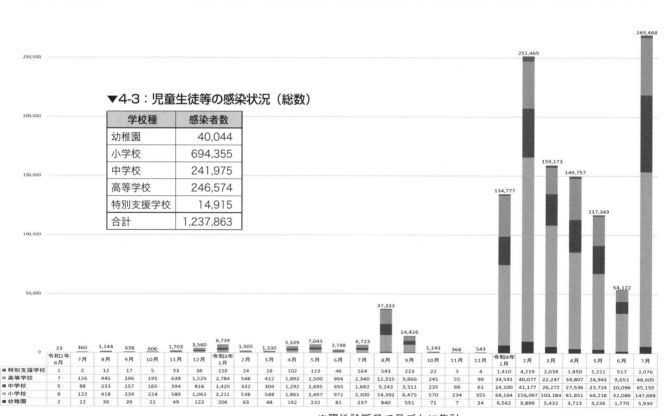

▼4-3：児童生徒等の感染状況（総数）

学校種	感染者数
幼稚園	40,044
小学校	694,355
中学校	241,975
高等学校	246,574
特別支援学校	14,915
合計	1,237,863

	令和2年6月	7月	8月	9月	10月	11月	12月	令和3年1月	2月	3月	4月	5月	6月	7月	8月	9月	10月	11月	12月	令和4年1月	2月	3月	4月	5月	6月	7月
■特別支援学校	1	2	12	17	5	33	36	118	24	18	102	119	46	164	543	223	22	3	4	1,410	4,219	2,038	1,850	1,222	517	2,076
■高等学校	7	126	445	196	191	638	1,525	2,784	548	412	1,892	2,500	994	2,340	12,315	3,866	245	55	99	34,541	40,077	22,247	34,807	24,943	9,651	48,605
■中学校	5	88	233	157	165	394	816	1,420	332	304	1,292	1,695	655	1,682	3,311	69	61	24,100	41,177	26,272	27,536	23,724	65,159
■小学校	8	122	418	239	224	589	1,061	2,211	538	548	1,861	2,497	972	2,300	14,392	6,475	570	234	355	68,164	156,097	103,184	81,851	64,218	32,088	147,698
■幼稚園	2	22	36	29	21	49	122	206	63	48	192	232	81	237	840	551	71	7	24	6,562	9,899	5,432	3,713	3,236	1,770	5,930

※陽性診断日で月ごとに集計
※陽性診断日、学校種について報告のないものは含めていない

▲4-2：児童生徒等感染者の推移2020（令和2）年6月1日〜2022（令和4）年8月7日までに文部科学省に報告があった情報のうち陽性診断日が2022（令和4）年7月31日までのもの

（4-2、4-3：文部科学省　新型コロナウイルスに関連した感染症対策に関する対応について「学校関係者における新型コロナウイルス感染症の感染状況（令和4年7月31日時点）」、https://www.mext.go.jp/content/20220819-mxt_kenshoku-000007005_1.pdfより）

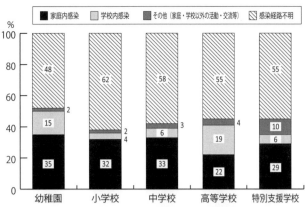

▲4-4：児童生徒等の感染経路

(4-4：文部科学省　新型コロナウイルスに関連した感染症対策に関する対応について「学校関係者における新型コロナウイルス感染症の感染状況（令和4年7月31日時点）」、https://www.mext.go.jp/content/20220819-mxt_kenshoku-000007005_1.pdfより)

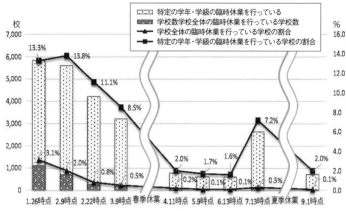

▲4-5：公立学校の臨時休業状況の推移

(4-5：文部科学省「新型コロナウイルス感染症の影響による公立学校臨時休業状況調査の結果について」より)

▼4-6：新型コロナウイルス感染症による公立学校臨時休業　学校種別の状況（2022（令和4）年7月13日現在）

(4-6：文部科学省　新型コロナウイルスに関連した感染症対策に関する対応について「新型コロナウイルス感染症の影響による　公立学校臨時休業状況調査の結果について」（令和4年7月27日）より)

	幼稚園	小学校	中学校	高等学校	特別支援学校	計
特定の学年・学級の臨時休業を行っている学校	50校	1,717校	564校	167校	47校	2,545校
	1.8%（+1.2%pt）	9.0%（+6.8%pt）	6.2%（+5.1%pt）	4.7%（+3.8%pt）	4.2%（+2.2%pt）	7.2%（+5.6%pt）
学校全体の臨時休業を行っている学校	19校	49校	24校	5校	2校	99校
	0.7%（+0.5%pt）	0.3%（+0.2%pt）	0.3%（+0.2%pt）	0.1%（+0.1%pt）	0.2%（+0.1%pt）	0.3%（+0.2%pt）

注：公立の幼稚園、小学校、中学校、高等学校および特別支援学校において「特定の学年・学級の臨時休業を行っている学校」「学校全体の臨時休業を行っている学校」（2022（令和4）年7月13日現在）について集計したもの。

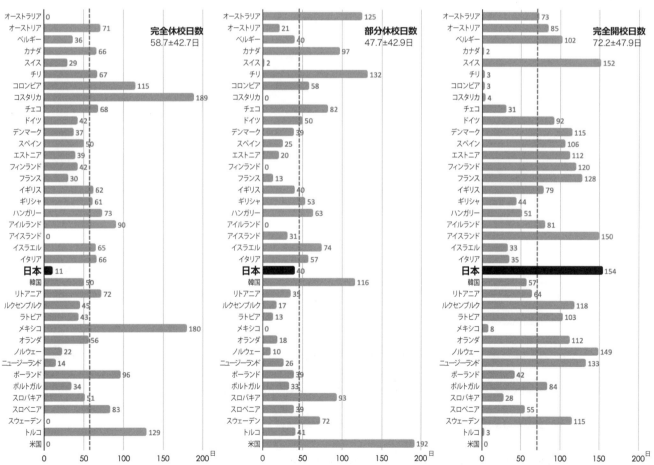

注：図中の数値は日数、破線は日本を除くOECD加盟国（37カ国）の平均を示す。なお、このデータでは、UNESCOの定義に基づいて、休校が就学前、初等教育、中等教育、高等教育に在籍する子どものほとんどまたはすべてに影響を与えた場合に「完全休校」、国の行政単位の一部の学校、学年が休校になった場合に「部分休校」、すべての子どもで直接授業が行われていた場合に「完全開校」を意味する。

▲4-7：新型コロナウイルス禍（2020年3月11日〜2021年2月2日）における各国の完全休校日数、部分休校日数、完全開校日数

(4-7：UNICEF（2021）を基に野井真吾作図)

保護
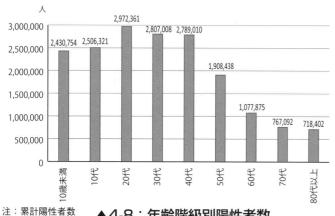

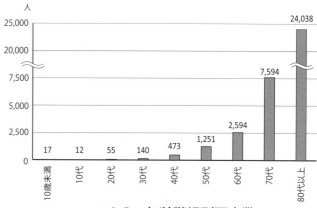

注：累計陽性者数

▲4-8：年齢階級別陽性者数

▲4-9：年齢階級別死亡数

(4-8、4-9：厚生労働省『新型コロナウイルス感染症の国内発生動向（速報値）（陽性者数・死亡者数）』（令和4年8月30日24時現在）、
https://www.mhlw.go.jp/content/10906000/000983929.pdf より）

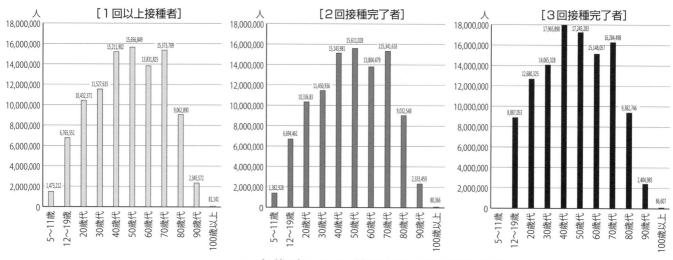

▲4-10：年代別ワクチン接種者数（9月26日現在）

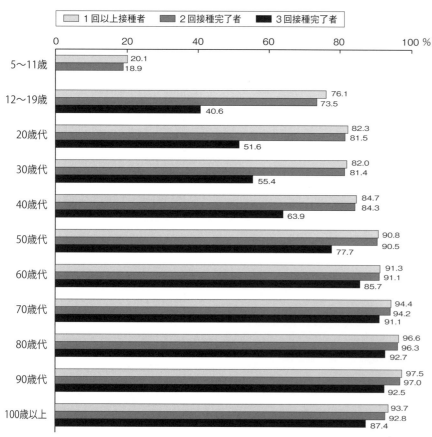

▲4-11：年代別ワクチン接種率

(4-10、4-11：首相官邸『新型コロナワクチン年齢階級別の実績（2022年9月26日現在）』
を基に作成)

2022（令和4）年1月年明けから始まった第6波の感染により、全国では過去最多となる2月8日に104,336人の新規感染者数を記録しました。その後は10万人を超えはしないものの、感染者は全国に広がり7月中旬より第7波となる感染拡大が起きました。8月19日には約261,004人と過去最多を更新し、9月現在、累計感染者数が2,000万人、累計死亡者数は44,500人を超えています。一方、感染者の療養期間は10日から7日間に短縮、無症状の場合は5日目に抗原定性検査キットによる検査で陰性を確認した場合、5日間経過後に療養解除となりました。また濃厚接触者の自宅待機期間は、陽性者との最終接触日を0日として5日間が、2日目および3日目に抗原定性検査キットによる検査陰性を確認した場合、3日目から待機解除が可能となりました。

2021（令和3）年5月31日に12歳以上の小児へのワクチン接種が承認され、同年6月1日から適用となりました。12歳以上の接種が承認されているワクチンはファイザー社製と武田/モデルナ・ノババックス社製の3製剤、5〜11歳の小児接種可能なワクチンはファイザー社製のみとなっています。希望者は3回目までの追加接種が可能です。小児接種の副反応として接種部位の痛みや倦怠感、頭痛、発熱等、さまざまな症状が確認されていますが、軽度または中等度であると報告されています。各国の小児接種状況として、米国、カナダ、フランス、イスラエル、EUではすべての小児に対して接種を推奨しており、英国、ドイツ、WHOは重症化リスクが高い小児や免疫不全者と同居している小児など、限定的な推奨をしています。国立感染症研究所の調査結果によると、2022（令和4）年8月31日時点における、2022（令和4）年1月1日〜8月31日までに報告された小児等の死亡例のうち、詳しい調査ができたおよそ30人のほぼ半数は基礎疾患がなかったことがわかりました。意識障害やおう吐などが多くみられ、呼吸器以外の症状にも注意する必要があるとしています。

2019年12月
中国武漢市で原因不明のウイルス性肺炎の発症が相次ぐ

2020年1月
9日　中国の専門家グループが新型コロナウイルスを検出
16日　6日に武漢市から帰国した男性の感染を確認（国内初）
31日　WHOが「国際的に懸念される公衆衛生上の緊急事態（PHEIC）」を宣言

2月
5日　クルーズ船「ダイヤモンド・プリンセス」号で乗客乗員10名の感染を確認、国内初の集団感染
11日　WHOが新型コロナ感染症を「COVID-19」と命名
13日　神奈川県で80代女性が死亡（国内初）
27日　首相が全国の学校に対し、3月2日からの一斉休校を要請
28日　北海道知事が独自に緊急事態宣言を発令

3月
11日　WHOは世界的大流行（パンデミック）とみなせると宣言
20日　ユニセフが各国政府に子どもの安全健康の確保を要請、行動指針も発表
24日　オリンピック・パラリンピックの延期を決定

4月
1日　都立高校、休校を5月6日まで延長を決定
4日　大分県の高校生、休校の継続を求める署名活動
6日　国連女性機関事務局長が声明「女性と女児に対する暴力：影のパンデミック」を発表
7日　東京、神奈川、埼玉、千葉、大阪、兵庫、福岡の7都府県に緊急事態宣言
　　　文部科学省が2023年度までとしていた小中学生に1人1台パソコンを配備するGIGAスクール構想を前倒しで進め、今年度末までに実現する方針を発表
8日　茨城県の高校生が全県一律休校を求めストライキ（9日に約80名が登校せず）
　　　国連子どもの権利委員会が、パンデミックが子どもに及ぼす重大な身体的・感情的・心理的影響を警告し、子どもの権利を保護するよう各国に要請
16日　緊急事態宣言を全都道府県に拡大（5月6日まで）
24日　全国オンライン診療開始
25日　都立公園の遊具使用禁止
26日　全国高校総体（インターハイ）の中止を決定
27日　子どものからだと心・連絡会議がメッセージ「新型コロナウイルス感染症で危惧される子どもの〝からだと心〟」をHPに掲載
　　　スポーツ庁は「新型コロナウイルス感染対策　スポーツ・運動の留意点と、運動事例について」をHPに掲載
29日　首相が9月入学の検討を表明
30日　ユニセフ、ユネスコ、国連WFP、世界銀行が学校の安全な再開に向けた新しいガイドラインを共同で発表

5月
1日　全国学童保育連絡協議会が「学童保育における新型コロナウイルス感染症拡大防止および必要な保育の確保のための緊急声明」を発表
4日　国内感染者数1万5千人超
　　　専門家会議が感染拡大を防ぐ「新しい生活様式」を提示
6日　緊急事態宣言5月末まで延長
14日　感染者減少の39県の緊急事態宣言解除
15日　文科省が最終学年以外は学習内容を次年度以降に繰り越すことを認める方針を通知
19日　経済的に困窮する学生に最大20万円の現金支給を行うことを閣議決定
21日　緊急事態宣言が大阪、兵庫、京都で解除、北海道と首都圏4都県は継続
22日　文科省は『学校における新型コロナウイルス感染症に関する衛生管理マニュアル〜「新しい学校生活様式」〜』を作成
25日　全国の緊急事態宣言を解除　首相が段階的な自粛解除の方針を表明
　　　日本小児科医会が2歳未満へのマスク着用の危険性を発信
29日　厚労省と環境省が熱中症予防行動のリーフレットを公表　マスク着用時の熱中症リスクを指摘

6月
1日　休校していた全国の99％の小中学校と96％の高校が再開
　　　9月入学導入について、首相が「拙速に行うことはない」と発表　2021年度からの導入見送りが事実上確定
2日　東京都が「東京アラート」を初めて発令（6月11日解除）
5日　文科省がコロナ禍における児童生徒の「学びの保障」総合対策パッケージを発表
8日　厚労省が予防接種と乳幼児健診をためらう母親に向け、受診の重要性を訴えるリーフレットを作成

7月
22日　GOTOトラベル・キャンペーン開始

8月
11日　文科省が教育実習なしで教員免許取得を今年度に限り認めるなどの特例措置を発表

12月
5日　第42回子どものからだと心・全国研究会議で「子どものからだと心に関す

る緊急調査」（コロナ緊急調査）の速報値を報告
15日　GOTOトラベル全国一時停止を発表
18日　ファイザー社が新型コロナワクチンの日本国内での使用に向けて承認申請

2021年1月
7日　1都3県（東京・神奈川・埼玉・千葉）に緊急事態宣言
13日　7府3県（大阪・兵庫・京都・愛知・岐阜・福岡・栃木）にも緊急事態宣言　合わせて11府県に拡大

2月
14日　厚労省がファイザー社製新型コロナワクチンを国内初正式承認
15日　文科省より2020年に自殺した児童生徒数が過去最多と判明
22日　出生数は過去最少の87万2,683人（前年比2万5,917人減）

3月
11日　警察の発表で2020年摘発した児童虐待事件数、虐待疑いで児童相談所に通告した数いずれも過去最多
19日　選抜高校野球大会が観客や応援を制限して2年ぶりに開幕
21日　緊急事態宣言解除
　　　東京オリンピック・パラリンピック、海外在住の一般観客の受け入れ断念を正式決定
22日　日本小児科学会が、国内初新型コロナの母子感染とみられる事例を公表

4月
5日　3府県（大阪・宮城・兵庫）にまん延防止等重点措置を初めて適用
12日　3都府県（東京・京都・沖縄）にまん延防止等重点措置を適用
20日　4県（埼玉・千葉・神奈川・愛知）にまん延防止等重点措置、合わせて10都府県に拡大
25日　4府県（東京・大阪・兵庫・京都）に3回目の緊急事態宣言

5月
9日　3道県（北海道・岐阜・三重）まん延防止等重点措置
12日　2県（愛知・福岡）に緊急事態宣言、6都府県へ
16日　3道県（北海道・岡山・広島）に緊急事態宣言、合わせて9都府県へ
21日　厚労省がモデルナ、アストラゼネカ社製新型コロナワクチンを正式承認
23日　沖縄に緊急事態宣言、10都道府県へ
31日　ファイザー社のワクチンを12〜15歳まで接種年齢を拡大

6月
1日　12歳以上のワクチン接種開始
20日　沖縄を除く9都道府県で緊急事態宣言解除

7月
12日　4回目の緊急事態宣言
23日　東京オリンピック開幕

8月
2日　東京・沖縄県に加え4府県（大阪・埼玉・千葉・神奈川）に緊急事態宣言　5道府県（北海道・京都・石川・兵庫・福岡）まん延防止等重点措置
8日　8県（福島・茨城・栃木・群馬・静岡・愛知・滋賀・熊本）にまん延防止等重点措置
17日　コロナ感染した8カ月の妊婦の搬送先がみつからず、自宅で出産、その後新生児の死亡確認
20日　7府県（京都・茨城・栃木・群馬・静岡・兵庫・福岡）に緊急事態宣言、合わせて13都府県　5県（富山・山梨・香川・愛媛・鹿児島）にまん延防止等重点措置追加
24日　東京パラリンピック開幕
27日　8道県（北海道・宮城・岐阜・愛知・三重・滋賀・岡山・広島）に緊急事態宣言、合わせて21道府県。4県（高知・佐賀・長崎・宮崎）にまん延防止等重点措置適用、合わせて12県
　　　文科省、学級閉鎖などを判断（複数感染者確認で5日から7日程度）するための基準を初めて示す。

9月
30日　全国の緊急事態宣言、まん延防止等重点措置を全て解除

12月
1日　新型コロナワクチン3回目接種開始

2022年1月
9日　3県（沖縄・山口・広島）3県にまん延防止等重点措置
21日　厚労省、新型コロナワクチン接種対象を5歳から11歳も加えることを正式承認

2月
9日　10歳未満の男児が新型コロナによる肺炎で死亡。10歳未満の死亡例は全国初
10日　5歳から11歳へのワクチンについて努力義務としないことを決定。

3月
10日　政府経済的な困窮している外国留学生や、日本の学生に10万円支給を決定
21日　まん延防止等重点措置2ヶ月半ぶりに全地域で解除

6月
10日　一部制限を用いて海外旅行客受け入れ再開

保護

5 性感染症
STI（Sexually Transmitted Infections）

▼5-1：2022(令和4)年6月26日現在のHIV感染者およびエイズ患者の国籍別、性別、感染経路別報告 (人)

診断区分	感染経路	日本国籍			外国国籍			合計		
		男	女	計	男	女	計	男	女	計
HIV感染者	合計	18,684	1,063	19,747	2,265	1,541	3,806	20,949	2,604	23,553
	異性間の性的接触	3,345	863	4,208	533	911	1,444	3,878	1,774	5,652
	同性間の性的接触*1	13,348	5	13,353	1,086	1	1,087	14,434	6	14,440
	静注薬物使用	47	2	49	31	4	35	78	6	84
	母子感染	18	10	28	8	9	17	26	19	45
	その他*2	450	42	492	97	34	131	547	76	623
	不明	1,476	141	1,617	510	582	1,092	1,986	723	2,709
エイズ患者	合計*3	8,449	439	8,888	1,097	453	1,550	9,546	892	10,438
	異性間の性的接触	2,453	288	2,741	338	248	586	2,791	536	3,327
	同性間の性的接触*1	4,230	3	4,233	244	2	246	4,474	5	4,479
	静注薬物使用	33	4	37	29	3	32	62	7	69
	母子感染	10	3	13	1	6	7	11	9	20
	その他*2	284	26	310	40	18	58	324	44	368
	不明	1,439	115	1,554	445	176	621	1,884	291	2,175
HIV感染者＋エイズ患者 合計		27,133	1,502	28,635	3,362	1,994	5,356	30,495	3,496	33,991
凝固因子製剤による感染者*4		1,422	18	1,440	－	－	－	1,422	18	1,440

＊1 両性間性的接触を含む。
＊2 輸血などに伴う感染例、推定される感染経路が複数ある例を含む。
＊3 1999（平成11）年3月31日までの病状変化によるエイズ患者報告数154件を含む。
＊4 「血液凝固異常症全国調査」による2021（令和3）年5月31日現在の凝固因子製剤による感染者数。

※死亡者報告数

感染症法施行後の任意報告数（1999（平成11）年4月1日～2022（令和4）年6月30日）	479名
エイズ予防法*5に基づく法定報告数（1989（平成元）年2月17日～1999（平成11）年3月31日）	596名
凝固因子製剤による感染者の累積死亡者数*6	732名

＊5 エイズ予防法第5条に基づき、血液凝固因子製剤による感染者を除く。
＊6 「血液凝固異常症全国調査」による2021（令和3）年5月31日現在の報告数。

（エイズ予防情報ネット「日本の状況：エイズ動向委員会四半期報告　令和4 （2022）年8月12日発表」
https://api-net.jfap.or.jp/status/japan/index.html より）

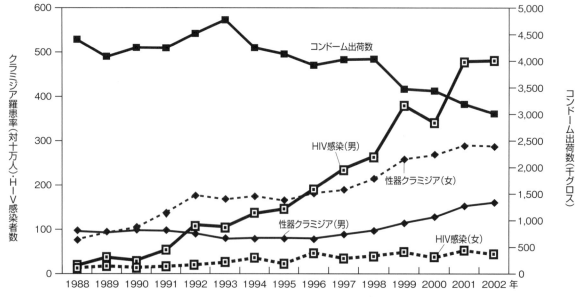

▲5-2：HIV感染者数・性器クラミジア感染症罹患率とコンドーム出荷数の年次推移
（HIV については厚労省エイズ発生動向年報、STD については熊本悦明、コンドーム出荷数は薬事工業生産動態統計）

コンドーム出荷数は1993（平成5）年をピークに減り続け、反比例して男女の性器クラミジアと男性のHIV患者が増加しています。

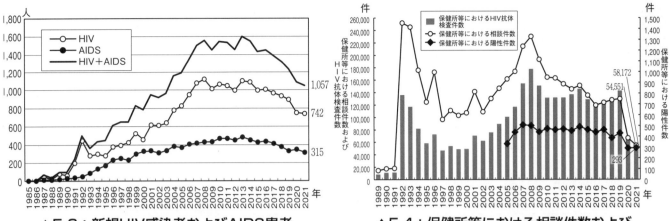

▲5-3：新規HIV感染者およびAIDS患者
　　　報告数の年次推移

▲5-4：保健所等における相談件数および
　　　HIV抗体検査件数、陽性件数

(5-3、5-4：エイズ予防情報ネット：『日本の状況：エイズ動向委員会四半期報告令和3（2021）年8月24日発表』
https://api-net.jfap.or.jp/status/japan/data/2021/2108/20210824_sanko.pdfより、ただし、5-4は許可を得て一部作図）

　2021（令和3）年は新規HIV感染者が742件、エイズ患者315件と新規発生数は1,057件で、前年より38件の減少となりました。新型コロナウイルス感染症の影響による検査数の変化等を注視していく必要があります。

▼5-5：梅毒と新規HIV感染人数とコンドーム出荷数、人工妊娠中絶率および性器クラミジア感染症定点報告数の年次推移について

年	2003	2005	2007	2009	2011	2012	2013	2014	2015	2016	2017	2018	2019	2020
男性梅毒感染人数（人）	388	411	521	523	650	692	993	1,284	1,930	3,189	3,931	4,591	4,387	3,902
女性梅毒感染人数（人）	121	132	198	168	177	183	235	377	760	1,386	1,895	2,416	2,255	1,965
男性HIV感染人数（人）	573	769	1,007	965	994	954	1,060	1,041	948	965	938	889	857	712
女性HIV感染人数（人）	67	63	75	56	62	48	46	50	58	46	38	51	46	38
コンドーム出荷数（千グロス）	2949	2450	1994	1713	1999	2159	2715	3185	2906	2584	2430	2839	-	-
20〜24歳における人工妊娠中絶率	20.2	19.6	17.8	15.1	14.1	14.1	13.3	13.2	13.5	12.9	13.0	13.2	12.9	12.2
20歳未満における人工妊娠中絶率	11.9	9.4	7.8	7.1	7.1	7.0	6.6	6.1	5.5	5.5	4.8	4.7	4.5	3.8
性器クラミジア感染症定点あたり報告数 男	19.27	16.35	13.61	12.33	12.14	11.81	12.70	12.24	11.91	11.90	12.22	12.35	14.19	15.00
性器クラミジア感染症定点あたり報告数 女	26.33	21.31	17.32	14.78	14.42	13.45	13.59	13.36	13.04	12.87	12.91	13.12	13.50	13.93

注1：梅毒については厚生労働省　性感染症報告数より（https://www.mhlw.go.jp/topics/2005/04/tp0411-1.html）。
注2：HIVについてはエイズ予防情報ネット「日本の状況：エイズ動向委員会四半期報告　令和4年8月12日発表」より（https://api-net.jfap.or.jp/status/japan/index.html）。
注3：コンドーム出荷数は厚生労働省『薬事工業生産動態統計年報統計　医療機器分類別生産・輸入・出荷・在庫数量』より。
注4：人工妊娠中絶率（女子人口千人対）については、厚生労働省令和2年度衛生行政報告例の概況より（https://www.mhlw.go.jp/toukei/saikin/hw/eisei_houkoku/20/dl/kekka6.pdf）。
注5：性器クラミジア感染症定点報告数については、厚生労働省　性感染症報告数より（https://www.mhlw.go.jp/topics/2005/04/tp0411-1.html）。

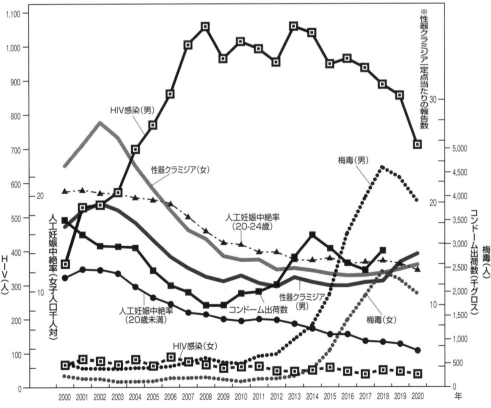

▲5-6：梅毒とHIV感染人数とコンドーム出荷数、人工妊娠中絶率の年次推移
　　　および性器クラミジア一定点当たりの報告数

　▲5-2の続きをみるために▼5-5の表を▲5-6のグラフにしました。さらに、増加傾向にある梅毒を加えました。HIV感染者は2008（平成20）年のピークから2014（平成26）年の第2のピークまで1,100人代前後で推移し、2017（平成29）年からは900人代に減少しています。10代の人工妊娠中絶率は2001（平成13）年をピークに半減しています。コンドーム出荷数は2005（平成17）年から激減し、2010（平成22）年から増加傾向となり、2014（平成26）年以降は減少傾向となっています。梅毒は2011（平成23）年ごろから増え始め、2020（令和2）年にいったん減少しましたが、2021（令和3）年再び増加し2022（令和4）年9月4日の現在で8,155人に達し、集計が始まって以来、過去最多を更新しています。都道府県別では東京都が最も多く、大阪府、愛知県、福岡県と続きます。急増の背景にはネット交流サービス（SNS）やマッチングアプリを介した不特定多数との性行為が指摘されています。

6 結核・RS ウイルス感染症・子宮頸がん
Tuberculosis, RS virus infection, cervical cancer

保
護

▼6-1：新規結核登録患者数・患者罹患率とその年次推移

区　　分		1999年	2001年	2003年	2005年	2007年	2009年	2011年	2013年	2015年	2017年	2018年	2019年	2020年	2021年
新登録結核患者数	(人)	43,818	35,489	31,638	28,319	25,311	24,170	22,681	20,495	18,280	16,789	15,590	14,460	12,739	11,519
罹患率（人口10万人対）	(%)	34.6	27.9	24.8	22.3	19.8	19.0	17.7	16.1	14.4	13.3	12.3	11.5	10.1	9.2
喀痰塗抹陽性肺結核の患者数	(人)	14,482	12,656	11,857	11,857	10,204	9,675	8,654	8,119	7,131	6,359	5,781	5,231	4,615	4,127
新登録結核患者数に占める割合	(%)	33.1	35.7	37.5	37.5	40.3	40.1	38.1	39.6	39.0	37.9	37.1	36.2	36.2	35.8

（厚生労働省『結核登録者情報調査年報集計結果』より）

　2021（令和3）年の結核罹患率（人口10万対）は9.2であり、前年と比べ0.9減少し、結核低まん延国となりました。日本の結核罹患率は、米国等他の先進国の水準に年々近づき、近隣アジア諸国に比べても低い水準にあります。結核罹患率の減少については、新型コロナウイルスの影響による受診抑制等も要因の1つと言われています。表には記載していませんが、結核による死亡数は1,844人（概数）で、前年の1,909人に比べ65人減少、死亡率（人口10万対）は1.5となっています。年齢階級別の新登録結核患者数では、0～14歳の小児結核は29人で前年から23人（44.2％）の減少となっています。15～19歳で23人（30.7％）の増加がみられましたが、その他はすべての年齢階級で新登録結核患者数は減少となっています。

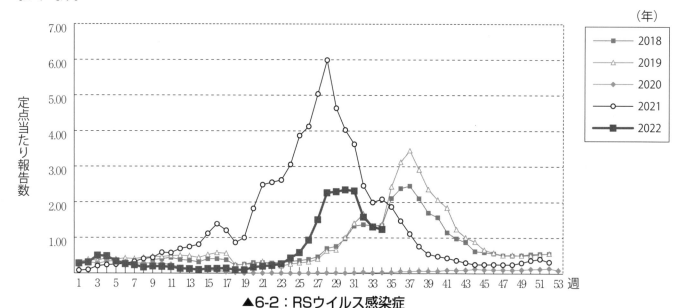

▲6-2：RSウイルス感染症

（国立感染症研究所感染症疫学センター「IDWR週報（34週：8月22日～8月28日）、https://www.niid.go.jp/niid/images/idwr/pdf/latest.pdf」より）

　RSウイルスは昨年、過去10年でも最多となる流行状況に達しました。2022（令和4）年も25週より増加傾向にありましたが、31週より減少に転じました。

▼6-3：子宮頸がん予防ワクチンをめぐる大まかな経過（白書委員会まとめ）

2010（平成22）年11月	任意予防接種であるが、区市町村が公費助成を開始する。
2012（平成24）年9月	ワクチンはサーバリックス（2価）に加えてガーダシル（4価）も使用可能となる。
2013（平成25）年2月	子宮頸がん予防接種後、全身の疼痛等を訴える事例が報道され始めた。
2013（平成25）年4月	予防接種法に基づき、区市町村が行う定期予防接種となる。（対象年齢：小学6年生～高校1年生）
2013（平成25）年6月	厚労省が積極的な勧奨を見合わせる。（接種後に全身の疼痛等を訴える事例の発生により）
2013（平成25）年7月	日本小児科学会等が厚生労働大臣あてに『子宮頸がん予防ワクチンの「積極的な接種勧奨の差し控え」にかかわる要望書』提出。 （①疼痛関連症例の病態の特定を早急に。②接種後の複合性局所疼痛症候群等に増加の有無、増加の場合は、ワクチン製剤に関連するのか穿刺行為に関連があるのか明らかにすること。そのうえで有効性とリスクを勘案して、「積極的な接種勧奨の差し控え」を即時解除すること。）
2014（平成26）年1月	厚労省は「報告されている症例とワクチンの成分に因果関係はなく、心身の反応である」との見解を出したが、積極的な勧奨の再開は要検討。
2015（平成27）年9月	名古屋市独自の子宮頸がんワクチン接種調査を実施。接種群と非接種群の比較から「症状とワクチン接種との関連性は認められない」との結果だった。
2016（平成28）年4月	予防接種推進専門協議会（15の学術団体で構成）が「ヒトパピローマウイルス(HPV)ワクチン（子宮頸がんワクチン）接種推進に向けた関連学術団体見解」を出す。
	（要旨：この2年半に本ワクチンの有害事象の実態把握と解釈、ワクチン接種後に生じた症状に対する報告体制と診察・相談体制の確立、健康被害を受けた接種者に対する救済などの対策が講じられたことを受けて、本ワクチンの積極的な接種を推奨する。）
2016（平成28）年7月	副反応被害者63名が国と製薬会社に対し損害賠償訴訟を東京、名古屋、大阪、福岡の各地裁に提訴した。
2017（平成29）年12月	日本産婦人科学会が接種の早期の勧奨再開を強く求める声明を出す。
2018（平成30）年1月	厚労省はワクチンに関するリーフレットを改訂し、「医療従事者の方へ」「HPVワクチン接種を検討しているお子様と保護者の方へ」「HPVワクチンを受けるお子様と保護者の方へ」と題する3種類のリーフレットを公表。
2019（令和元）年8月	厚生労働省が意識調査を行い、「わからないことが多いため、接種を決めかねている」と答えた人4割以上であった。
2021（令和3）年11月	厚生労働省の専門家部会より「HPVワクチンの積極的勧奨を差し控えている状態を終了させることが妥当」とされた。
2022（令和4）年4月	積極的な勧奨が再開となる。

　予防接種の原理原則は安全であることです。接種は個々の心情に委ねられていますが、比較検討できる確かな情報がそろってはじめて判断できます。接種する必要性と有効性、伴う副反応の可能性を精査することが必要です。

7 疾病・異常
Disease and abnormality

保護

　2020（令和2）年度以降は新型コロナウイルス感染症の流行による影響をみる必要があります。感染予防による身体への影響や、健診項目の削除、実施方法の変更などがありました。2020（令和2）年度においては、2019（令和元）年3月から行われた全国一斉臨時休業の影響もあり、メディア機器の利用や外出制限による視力の低下、活動制限やストレスによる体重増加、感染不安による歯科の受診率低下、マスク着用によるアレルギー性鼻疾患の低下がみられたという実感が届きました。

　「う歯」の被患率（処置完了者を含む）が最も高いのは、5歳では1970（昭和45）年度（95.40%）、11歳では1976（昭和51）年度（94.04%）、14歳では1979（昭和54）年度（95.47%）です。それらをピークにその後は減少傾向が続いていますが、他の疾病に比べて「裸眼視力1.0未満」と共に高い被患率であることがわかります。

　「裸眼視力1.0未満」の被患率は増減を繰り返しながらも増加傾向が続き、11歳と14歳においては、直近10年間の2011（平成23）年度から2021（令和3）年度にかけて約7%の増加がみられました。

　2006（平成18）年以降、"視力を矯正している者（眼鏡またはコンタクトレンズ装着者）に対して、裸眼視力検査を省略した場合は、その者の所属する学級の全員（男女とも全員）を未受検者として取り扱う"とされています。その後、統計上2012（平成24）年より「視力矯正者の裸眼視力」が計上されるようになりました。しかし、「視力矯正者の裸眼視力」の検査は必須ではなく、実施した場合のみ報告するという形となっています。視力検査の方法の変更を勘定すると、裸眼視力1.0未満の増加傾向はより大きくなっていると予想されます。う歯と同様に視力低下は防げる疾病であり、幼児期から疾病予防を行うことで発達の権利を保障する必要があります。

※1 1961年度の値
※2 1969年度の値

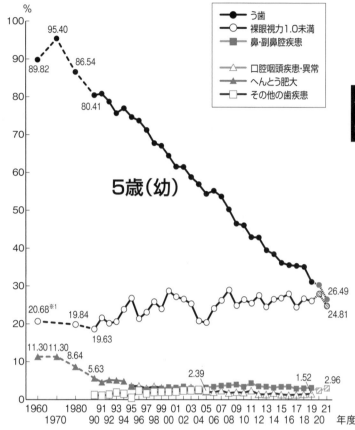

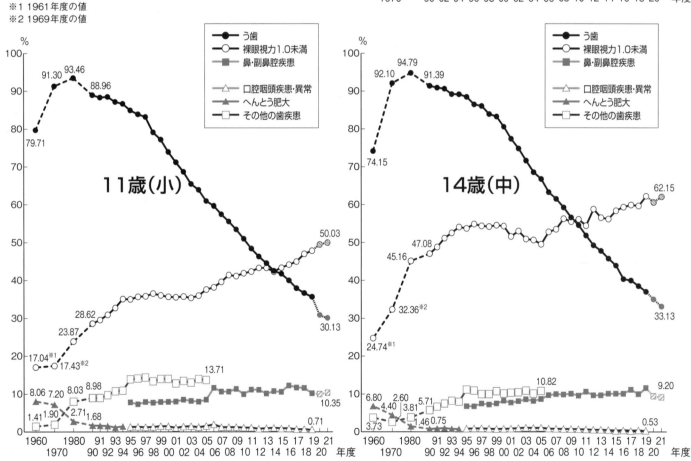

注1：「その他の歯疾患」は、2006年以降「歯列・咬合」「顎関節」「歯垢の状態」「歯肉の状態」「その他の疾病・異常」に分類された。
注2：2020年度と2021年度は新型コロナウイルス感染症の影響により、例年4月1日から6月30日に実施される健康診断が当該年度末までに実施することになったため、調査期間も年度末まで延長された。

▲7-1：5・11・14歳児における疾病・異常被患率の年次推移
（文部科学省『学校保健統計調査報告書』を基に作成、2021年度は速報値を記載）

8 う歯
Decayed tooth

▼8-2：5・6歳児におけるう歯被患率の年次推移　(%)

年度	1953	1954	1955	1956	1957	1958	1959	1960	1961	1962	1963	1964	1965	1966	1967	1968	1969
5歳		82.17	85.21	73.60	87.40	88.20	90.50	89.82	89.63	89.96	90.03	91.63	91.90	92.63	94.34	93.16	91.62
6歳	60.76	67.54	71.30	71.96	80.00	80.80	82.20	84.15	80.54	83.58	85.81	85.19	84.26	85.54	90.51	88.76	89.23

年度	1970	1971	1972	1973	1974	1975	1976	1977	1978	1979	1980	1981	1982	1983	1984	1985	1986
5歳	95.40		93.82	94.07	94.00	94.20	93.86	88.37	87.53	89.10	86.54	84.60	82.42	83.56	83.86	82.57	83.04
6歳	92.20	94.11	89.72	89.94	92.55	92.54	93.12	92.23	92.74	93.51	91.70	90.92	90.10	89.11	88.30	88.03	87.27

年度	1987	1988	1989	1990	1991	1992	1993	1994	1995	1996	1997	1998	1999	2000	2001	2002	2003
5歳	80.91	81.23	80.86	80.41	80.81	78.72	75.70	76.96	74.66	73.72	71.24	67.73	67.04	64.43	61.54	61.46	58.80
6歳	87.97	86.25	86.52	85.48	85.81	85.46	83.70	83.06	82.82	80.62	79.23	76.02	74.92	71.92	69.42	68.04	71.31

年度	2004	2005	2006	2007	2008	2009	2009	2010	2011	2012	2013	2014	2015	2016	2017	2018	2019	2020	2021
5歳	56.92	54.39	55.20	53.70	50.25	46.50	46.07	46.07	42.95	42.86	39.51	38.46	36.23	35.64	35.45	35.10	31.16	30.34	26.49
6歳	65.52	63.34	64.12	60.11	58.24	56.19	53.89	53.89	52.06	55.76	49.13	47.34	44.85	42.83	41.49	40.21	40.24	36.46	33.05

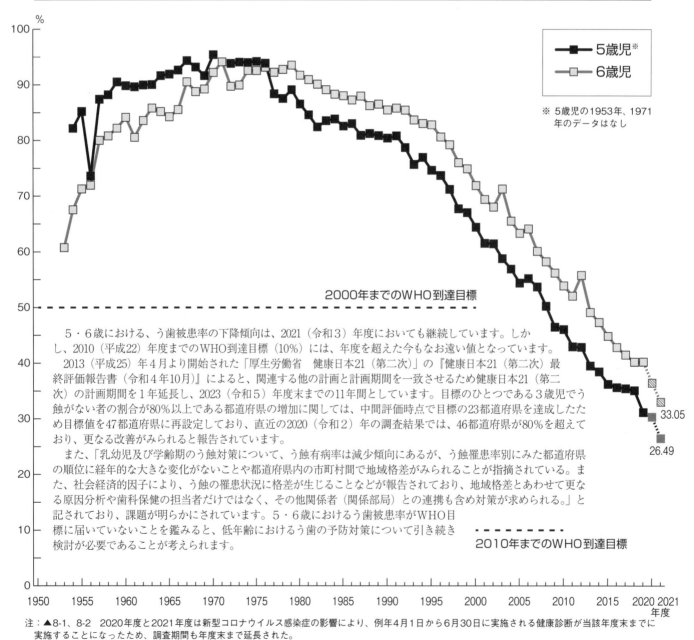

　5・6歳における、う歯被患率の下降傾向は、2021（令和3）年度においても継続しています。しかし、2010（平成22）年度までのWHO到達目標（10%）には、年度を超えた今もなお遠い値となっています。
　2013（平成25）年4月より開始された「厚生労働省　健康日本21（第二次）」の『健康日本21（第二次）最終評価報告書（令和4年10月）』によると、関連する他の計画と計画期間を一致させるため健康日本21（第二次）の計画期間を1年延長し、2023（令和5）年度末までの11年間としています。目標のひとつである3歳児でう蝕がない者の割合が80%以上である都道府県の増加に関しては、中間評価時点で目標の23都道府県を達成したため目標値を47都道府県に再設定しており、直近の2020（令和2）年の調査結果では、46都道府県が80%を超えており、更なる改善がみられると報告されています。
　また、「乳幼児及び学齢期のう蝕対策について、う蝕有病率は減少傾向にあるが、う蝕罹患率別にみた都道府県の順位に経年的な大きな変化がないことや都道府県内の市町村間で地域格差がみられることが指摘されている。また、社会経済的な因子により、う蝕の罹患状況に格差が生じることなどが報告されており、地域格差とあわせて更なる原因分析や歯科保健の担当者だけではなく、その他関係者（関係部局）との連携も含め対策が求められる。」と記されており、課題が明らかにされています。5・6歳におけるう歯被患率がWHO目標に届いていないことを鑑みると、低年齢におけるう歯の予防対策について引き続き検討が必要であることが考えられます。

注：▲8-1、8-2　2020年度と2021年度は新型コロナウイルス感染症の影響により、例年4月1日から6月30日に実施される健康診断が当該年度末までに実施することになったため、調査期間も年度末まで延長された。

▲8-1：5・6歳児におけるう歯被患率の年次推移
（8-1、8-2：文部科学省『学校保健統計調査報告書』を基に作成、2021年度は速報値）

▼8-4：12歳児におけるう歯等の本数（DMF歯数）の年次推移
(本)

		1984	1985	1990	1995	1997	1998	1999	2000	2001	2002	2003	2004	2005	2006	2007	2008	2009	2010	2011	2012	2013	2014	2015	2016	2017	2018	2019	2020	2021
男	D	1.28	1.25	1.15	0.93	0.84	0.78	0.77	0.71	0.71	0.68	0.63	0.58	0.56	0.52	0.56	0.51	0.47	0.44	0.40	0.38	0.36	0.33	0.32	0.30	0.28	0.25	0.23	0.24	0.21
	M	0.05	0.05	0.04	0.04	0.03	0.03	0.03	0.03	0.03	0.03	0.03	0.03	0.02	0.02	0.02	0.02	0.02	0.02	0.02	0.02	0.02	0.02	0.01	0.01	0.01	0.01	0.01	0.01	0.01
	F	3.00	2.94	2.73	2.44	2.21	2.04	1.88	1.71	1.56	1.40	1.27	1.14	1.06	0.98	0.92	0.86	0.78	0.73	0.68	0.63	0.60	0.57	0.50	0.46	0.47	0.42	0.40	0.38	0.36
	計	4.33	4.25	3.91	3.41	3.08	2.85	2.68	2.46	2.29	2.08	1.92	1.75	1.64	1.57	1.50	1.39	1.27	1.17	1.10	1.03	0.98	0.92	0.83	0.77	0.76	0.68	0.63	0.63	0.58
女	D	1.42	1.38	1.30	1.02	0.90	0.85	0.82	0.76	0.79	0.71	0.68	0.66	0.65	0.63	0.63	0.59	0.52	0.48	0.42	0.40	0.39	0.37	0.36	0.33	0.31	0.28	0.26	0.27	0.24
	M	0.05	0.05	0.05	0.05	0.04	0.04	0.04	0.00	0.04	0.04	0.04	0.04	0.03	0.03	0.03	0.03	0.03	0.03	0.03	0.02	0.02	0.02	0.02	0.01	0.01	0.01	0.01	0.01	0.01
	F	3.71	3.59	3.36	2.97	2.67	2.46	2.30	2.05	1.91	1.71	1.54	1.38	1.32	1.18	1.10	1.06	0.97	0.89	0.85	0.76	0.71	0.70	0.60	0.57	0.57	0.52	0.50	0.47	0.43
	計	5.19	5.02	4.71	4.04	3.61	3.35	3.17	2.85	2.74	2.46	2.26	2.08	2.00	1.85	1.77	1.68	1.52	1.36	1.30	1.17	1.12	1.09	0.98	0.92	0.89	0.81	0.77	0.75	0.68
計	D	1.36	1.31	1.22	0.98	0.87	0.81	0.79	0.73	0.75	0.69	0.65	0.62	0.60	0.60	0.59	0.55	0.52	0.46	0.41	0.39	0.37	0.35	0.34	0.31	0.30	0.27	0.24	0.25	0.23
	M	0.06	0.05	0.04	0.05	0.04	0.04	0.04	0.04	0.03	0.04	0.03	0.03	0.03	0.03	0.03	0.02	0.02	0.02	0.02	0.02	0.02	0.02	0.01	0.01	0.01	0.01	0.01	0.01	0.01
	F	3.35	3.26	3.04	2.69	2.43	2.25	2.09	1.88	1.73	1.55	1.40	1.25	1.19	1.08	1.01	0.96	0.90	0.81	0.76	0.69	0.66	0.64	0.55	0.51	0.52	0.47	0.45	0.42	0.39
	計	4.75	4.63	4.30	3.72	3.34	3.10	2.92	2.65	2.51	2.24	2.09	1.91	1.82	1.71	1.63	1.54	1.44	1.29	1.20	1.10	1.05	1.00	0.90	0.84	0.82	0.74	0.70	0.68	0.63

注：DMF歯数とは永久歯が1人あたり何本う歯になったかを示す。
DMF歯数の算出方法
D〈Decayed teeth〉永久歯のう歯で未処置のもの
M〈Missing teeth〉う歯が原因で抜去された永久歯
F〈Filled teeth〉永久歯のう歯で処置が完了したもの

$$DMF歯数 = \frac{Dの総本数＋Mの総本数＋Fの総本数}{被検者数}$$

▼8-5：12歳児における都道府県別DMF歯数（2014～2020年度）
(本)

件名	DMF							件名	DMF						
	2014	2015	2016	2017	2018	2019	2020		2014	2015	2016	2017	2018	2019	2020
北海道	1.8	1.3	1.1	1.5	1.2	1.0	1.0	滋賀	0.8	0.8	0.6	0.7	0.6	0.6	0.6
青森	1.3	1.3	1.2	1.2	1.2	1.1	1.0	京都	0.8	0.5	0.7	0.8	0.6	0.6	0.5
岩手	1.0	1.1	0.9	0.8	0.8	0.9	0.7	大阪	1.2	0.9	0.9	1.0	0.7	0.7	0.7
宮城	1.3	1.2	1.2	1.1	1.1	1.0	0.9	兵庫	1.0	0.9	0.7	0.7	0.6	0.6	0.6
秋田	1.1	1.1	0.8	0.8	0.7	0.7	0.6	奈良	0.8	0.8	0.8	0.7	0.7	0.7	0.6
山形	0.8	0.8	0.7	0.5	0.5	0.6	0.6	和歌山	1.1	0.9	0.7	1.2	0.9	1.1	0.8
福島	1.2	1.2	1.2	1.1	0.9	1.0	1.0	鳥取	1.1	1.1	1.2	0.8	0.7	0.7	0.6
茨城	1.1	1.2	1.1	0.8	1.0	0.9	0.8	島根	1.1	1.1	0.9	0.9	0.8	0.9	0.8
栃木	1.0	1.1	1.1	1.1	1.0	0.8	0.7	岡山	1.0	0.9	0.6	0.8	0.6	0.6	0.7
群馬	1.0	0.9	0.9	0.7	0.7	0.8	0.7	広島	0.6	0.6	0.5	0.5	0.6	0.6	0.7
埼玉	0.8	0.7	0.6	0.6	0.5	0.5	0.5	山口	1.0	0.7	0.7	0.7	0.8	0.8	0.6
千葉	0.9	0.8	0.8	0.7	0.6	0.6	0.6	徳島	1.3	1.0	1.3	0.9	1.0	0.8	0.8
東京	0.8	0.8	0.7	0.7	0.6	0.6	0.6	香川	1.0	0.9	0.9	0.8	0.9	0.8	0.8
神奈川	0.7	0.6	0.7	0.8	0.6	0.6	0.6	愛媛	0.7	0.7	0.9	1.0	0.7	0.7	0.6
新潟	0.5	0.4	0.4	0.4	0.3	0.3	0.3	高知	1.0	1.1	0.9	1.0	0.8	0.8	0.6
富山	1.0	0.9	0.6	0.6	0.6	0.5	0.5	福岡	1.2	0.9	1.1	1.0	1.0	0.9	1.0
石川	1.3	1.1	1.1	1.0	0.9	0.9	0.8	佐賀	0.8	0.6	0.7	0.7	0.6	0.5	0.5
福井	1.4	1.4	1.2	1.1	1.1	1.1	0.8	長崎	1.3	1.1	1.1	1.0	1.1	1.0	0.8
山梨	1.1	1.3	1.1	1.1	0.9	1.2	0.8	熊本	1.3	1.4	1.1	1.1	1.1	0.8	0.9
長野	0.7	0.9	0.6	0.6	0.6	0.6	0.5	大分	1.4	1.6	1.4	1.2	1.4	1.2	1.2
岐阜	0.6	0.6	0.5	0.5	0.4	0.5	0.4	宮崎	1.3	1.3	1.4	1.2	1.0	0.9	0.9
静岡	0.8	0.7	0.5	0.7	0.5	0.5	0.5	鹿児島	1.3	1.3	1.3	1.4	1.0	1.1	0.8
愛知	0.6	0.6	0.6	0.4	0.5	0.4	0.5	沖縄	2.2	2.1	1.9	1.7	1.8	1.4	1.8
三重	1.2	1.2	1.2	1.0	1.0	0.9	0.6								

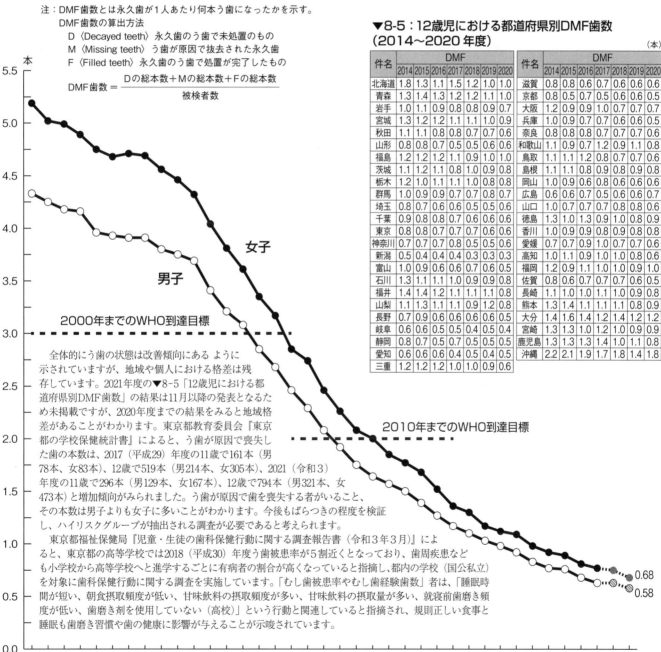

全体的にう歯の状態は改善傾向にある ように示されていますが、地域や個人における格差は残存しています。2021年度の▼8-5「12歳児における都道府県別DMF歯数」の結果は11月以降の発表となるため未掲載ですが、2020年度までの結果をみると地域格差があることがわかります。東京都教育委員会『東京都の学校保健統計書』によると、う歯が原因で喪失した歯の本数は、2017（平成29）年度の11歳で161本（男78本、女83本）、12歳で519本（男214本、女305本）、2021（令和3）年度の11歳で296本（男129本、女167本）、12歳で794本（男321本、女473本）と増加傾向がみられました。う歯が原因で歯を喪失する者がいること、その本数は男子よりも女子に多いことがわかります。今後もばらつきの程度を検証し、ハイリスクグループが抽出される調査が必要であると考えられます。

東京都福祉保健局『児童・生徒の歯科保健行動に関する調査報告書（令和3年3月）』によると、東京都の高等学校では2018（平成30）年度う歯被患率が5割近くとなっており、歯周疾患なども小学校から高等学校へと進学するごとに有病者の割合が高くなっていると指摘し、都内の学校（国公私立）を対象に歯科保健行動に関する調査を実施しています。「むし歯被患率やむし歯経験歯数」者は、「睡眠時間が短い、朝食摂取頻度が低い、甘味飲料の摂取頻度が多い、甘味飲料の摂取量が多い、就寝前歯磨き頻度が低い、歯磨き剤を使用していない（高校）」という行動と関連していると指摘され、規則正しい食事と睡眠も歯磨き習慣や歯の健康に影響が与えることが示唆されています。

注：▲8-3〜8-5　2020年度と2021年度は新型コロナウイルス感染症の影響により、例年4月1日から6月30日に実施される健康診断が当該年度末までに実施することになったため、調査期間も年度末まで延長された。

▲8-3：12歳児におけるう歯等の本数（DMF歯数）の年次推移
(8-3〜8-5：文部科学省『学校保健統計調査報告書』を基に作成、2021年度は速報値)

9 裸眼視力 1.0 未満（保護）
Poor visual acuity

保
護

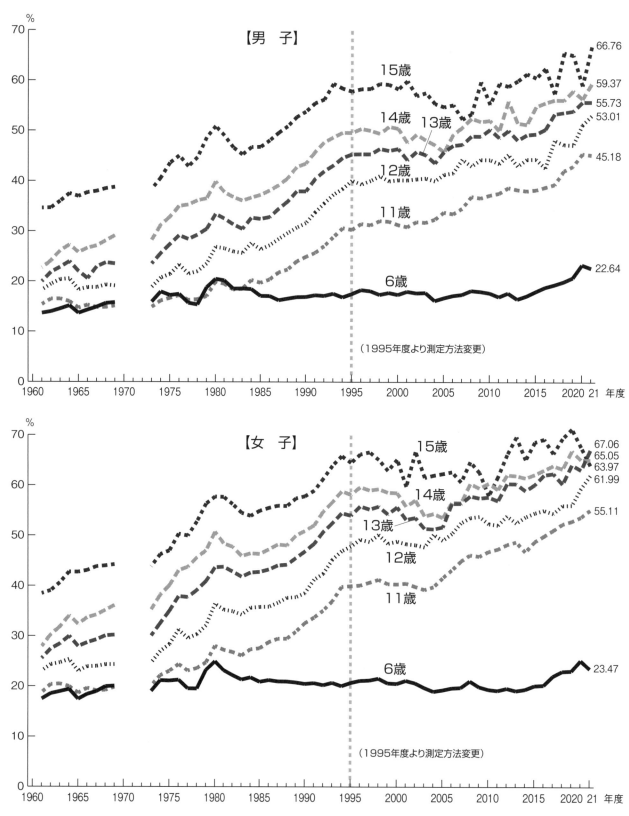

▲9-1：6歳および11～15歳における裸眼視力1.0未満の者の年次推移（男女別）

（文部科学省『学校保健統計調査報告書』を基に作成、2021年度は速報値）

　2012（平成24）年度以降、「視力矯正者」の裸眼視力も『学校保健統計調査報告書』に計上されるようになりましたが、「視力矯正者」の裸眼視力検査は必須ではなく、実施した場合のみの報告となっています。したがって、2006（平成18）年度以降の「視力を矯正している者に対して、裸眼視力検査を省略した場合は、その者が在籍する学級の全員（男女とも全員）を未受検者として取り扱う」という集計方法は継続されています。その推移をみると、依然として「裸眼視力1.0未満の者」の割合が減少する傾向はなく、多くの年齢で増加している様子さえ確認できます。視力低下に歯止めをかけることが急務の課題であると言えます。

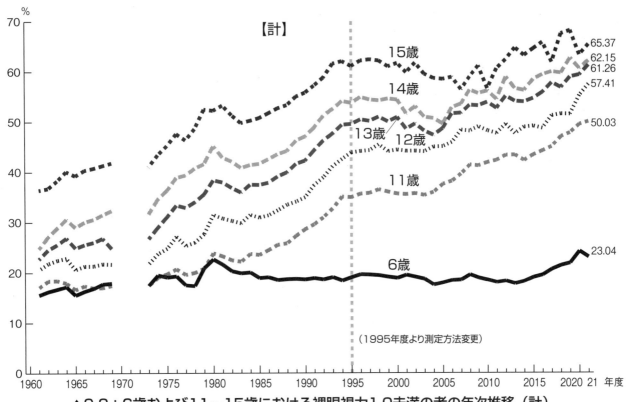

【計】

15歳 65.37
14歳 62.15
13歳 61.26
12歳 57.41
11歳 50.03
6歳 23.04

（1995年度より測定方法変更）

▲9-2：6歳および11～15歳における裸眼視力1.0未満の者の年次推移（計）

▼9-3：6歳および11～15歳における裸眼視力1.0未満の者の年次推移　　　　　　　　　　　　　　　　　　　　　　　（%）

年度	計						男　　子						女　　子					
	6歳	11歳	12歳	13歳	14歳	15歳	6歳	11歳	12歳	13歳	14歳	15歳	6歳	11歳	12歳	13歳	14歳	15歳
1961	15.53	17.04	20.59	22.69	24.74	36.41	13.68	15.40	18.25	19.93	22.64	34.57	17.47	18.72	23.02	25.54	27.92	38.47
65	15.52	16.62	20.64	24.88	29.00	39.26	13.68	14.70	18.35	21.98	25.78	36.91	17.43	18.63	23.00	27.93	32.35	42.72
66	16.29	17.40	21.31	25.57	30.06	40.35	14.31	15.29	18.77	20.56	26.63	37.67	18.40	19.62	23.93	28.70	33.66	43.07
67	16.87	16.93	21.34	26.02	30.59	40.76	14.90	14.82	18.79	22.90	27.10	37.93	18.95	19.11	24.00	29.27	34.20	43.82
68	17.75	17.01	21.76	26.82	31.52	41.28	15.64	14.86	19.30	23.71	29.12	38.46	19.94	19.23	24.34	30.07	35.14	43.98
69	17.90	17.43	21.68	24.78	32.36	41.79	15.80	15.13	19.11	23.49	29.12	38.73	20.05	19.82	24.36	30.21	36.11	44.23
73	17.42	17.41	21.71	26.72	31.67	41.02	15.91	14.86	18.82	23.47	28.22	38.33	19.01	20.06	24.67	30.05	35.23	43.82
74	19.51	19.09	23.75	28.99	34.64	43.41	17.93	16.16	20.70	25.58	31.24	40.62	21.15	22.14	26.96	32.54	38.20	46.23
75	19.10	19.76	24.80	31.10	36.37	45.25	17.23	16.67	21.40	27.40	32.82	43.57	21.08	23.01	28.34	34.97	40.06	46.98
76	19.32	20.73	27.18	33.42	38.91	47.61	17.46	17.22	23.29	29.13	34.96	44.99	21.26	24.40	31.24	37.91	43.05	50.29
77	17.52	19.62	25.35	32.94	39.37	46.36	15.70	16.27	21.48	28.40	35.23	42.86	19.54	23.10	29.55	37.73	43.74	49.93
78	17.36	20.01	26.00	34.05	40.13	48.62	15.37	16.41	21.96	29.25	36.08	44.67	19.51	23.58	30.33	39.13	45.59	52.78
79	20.93	20.86	27.66	35.58	41.60	52.46	18.79	17.05	23.48	30.43	36.48	48.62	23.24	24.74	32.08	40.93	47.01	56.32
80	22.66	23.87	31.51	38.39	45.16	52.24	20.46	19.92	26.85	33.39	39.86	50.86	24.97	28.03	36.40	43.65	50.70	57.72
81	21.63	23.27	30.78	37.98	42.93	53.26	20.17	19.50	26.57	32.47	37.70	48.99	23.17	27.24	35.21	43.76	48.38	57.65
82	20.32	22.48	30.31	36.87	42.10	51.33	18.53	18.36	25.93	31.32	36.73	46.61	22.19	26.81	34.91	42.82	47.73	56.22
83	19.90	22.21	29.82	35.96	40.84	49.79	18.56	18.49	25.62	30.42	36.03	45.22	21.31	26.12	34.22	41.78	45.91	54.49
84	20.06	23.72	31.51	37.51	41.41	50.23	18.46	20.25	27.63	32.64	36.65	46.69	21.75	27.36	35.60	42.62	46.42	53.90
85	18.95	23.54	30.95	37.46	41.63	50.76	17.10	19.71	26.36	32.42	37.18	46.74	20.88	27.56	35.76	42.75	46.32	54.92
86	19.09	24.48	31.40	37.88	42.54	51.70	17.07	20.37	27.19	32.78	38.07	48.05	21.21	28.79	35.81	43.24	47.23	55.49
87	18.54	25.52	32.41	39.12	42.93	52.69	16.25	21.77	28.44	34.44	39.11	49.56	20.95	29.45	36.58	44.03	48.19	55.92
88	18.70	25.82	33.52	39.94	44.18	53.31	16.57	22.35	29.62	35.89	40.54	50.84	20.93	29.47	37.60	44.18	47.99	55.86
89	18.76	27.32	34.13	41.62	46.28	54.99	16.86	23.94	30.70	37.90	42.76	52.68	20.75	30.86	37.73	45.51	49.98	57.38
90	18.65	28.62	34.99	42.25	47.08	55.76	16.90	24.86	31.58	37.89	43.44	53.78	20.47	32.56	38.55	46.82	50.89	57.81
91	18.90	29.58	37.39	44.28	48.82	57.17	17.25	25.68	33.07	40.40	45.75	55.46	20.62	33.67	41.23	48.35	52.05	58.92
92	18.63	30.95	38.89	46.23	51.16	58.73	17.12	27.04	35.53	41.93	47.66	56.20	20.22	35.07	42.41	50.74	54.82	61.33
93	19.08	32.75	41.12	47.66	52.54	61.55	17.55	28.79	37.24	43.07	48.64	59.30	20.69	36.89	45.20	52.47	56.64	63.87
94	18.40	35.09	42.91	49.39	54.68	62.04	16.84	30.61	38.42	44.58	49.58	58.36	20.04	39.71	46.88	54.45	58.80	65.82
95	19.05	35.00	43.84	49.53	53.72	61.08	17.50	30.27	40.05	45.28	49.54	57.79	20.68	39.95	47.81	53.98	58.12	64.46
96	19.64	35.67	44.13	50.44	54.88	62.16	18.29	31.45	39.29	45.31	50.35	58.26	21.09	40.08	49.17	55.81	59.62	66.17
97	19.58	35.82	44.29	50.15	54.88	62.40	18.07	31.20	40.03	45.31	49.98	58.31	21.17	40.66	48.74	55.21	58.98	66.60
98	19.45	36.53	45.46	50.98	54.21	62.16	17.67	32.03	40.98	46.38	49.40	59.31	21.32	41.24	50.15	55.78	59.24	65.07
99	19.14	36.05	44.09	50.03	54.57	61.00	17.74	31.93	39.97	46.01	50.76	59.15	20.61	40.38	48.40	54.24	58.55	62.89
2000	18.90	35.67	44.40	50.91	54.34	61.66	17.36	31.25	40.19	46.39	50.40	59.03	20.51	40.31	48.83	55.65	58.46	65.14
01	19.52	35.56	44.15	48.56	51.61	59.80	17.99	30.85	40.16	44.16	47.62	59.87	21.12	40.49	48.32	53.18	55.77	59.73
02	19.12	35.75	44.17	49.60	53.04	61.73	17.68	31.85	40.38	45.83	49.23	56.92	20.63	39.84	48.13	53.55	57.03	66.69
03	18.71	35.39	44.05	48.19	50.94	59.49	17.75	31.73	40.54	45.15	48.11	57.52	19.71	39.23	47.70	51.38	53.89	61.53
04	17.54	35.99	44.97	47.34	50.58	58.62	16.17	32.35	40.00	43.54	47.15	55.37	18.97	39.80	50.19	51.29	54.36	61.97
05	17.96	37.58	45.06	48.67	49.57	58.45	16.72	33.75	41.28	45.79	45.73	54.74	19.25	41.58	49.02	51.69	53.56	62.29
06	18.43	38.19	45.88	51.61	52.82	58.84	17.18	33.44	41.60	47.06	49.26	55.14	19.69	43.14	50.35	56.37	56.57	62.65
07	18.54	39.61	48.37	51.73	55.38	58.38	17.40	34.54	44.77	47.26	50.64	52.28	19.73	44.91	52.54	56.36	56.53	60.60
08	19.57	41.40	48.15	53.30	56.29	58.92	18.17	36.88	42.95	48.92	52.43	53.34	21.04	46.13	53.57	57.86	60.33	64.69
09	18.94	41.23	49.03	53.18	55.61	61.12	17.99	36.59	44.25	48.89	51.79	59.73	19.89	45.87	53.81	57.47	59.42	62.51
10	18.51	41.88	48.22	53.87	56.12	56.57	16.99	37.16	44.24	50.25	52.02	55.25	19.36	46.82	52.37	57.65	60.39	57.93
11	18.03	42.31	47.69	52.67	54.46	60.57	16.95	37.54	43.48	48.60	49.96	59.39	19.15	47.30	52.09	56.93	59.15	61.71
12	18.30	43.31	49.52	55.07	58.83	62.36	17.70	38.66	45.27	50.03	55.91	58.84	19.59	48.20	53.97	60.33	62.06	66.15
13	17.77	43.36	47.36	54.06	56.59	64.69	16.49	38.24	42.98	48.12	51.51	59.91	19.11	48.73	52.51	60.21	61.89	69.66
14	18.23	42.28	48.92	53.93	56.21	63.19	17.12	38.02	44.31	49.19	51.21	61.32	19.39	46.74	53.74	58.91	61.45	65.11
15	19.03	43.38	49.13	54.63	58.40	64.51	18.00	38.22	44.33	49.36	54.83	60.51	20.11	48.79	54.52	60.15	62.14	68.61
16	19.51	44.19	48.69	55.83	59.36	65.79	18.83	38.75	42.63	50.29	55.58	62.42	20.21	49.89	55.04	62.06	63.05	69.20
17	20.64	45.02	51.19	57.74	59.65	61.81	19.33	39.28	48.09	53.34	56.11	57.38	22.01	51.04	54.42	62.31	63.91	66.38
18	21.41	47.04	51.53	56.78	59.67	67.49	19.93	42.01	47.26	53.62	56.10	65.49	22.96	52.31	56.00	60.24	63.25	69.37
19	21.88	47.79	51.50	58.88	62.63	68.12	20.76	42.96	47.15	53.92	57.99	65.02	23.06	52.86	56.05	64.08	66.87	71.24
20	24.22	49.47	55.19	59.30	60.61	63.29	23.32	45.43	51.77	55.72	56.23	58.99	25.11	53.69	59.41	63.04	65.09	67.64
21	23.04	50.03	57.41	61.26	62.15	65.37	22.64	45.18	53.01	55.73	59.37	66.76	23.47	55.11	61.99	67.06	65.05	63.97

注：紙幅の都合上、1962～64年度の値は割愛した（詳細は『同白書2013』を参照）。(9-2、9-3：文部科学省『学校保健統計調査報告書』を基に作成、2021年度は速報値）
注：▲9-1～9-3　2020年度と2021年度は新型コロナウイルス感染症の影響により、例年4月1日から6月30日に実施される健康診断が当該年度末までに実施することになったため、調査期間も年度末まで延長された。

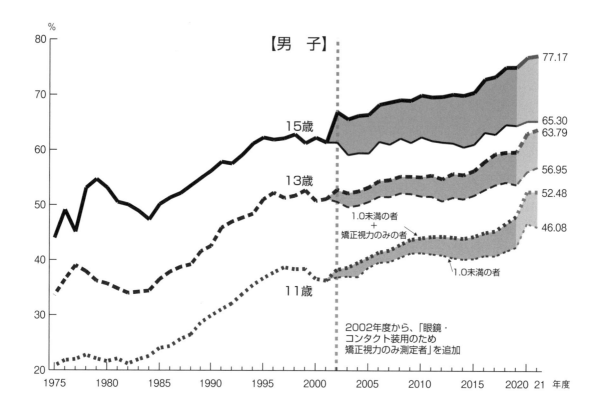

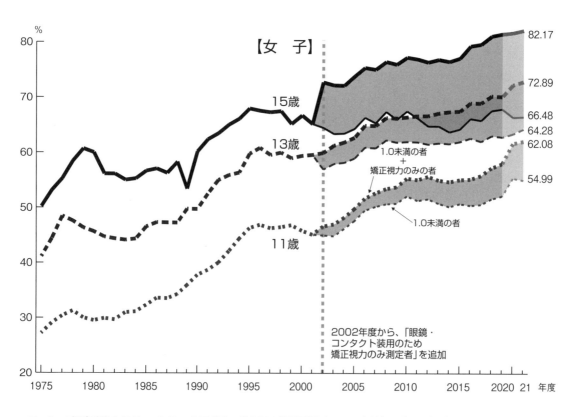

▲9-4：東京都の11・13・15歳における裸眼視力1.0未満の者の年次推移（男女別）
（東京都教育委員会『東京都の学校保健統計書』を基に作成）

　「矯正視力のみ測定者」を「裸眼視力1.0未満の者」に追加して集計した推移をみると、視力不良が今も増加し続けている様子が確認できます。また、両集計値の差は、男女共11歳より13歳、15歳と大きく開いていく様子も確認することができます。このように、「裸眼視力1.0未満の者」のみの推移では、視力不良者が一見横ばい状態に思えてしまう表記方法であることもわかります。全国値においても、このような表記ができるよう視力矯正者の人数が報告されることを期待します。

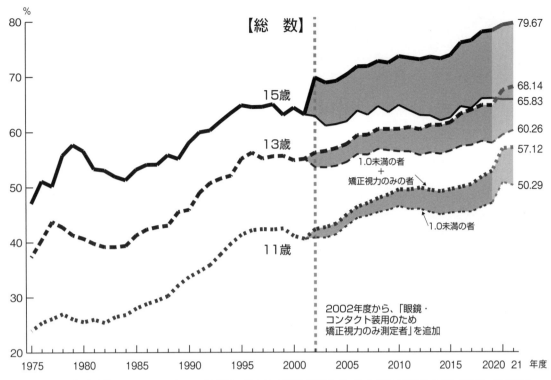

▲9-5：東京都の11・13・15歳における裸眼視力1.0未満の者の年次推移（総数）

▼9-6：東京都の11～15歳における裸眼視力1.0未満の者の年次推移 (%)

年度	総数					男子					女子				
	11歳	12歳	13歳	14歳	15歳	11歳	12歳	13歳	14歳	15歳	11歳	12歳	13歳	14歳	15歳
1975	23.99	32.07	37.36	41.90	47.10	20.77	28.25	33.60	38.73	44.00	27.20	35.88	41.11	45.06	50.20
1976	25.43	34.69	40.43	45.64	51.11	21.80	31.03	36.46	42.10	49.10	29.06	38.35	44.40	49.17	53.12
1977	26.18	35.71	43.74	47.80	50.18	21.99	31.82	39.01	43.35	45.10	30.37	39.60	48.46	52.25	55.25
1978	27.02	35.60	42.75	49.53	55.75	22.76	31.02	37.92	45.30	53.06	31.28	40.17	47.58	53.76	58.44
1979	26.06	33.91	41.29	46.70	57.67	22.10	28.95	36.22	42.09	54.66	30.01	38.87	46.35	51.31	60.68
1980	25.57	34.15	40.69	46.50	56.55	21.62	29.55	35.72	42.08	53.11	29.52	38.75	45.66	50.91	59.98
1981	26.01	33.65	39.77	45.38	53.32	22.10	29.01	34.84	40.73	50.53	29.92	38.28	44.69	50.02	56.10
1982	25.42	33.46	39.18	44.30	53.06	21.18	28.56	34.02	39.41	50.06	29.66	38.35	44.34	49.19	56.08
1983	26.48	34.43	39.17	43.35	51.94	21.98	30.82	34.23	38.47	48.90	30.97	38.04	44.11	48.22	54.98
1984	26.85	34.04	39.38	43.53	51.30	22.57	29.35	34.43	38.38	47.35	31.12	38.73	44.33	48.67	55.24
1985	28.04	35.00	41.27	45.09	53.19	24.02	30.68	36.52	41.02	50.14	32.34	39.77	46.55	49.58	56.62
1986	28.84	36.44	42.78	46.86	54.08	24.36	32.75	37.88	42.62	51.34	33.62	40.56	47.33	51.56	57.03
1987	29.47	36.78	42.78	47.03	54.10	25.64	32.89	38.75	43.39	52.16	33.55	41.09	47.28	51.06	56.23
1988	30.27	36.99	43.03	47.34	55.81	26.50	33.87	39.23	44.36	53.57	34.30	40.47	47.25	50.66	58.30
1989	32.23	38.58	44.51	49.46	55.12	28.60	35.15	41.58	46.69	54.87	35.93	42.34	49.77	52.42	53.38
1990	33.72	40.00	45.91	51.58	58.04	29.88	36.47	42.55	48.93	56.20	37.79	43.97	49.72	54.51	60.16
1991	34.77	41.97	49.00	53.26	59.96	31.06	38.91	45.88	50.66	57.85	38.70	45.46	52.49	56.18	62.36
1992	35.91	44.03	50.72	55.48	60.29	32.13	40.53	46.99	52.63	57.54	40.01	47.98	54.97	58.66	63.45
1993	37.82	44.46	51.05	57.30	61.90	33.85	40.93	47.73	54.01	59.18	42.10	48.53	55.86	61.05	65.00
1994	39.77	46.15	52.09	57.11	63.43	35.48	42.21	48.43	53.26	61.16	44.36	50.66	56.31	61.47	66.08
1995	41.36	49.59	55.11	60.11	64.82	36.71	45.58	51.04	56.40	62.25	46.31	54.25	59.76	64.42	67.94
1996	42.17	49.93	56.23	60.30	64.49	37.76	46.07	52.25	56.47	61.87	46.89	54.30	60.83	64.68	67.54
1997	42.36	49.36	55.16	59.64	64.54	38.71	45.60	51.32	56.27	62.12	46.27	53.61	59.55	63.61	67.27
1998	42.28	49.11	55.56	59.13	64.99	38.38	45.75	51.71	55.89	62.83	46.47	52.91	59.97	62.85	67.47
1999	42.47	49.08	55.63	60.02	63.07	38.43	45.59	52.70	57.01	61.24	46.83	52.96	58.97	63.51	65.14
2000	41.10	48.76	54.83	59.24	64.36	36.65	44.82	50.80	55.82	62.25	45.35	53.18	59.40	63.23	66.70
2001	40.58	48.11	55.08	58.63	63.14	36.32	44.22	51.14	55.17	61.38	45.12	52.47	59.57	62.62	65.15
2002	40.82 42.33	47.65 49.44	53.59 56.20	57.47 61.31	62.84 69.79	36.91 38.28	44.25 45.89	50.63 52.79	54.51 57.71	61.37 66.86	44.99 46.63	51.41 53.32	56.92 59.93	60.90 65.28	64.47 72.71
2003	40.79 42.69	47.91 49.88	53.53 56.49	56.57 60.90	61.10 68.87	37.06 38.66	44.21 45.94	49.65 52.16	53.26 56.86	59.13 65.58	44.84 46.99	51.99 54.17	57.95 61.26	60.41 65.36	63.36 72.18
2004	41.40 43.33	47.93 49.99	53.81 57.00	56.57 61.47	61.37 69.17	36.96 39.57	43.92 45.64	49.50 52.53	53.69 57.30	59.47 66.22	46.19 48.22	52.45 54.74	58.17 61.85	61.04 66.05	63.44 72.13
2005	42.95 44.96	49.24 51.24	54.49 57.74	58.17 62.61	61.87 70.33	38.64 40.44	45.04 46.82	50.61 53.24	54.57 58.16	59.44 66.40	47.62 49.80	53.96 56.14	58.95 62.71	62.34 67.45	64.30 73.80
2006	44.36 46.40	50.39 52.78	55.91 59.36	58.76 63.58	63.80 71.83	39.59 41.45	46.03 48.10	51.57 54.38	55.39 59.20	61.53 68.26	49.50 51.67	55.36 58.01	60.93 64.87	62.80 68.45	66.32 75.36
2007	44.76 47.07	51.11 53.56	55.81 59.44	59.23 63.94	63.07 71.87	39.71 41.80	46.83 49.00	51.52 54.58	54.98 58.88	61.05 68.69	50.19 52.65	55.97 58.63	60.80 64.85	64.22 69.48	65.33 75.04
2008	45.38 47.96	50.95 53.57	56.46 60.47	59.55 64.60	64.02 72.78	40.54 42.84	46.44 48.65	52.19 55.26	55.88 60.02	62.14 69.11	50.67 53.42	56.08 58.69	60.22 66.08	63.97 69.71	65.88 76.45
2009	45.83 48.61	51.55 54.35	56.60 60.46	60.28 65.19	63.52 72.49	41.28 43.80	47.15 49.65	52.08 55.24	56.12 60.25	61.36 69.02	50.77 53.75	56.55 59.58	61.85 66.21	65.23 70.66	65.97 75.97
2010	46.49 49.51	51.99 55.05	56.41 60.48	60.18 65.17	64.80 73.65	41.36 44.07	47.47 50.23	51.65 55.13	56.11 60.20	62.39 69.98	52.10 55.32	57.09 60.35	61.96 66.41	65.03 70.67	67.49 77.24
2011	45.97 49.49	51.57 54.84	56.39 60.79	59.37 64.71	63.85 73.35	41.14 44.32	46.85 49.67	51.16 55.47	55.04 59.56	61.72 69.65	51.29 55.04	56.97 60.58	61.91 66.64	64.54 70.43	66.23 76.93
2012	46.01 49.83	51.57 55.05	55.72 60.42	59.32 65.28	62.99 73.08	40.95 44.38	46.72 49.99	50.78 54.79	55.04 60.61	61.45 69.74	51.58 55.65	56.94 60.64	61.51 66.65	64.44 71.03	64.78 76.38
2013	45.40 49.41	50.58 54.51	56.19 61.19	58.44 64.78	62.91 73.54	40.47 44.22	45.64 49.14	51.43 55.78	54.16 59.53	61.29 70.15	50.79 54.96	56.21 60.43	61.73 67.13	63.63 70.60	64.78 76.86
2014	44.95 49.16	50.34 54.23	55.95 61.19	59.19 65.57	62.03 73.23	40.21 44.00	45.56 49.06	51.15 55.56	54.94 60.36	60.57 69.96	50.19 54.69	55.73 59.88	61.61 67.39	64.30 71.30	63.73 76.49
2015	45.27 49.53	50.42 54.61	56.52 61.66	59.25 66.05	62.53 73.22	40.08 44.36	46.08 49.75	51.81 56.32	55.02 60.71	61.89 71.12	50.73 55.07	56.10 59.88	61.98 67.49	64.37 71.89	64.26 77.10
2016	45.43 49.95	51.01 55.86	57.35 63.24	60.46 67.62	64.56 76.10	40.86 45.05	46.84 51.20	52.83 57.94	56.35 62.46	63.24 72.88	50.42 55.16	55.76 60.96	62.62 68.98	65.41 73.22	66.15 79.31
2017	45.48 50.43	51.61 56.83	57.53 63.95	61.06 68.61	64.24 76.51	40.81 45.36	47.38 52.01	53.71 59.35	57.39 63.82	62.91 73.37	50.60 55.82	56.38 62.03	62.02 68.96	65.48 73.78	65.83 79.63
2018	46.39 51.81	51.65 57.07	58.27 64.78	61.17 69.07	65.99 78.07	41.66 46.71	47.54 52.44	54.19 59.65	57.72 64.47	64.66 75.06	51.29 57.25	56.02 61.91	62.83 70.17	65.58 74.63	67.61 81.12
2019	47.06 52.86	51.23 57.93	56.03 64.72	61.56 69.72	65.56 78.30	42.42 48.01	47.44 52.53	53.75 59.71	58.24 65.13	64.50 75.08	52.14 58.02	55.54 61.94	62.83 70.17	65.58 74.63	66.48 81.51
2020	50.83 56.94	55.48 62.31	59.44 67.50	63.06 72.22	65.80 79.32	46.74 52.48	52.01 58.11	56.14 63.08	60.46 68.31	65.29 76.87	55.36 61.69	59.52 66.90	63.40 72.29	66.27 76.43	66.41 81.73
2021	50.29 57.12	54.63 61.61	60.26 68.14	62.62 71.96	65.83 79.67	46.08 52.48	50.97 57.26	56.95 63.79	60.00 67.91	65.30 77.17	54.99 62.08	58.87 66.35	64.28 72.89	65.88 76.32	66.48 82.17

注：左側＝（1.0未満の者）／｛（1.0以上の者）＋（1.0未満の者）｝×100
　　右側＝｛（1.0未満の者）＋（矯正視力のみ測定者）｝／｛（1.0以上の者）＋（1.0未満の者）＋（矯正視力のみ測定者）｝×100

注：▲9-4 ～ 9-6：2020年度と2021年度は新型コロナウイルス感染症の影響により、例年4月1日から6月30日に実施される健康診断が当該年度末までに実施することになったため、調査期間も年度末まで延長された。

（9-5、9-6：東京都教育委員会『東京都の学校保健統計書』を基に作成）

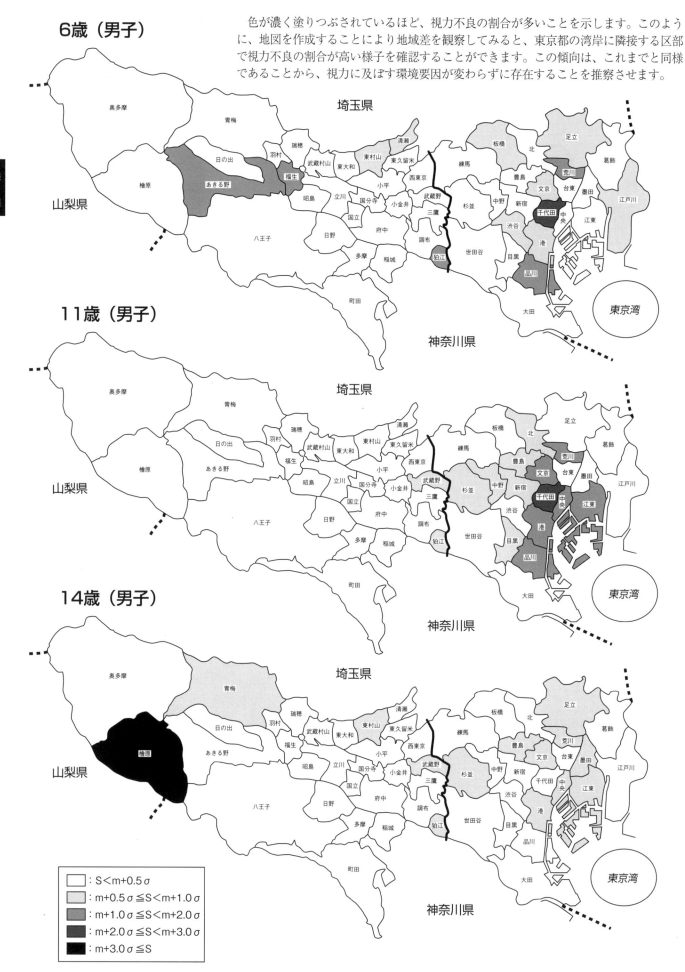

6歳（男子）

色が濃く塗りつぶされているほど、視力不良の割合が多いことを示します。このように、地図を作成することにより地域差を観察してみると、東京都の湾岸に隣接する区部で視力不良の割合が高い様子を確認することができます。この傾向は、これまでと同様であることから、視力に及ぼす環境要因が変わらずに存在することを推察させます。

11歳（男子）

14歳（男子）

- □ : S＜m+0.5σ
- ▢ : m+0.5σ≦S＜m+1.0σ
- ▨ : m+1.0σ≦S＜m+2.0σ
- ▩ : m+2.0σ≦S＜m+3.0σ
- ■ : m+3.0σ≦S

▲9-7：東京都の視力不良地図2021年度（6・11・14歳、男子）
（東京都教育委員会『令和３年度東京都の学校保健統計書』を基に作成）

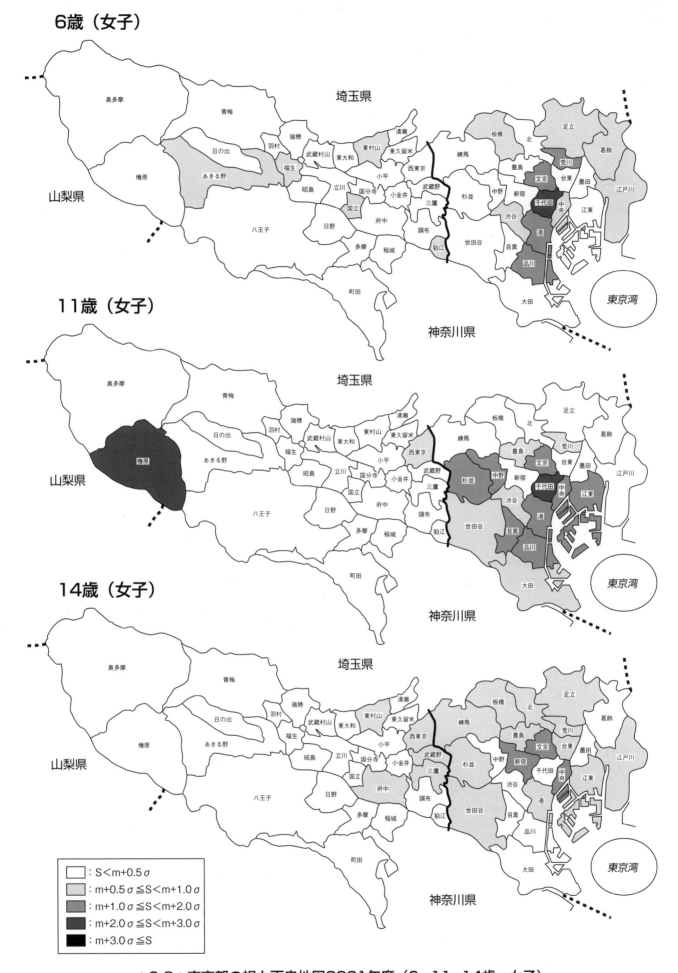

6歳（女子）

11歳（女子）

14歳（女子）

凡例：
- □ : S<m+0.5σ
- ▦ : m+0.5σ≦S<m+1.0σ
- ▦ : m+1.0σ≦S<m+2.0σ
- ▦ : m+2.0σ≦S<m+3.0σ
- ■ : m+3.0σ≦S

▲9-8：東京都の視力不良地図2021年度（6・11・14歳、女子）
（東京都教育委員会『令和３年度東京都の学校保健統計書』を基に作成）

注：▲9-7、9-8　2021年度は新型コロナウイルス感染症の影響により、例年4月1日から6月30日に実施される健康診断が当該年度末までに実施することになったため、調査期間も年度末まで延長された。

10 肥満とやせ
Obesity and thinness

▼10-1：肥満傾向児の出現率の年次推移

【男子】 (%)

年度 年齢	1977	1980	1985	1990	1995	2000	2001	2002	2003	2004	2005	2006	新2006	2007	2008	2009	2010	2011	2012	2013	2014	2015	2016	2017	2018	2019	2020	2021
5	-	-	-	-	-	-	-	-	-	-	-	2.42	2.59	2.78	2.87	2.75	2.80	2.14	2.41	2.38	2.55	2.34	2.68	2.78	2.58	2.63	3.65	3.61
6	2.59	2.64	2.91	3.98	4.33	5.04	4.71	4.81	4.70	4.58	4.54	4.80	5.70	4.79	4.52	4.55	4.46	3.75	4.09	4.18	4.34	3.74	4.35	4.39	4.51	4.68	5.85	5.25
7	2.72	3.55	3.81	4.65	5.35	5.38	5.74	5.99	5.92	5.70	5.65	5.30	6.21	6.77	6.19	5.60	5.60	5.18	5.58	5.47	5.45	5.24	5.74	5.65	6.23	6.41	8.77	7.61
8	4.16	4.90	5.03	6.46	7.09	8.08	7.87	7.92	8.26	8.08	7.58	7.47	8.63	8.09	8.03	7.53	7.20	6.70	7.13	7.26	7.57	6.70	7.65	7.24	7.76	8.16	11.67	9.75
9	5.14	5.71	6.34	7.74	8.69	8.69	9.00	9.32	9.60	9.54	9.48	8.78	10.81	10.23	10.36	9.57	9.06	8.39	9.24	8.90	8.89	8.93	9.41	9.52	9.53	10.57	13.58	12.03
10	5.91	6.86	7.57	8.93	9.77	10.43	10.83	10.60	10.76	10.59	9.74	10.36	11.70	11.59	11.32	10.76	10.37	9.42	9.86	9.90	9.72	9.77	10.01	9.99	10.11	10.63	14.24	12.58
11	6.72	7.65	7.93	9.43	9.99	11.21	11.78	11.68	11.83	11.09	11.25	10.67	11.82	11.64	11.18	10.61	11.09	9.46	9.98	10.02	10.28	9.87	10.08	9.69	10.01	11.11	13.31	12.48
12	6.57	7.48	7.92	9.64	10.23	11.28	11.86	11.44	11.48	11.12	11.23	11.14	13.64	12.41	11.97	11.49	10.99	10.25	10.67	10.65	10.72	9.87	10.42	9.89	10.60	11.18	12.71	12.58
13	5.17	6.93	7.24	8.80	9.46	10.36	10.37	10.28	10.28	10.07	9.65	9.72	11.23	10.84	10.28	9.71	9.41	9.02	8.96	8.97	8.94	8.37	8.28	8.69	8.73	9.63	12.18	10.99
14	4.58	6.07	7.22	8.64	8.87	9.33	9.61	9.90	9.54	9.58	9.58	9.55	11.20	10.22	9.99	9.55	9.37	8.48	7.43	8.27	8.16	7.94	8.04	8.03	8.36	8.96	10.94	10.25
15	-	-	-	-	-	-	-	-	-	-	-	10.88	13.76	13.47	13.45	12.11	11.41	11.05	11.42	11.34	10.95	11.57	11.01	11.72	12.07	12.30		
16	-	-	-	-	-	-	-	-	-	-	-	9.45	12.45	12.92	11.85	11.20	11.57	11.16	10.25	10.46	10.16	9.21	9.43	9.93	10.57	10.50	11.54	10.64
17	-	-	-	-	-	-	-	-	-	-	-	9.73	12.90	12.87	12.33	11.27	11.30	11.54	10.91	10.85	10.69	10.22	10.64	10.71	10.48	10.56	12.48	10.92

【女子】 (%)

年度 年齢	1977	1980	1985	1990	1995	2000	2001	2002	2003	2004	2005	2006	新2006	2007	2008	2009	2010	2011	2012	2013	2014	2015	2016	2017	2018	2019	2020	2021
5	-	-	-	-	-	-	-	-	-	-	-	3.02	2.97	2.96	2.78	2.65	2.83	2.40	2.36	2.49	2.69	2.24	2.44	2.67	2.71	2.93	3.37	3.73
6	2.66	2.73	3.33	4.32	4.58	4.57	4.78	4.61	4.57	4.38	4.83	4.72	4.98	4.70	4.57	4.17	4.23	3.93	4.37	3.91	4.15	3.93	4.24	4.42	4.47	4.33	5.16	5.15
7	3.56	3.45	3.85	4.43	5.38	5.48	5.18	5.43	5.23	5.49	5.39	5.17	5.85	5.71	5.88	5.40	5.13	4.86	5.23	5.38	5.41	5.00	5.18	5.24	5.53	5.61	7.25	6.87
8	4.37	5.03	4.87	6.26	7.09	7.27	7.65	7.33	7.46	7.19	7.12	6.87	7.41	7.50	7.18	7.05	6.90	5.94	6.09	6.31	6.24	6.31	6.63	6.55	6.41	6.88	8.89	8.34
9	5.39	5.54	6.04	7.33	7.81	8.79	8.64	8.46	8.38	8.74	8.15	7.89	8.55	8.16	7.91	7.58	7.51	6.82	7.23	7.58	7.36	6.99	7.17	7.70	7.69	7.85	9.32	8.24
10	5.80	6.78	6.96	7.38	7.80	9.45	9.10	9.48	9.42	9.27	9.20	8.52	8.62	8.92	9.42	8.26	8.13	7.71	7.73	7.96	8.40	7.42	7.86	7.74	7.82	8.46	9.47	9.26
11	6.18	7.03	6.86	7.57	8.61	9.78	9.37	10.07	9.65	9.35	9.16	8.99	9.95	9.47	9.68	8.74	8.83	8.12	8.61	8.69	8.56	7.92	8.31	8.72	8.79	8.84	9.36	9.42
12	6.72	7.30	7.43	8.34	9.19	10.05	10.15	10.58	10.02	9.73	9.56	9.35	10.13	9.67	9.84	9.04	8.97	8.51	8.64	8.54	7.97	8.36	8.57	8.01	8.45	8.48	8.89	9.15
13	6.10	6.48	6.85	7.61	8.05	8.74	9.05	9.28	8.97	8.92	8.83	8.58	9.46	8.99	9.05	8.13	7.96	7.49	7.90	7.83	7.89	7.69	7.46	7.45	7.37	7.88	8.53	8.35
14	5.24	5.75	5.96	6.77	7.10	7.86	8.05	8.58	8.01	8.03	7.66	7.97	9.20	8.75	8.54	8.21	7.89	7.43	7.36	7.42	7.68	7.14	7.70	7.01	7.22	7.37	8.29	7.80
15	-	-	-	-	-	-	-	-	-	-	-	8.35	10.15	9.87	9.56	8.47	8.59	8.26	8.51	8.08	8.35	7.82	8.46	7.96	8.35	7.84	7.30	7.57
16	-	-	-	-	-	-	-	-	-	-	-	7.34	9.46	9.18	8.40	8.27	7.81	7.33	7.74	7.66	7.44	7.48	7.36	7.38	6.93	7.30	6.59	7.20
17	-	-	-	-	-	-	-	-	-	-	-	7.33	9.67	9.23	8.64	8.35	8.14	7.76	8.18	7.83	8.25	7.75	7.95	7.95	7.94	7.99	7.63	7.07

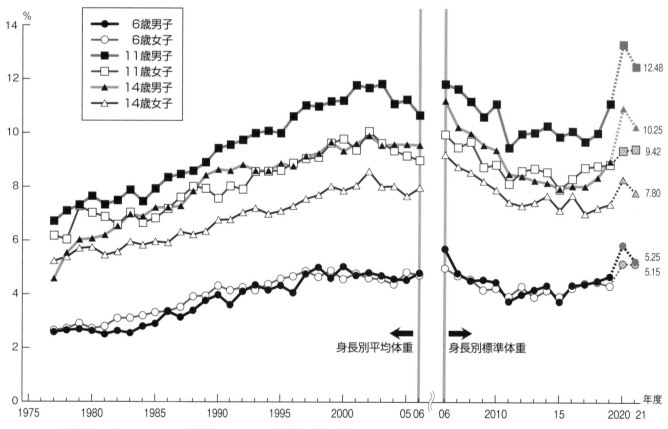

凡例：6歳男子／6歳女子／11歳男子／11歳女子／14歳男子／14歳女子

（末尾の値）12.48　10.25　9.42　7.80　5.25　5.15

身長別平均体重　←　｜　→　身長別標準体重

▲10-2：6・11・14歳児における肥満傾向児出現率の年次推移（肥満度方式による）

（10-1、10-2：文部科学省『学校保健統計調査報告書』を基に作成、2021年度は速報値）

注：肥満傾向児とは以下の者である。
1．1977~2005年度は、性別・年齢別に身長別平均体重を求め、その平均体重の120％以上の者。
2．2006年度以降は、以下の式により性別・年齢別・身長別標準体重から肥満度を求め、その肥満度が20％以上の者。
　肥満度＝（実測体重－身長別標準体重）／身長別標準体重 ×100（％）

▼10-3：痩身傾向児の出現率の年次推移

【男子】 (%)

年度 年齢	1977	1980	1985	1990	1995	2000	2001	2002	2003	2004	2005	2006	新2006	2007	2008	2009	2010	2011	2012	2013	2014	2015	2016	2017	2018	2019	2020	2021
5	-	-	-	-	-	-	-	-	-	-	-	0.49	0.39	0.26	0.35	0.34	0.42	0.33	0.36	0.36	0.34	0.40	0.24	0.33	0.27	0.33	0.50	0.30
6	0.57	0.50	0.42	0.53	0.66	1.01	0.69	0.81	0.71	0.67	0.58	0.67	0.35	0.39	0.46	0.44	0.48	0.40	0.27	0.39	0.41	0.41	0.45	0.47	0.31	0.42	0.42	0.28
7	0.36	0.49	0.38	0.66	0.81	0.83	0.81	1.03	0.94	0.81	0.88	0.81	0.39	0.38	0.43	0.43	0.42	0.54	0.49	0.40	0.50	0.47	0.41	0.53	0.39	0.37	0.62	0.31
8	0.72	0.75	0.59	1.12	1.63	1.75	1.71	2.20	1.96	1.67	1.86	1.34	0.87	0.86	0.80	1.06	0.95	1.17	1.06	0.98	0.98	0.79	1.16	0.95	0.95	0.73	0.97	0.84
9	0.61	0.76	0.80	1.52	1.90	3.10	3.04	2.96	3.15	2.90	2.71	2.67	1.51	1.56	1.25	1.69	1.59	1.50	1.44	1.78	1.79	1.60	1.48	1.57	1.71	1.55	1.83	1.42
10	1.00	1.36	1.43	2.12	2.43	4.07	3.56	3.72	3.45	3.65	3.41	3.15	2.23	2.54	2.39	2.57	2.36	2.69	2.49	2.48	2.85	2.81	2.49	2.66	2.87	2.61	2.76	2.32
11	0.93	1.23	1.28	2.26	2.67	3.80	4.08	3.68	3.84	3.71	3.99	3.30	2.48	2.85	2.75	3.28	2.30	3.05	3.38	2.90	3.24	3.18	2.94	3.27	3.16	3.25	3.45	2.83
12	1.23	1.35	1.27	2.50	2.52	3.53	3.78	4.05	3.71	3.78	3.34	3.83	1.99	2.28	2.38	2.38	2.20	2.43	2.40	2.43	2.72	2.72	2.75	2.96	2.79	2.99	3.65	3.03
13	0.80	1.08	1.09	1.86	2.13	2.55	2.45	2.75	2.44	2.92	2.54	2.23	1.37	1.64	1.69	1.68	1.53	1.55	1.66	1.46	1.75	1.80	2.26	2.21	2.21	2.31	2.99	2.73
14	0.79	1.03	1.47	2.00	2.14	2.52	2.80	2.74	2.88	2.78	2.48	2.69	1.46	1.63	1.75	1.94	1.48	1.73	1.79	1.57	1.79	1.72	1.84	2.18	2.40	2.40	3.24	2.64
15	-	-	-	-	-	-	-	-	-	-	-	4.19	1.98	2.38	2.24	2.45	2.11	2.60	2.35	2.70	2.66	2.62	3.07	3.01	3.24	3.60	4.24	4.02
16	-	-	-	-	-	-	-	-	-	-	-	3.83	1.61	1.69	1.75	1.85	1.91	1.82	1.89	1.88	2.19	2.18	2.25	2.50	2.78	2.60	4.07	3.34
17	-	-	-	-	-	-	-	-	-	-	-	3.83	1.39	1.38	1.96	1.77	1.67	1.54	1.64	1.84	1.99	2.07	2.21	2.09	2.38	2.68	3.57	3.07

【女子】 (%)

年度 年齢	1977	1980	1985	1990	1995	2000	2001	2002	2003	2004	2005	2006	新2006	2007	2008	2009	2010	2011	2012	2013	2014	2015	2016	2017	2018	2019	2020	2021
5	-	-	-	-	-	-	-	-	-	-	-	0.50	0.42	0.43	0.50	0.51	0.51	0.40	0.35	0.34	0.39	0.47	0.44	0.29	0.35	0.31	0.38	0.36
6	0.48	0.56	0.44	0.64	0.71	0.91	0.73	0.70	0.88	0.87	0.89	0.62	0.53	0.55	0.54	0.60	0.62	0.65	0.57	0.62	0.64	0.40	0.64	0.63	0.56	0.63	0.63	0.49
7	0.52	0.55	0.56	0.77	0.75	0.95	1.03	0.87	1.11	0.87	0.70	0.82	0.58	0.66	0.57	0.52	0.53	0.55	0.60	0.66	0.75	0.53	0.64	0.61	0.53	0.45	0.65	0.56
8	0.67	0.97	0.77	1.20	1.50	1.74	1.76	1.59	1.73	1.51	1.47	1.39	1.08	1.06	1.01	1.08	0.93	1.03	1.16	1.06	1.10	0.98	1.07	1.07	1.19	1.09	1.09	0.83
9	1.11	0.98	1.02	1.58	1.82	2.52	2.34	2.36	2.43	2.29	2.25	2.20	1.82	1.77	1.51	1.79	1.50	1.96	1.85	1.90	2.06	2.02	1.86	1.86	1.69	1.65	2.35	1.66
10	1.05	1.22	1.40	2.26	2.30	3.07	2.47	3.18	3.08	2.88	2.68	2.40	2.27	2.88	2.42	2.80	2.61	2.64	2.61	2.89	2.50	2.71	2.99	2.43	2.65	2.71	2.76	2.36
11	1.45	1.55	1.67	2.20	2.52	3.33	3.63	3.08	3.64	3.41	2.93	3.31	2.49	3.36	2.69	2.70	3.08	2.98	3.12	2.74	2.86	2.97	2.99	2.52	2.93	2.67	2.87	2.18
12	2.06	2.38	2.44	3.16	3.36	4.15	4.26	4.94	4.62	4.41	4.67	3.92	3.53	4.01	3.91	4.37	3.92	4.32	4.18	4.16	4.17	4.33	4.29	4.36	4.18	4.22	4.37	3.55
13	2.65	2.44	2.35	2.73	3.47	3.99	4.05	4.38	3.95	4.24	4.23	4.03	3.39	3.57	3.39	3.64	3.84	3.91	3.64	3.48	3.52	3.49	3.47	3.69	3.32	3.56	3.20	3.22
14	2.22	2.64	2.21	2.47	2.67	3.39	3.27	3.76	3.37	3.97	3.46	3.69	2.76	2.69	2.69	2.95	3.09	2.61	3.22	2.68	2.52	2.93	2.67	2.74	2.78	2.59	2.79	2.55
15	-	-	-	-	-	-	-	-	-	-	-	3.60	2.22	2.38	2.51	2.55	2.37	2.65	2.43	2.69	2.53	2.40	2.30	2.24	2.22	2.36	3.13	3.10
16	-	-	-	-	-	-	-	-	-	-	-	2.58	1.50	1.83	2.06	1.86	2.40	2.22	2.12	1.98	1.85	1.96	1.84	1.87	2.00	1.89	3.24	2.33
17	-	-	-	-	-	-	-	-	-	-	-	2.81	1.23	1.42	1.74	1.69	1.81	1.89	1.85	1.72	1.69	1.57	1.51	1.69	1.57	1.71	2.82	2.19

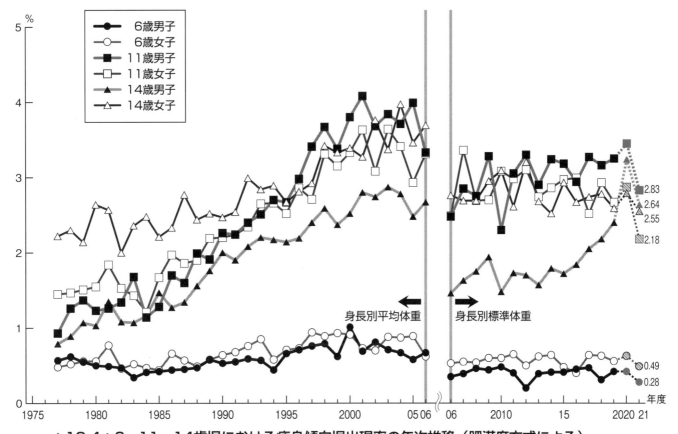

▲10-4：6・11・14歳児における痩身傾向児出現率の年次推移（肥満度方式による）

（10-3、10-4：文部科学省『学校保健統計調査報告書』を基に作成、2021年度は速報値）

注：▲10-1〜10-4　2020年度と2021年度は新型コロナウイルス感染症の影響により、例年4月1日から6月30日に実施される健康診断が当該年度末までに実施することになったため、調査期間も年度末まで延長された。

　2021（令和3）年度の肥満傾向児の出現率は男女とも小学校高学年が最も高い数値を示しています。性別で比較すると、5歳児以外は女子より男子が高い数値を示しており、特に男子は9歳以降、10％を超えています。痩身傾向児の出現率は男女とも10歳以降で約2〜3％台を示しています。性別で比較すると、8・11・14〜17歳は女子より男子の方が高い数値を示しています。調査時期が違うので単純に比較はできませんが、2020（令和2）年度と比較すると、肥満傾向児も痩身傾向児もおおむね全年齢で男女とも出現率は減少しています。

> 痩身傾向児とは以下の者である。
> 　1．1977〜2005年度は、性別・年齢別に身長別平均体重を求め、その平均体重の80％以下の者。
> 　2．2006年度以降は、以下の式により性別・年齢別・身長別標準体重から肥満度を求め、その肥満度が−20％以下の者。
> 　　肥満度＝（実測体重−身長別標準体重）／身長別標準体重 ×100（％）

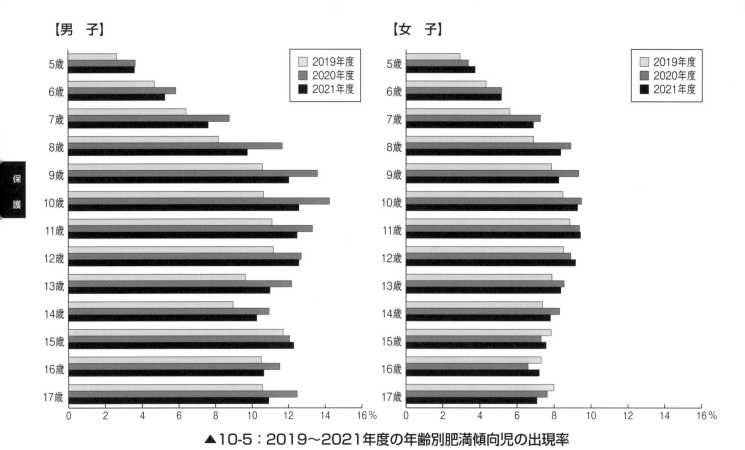

▲10-5：2019〜2021年度の年齢別肥満傾向児の出現率

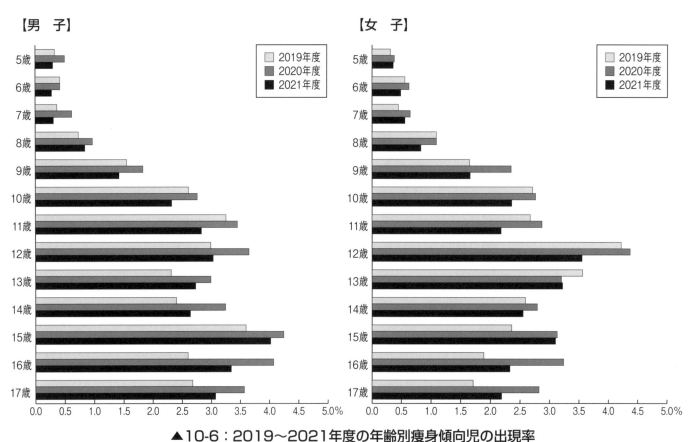

▲10-6：2019〜2021年度の年齢別痩身傾向児の出現率

（10-5、10-6：文部科学省『学校保健統計調査報告書』を基に作成、2021年度は速報値）

注：2020年度と2021年度は新型コロナウイルス感染症の影響により、例年4月1日から6月30日に実施される健康診断が当該年度末までに実施することになったため、調査期間も年度末まで延長された。

　2019（令和元）〜2021（令和3）年度の肥満傾向児と痩身傾向児の出現率を年齢別に示しました。2021（令和3）年度の肥満傾向児の出現率は、男子の15歳、女子の5・11〜12・15〜16歳を除いて2020（令和2）年度より低い数値を示しましたが、2019（令和元）年度と比較すると女子の15〜17歳を除いて高い数値を示しています。2021（令和3）年度の痩身傾向児の出現率は、女子の13歳を除いて2020（令和2）年度より低い数値を示しましたが、2019（令和元）年度と比較すると、男子の8・12〜17歳、女子の5・7・15〜17歳は高い数値を示しています。調査時期が違うので単純に比較できませんが、コロナ禍の生活は子どもの肥満にも痩身にも大きな影響を与えています。

対象者数（連絡会議調べ 2014〜2022年度）(人)

	男子	女子	合計
高1	9,684	7,934	17,618
高2	9,687	7,741	17,428
高3	9,671	7,452	17,123
合計	29,042	23,127	52,169

判定方法と基準

①文部科学省による肥満度方式

肥満度＝(実測体重(kg)−身長別標準体重(kg))
　　　　÷身長別標準体重(kg)×100

肥満度判定	
−30％以下	高度やせ
−20〜−29.9％	やせ
−19.9〜19.9％	普通
20〜29.9％	軽度肥満
30〜49.9％	中等度肥満
50％以上	高度肥満

②日本肥満学会BMI方式

BMI＝実測体重(kg)÷実測身長(m)
　　　　÷実測身長(m)

肥満度判定	
18.5未満	低体重
18.5〜25未満	普通体重
25〜30未満	肥満(1度)
30〜35未満	肥満(2度)
35〜40未満	肥満(3度)
40以上	肥満(4度)

＊ここでは下記の指数で分類する。

肥満度指数表	
−20％以下	痩身
−19.9％以上〜20％未満	標準
20％以上	肥満

肥満度指数表	
18.5未満	痩身
18.5〜25未満	標準
25以上	肥満

　▲10-7は、2010（平成22）年に元養護教諭の西山幸代氏の提言から、各所の協力を得て継続しているBMIと肥満度方式の判定結果です。5万人を超えるデータを分析したところ、男女とも「肥満」の判定結果について2つの方式に大差はなかったものの、「痩身」と「標準」の結果に大きな差がみられました。特に「痩身」は高1男子が22.6％、女子は17.7％も差があります。肥満度方式で「普通」と判定される数値の−13〜−19.9％はBMI方式では18.5未満の「低体重」となりますので注意が必要です。▲10-8は、BMI方式の肥満度判定による低体重と肥満の割合の年次推移です。2022（令和4）年の値をコロナ前の2019（令和元）年と比較すると、「低体重」は男女とも全学年、「肥満」は男子の高1、女子の高1、高3が高い数値を示しました。特に女子の「低体重」は全学年、2％以上の差がみられています。

保護

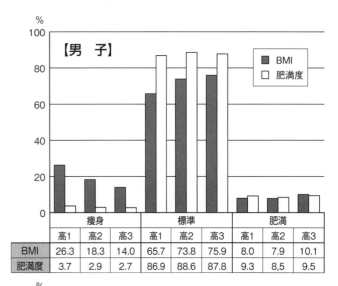

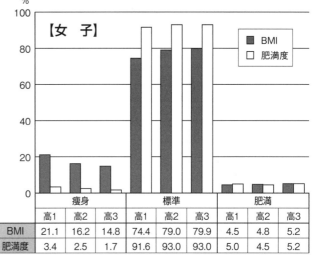

	痩身			標準			肥満		
【男子】	高1	高2	高3	高1	高2	高3	高1	高2	高3
BMI	26.3	18.3	14.0	65.7	73.8	75.9	8.0	7.9	10.1
肥満度	3.7	2.9	2.7	86.9	88.6	87.8	9.3	8.5	9.5

	痩身			標準			肥満		
【女子】	高1	高2	高3	高1	高2	高3	高1	高2	高3
BMI	21.1	16.2	14.8	74.4	79.0	79.9	4.5	4.8	5.2
肥満度	3.4	2.5	1.7	91.6	93.0	93.0	5.0	4.5	5.2

▲10-7：高校生におけるBMI方式と
肥満度方式による肥満度判定比較
（連絡会議調べ 2014〜2022年度）

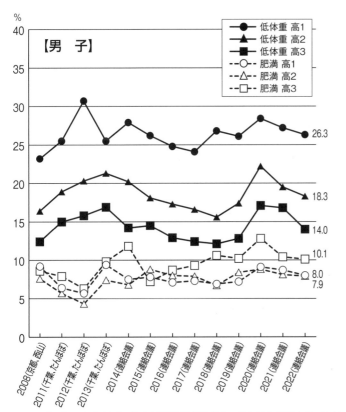

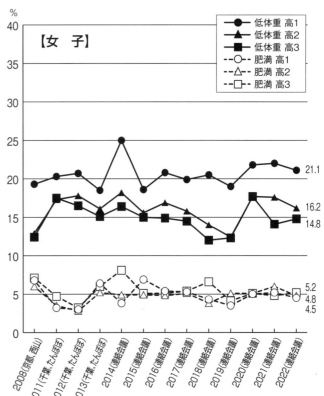

▲10-8：BMI方式の肥満度判定における高校生の体格年次推移（連絡会議調べ 2008〜2022年度）

保
護

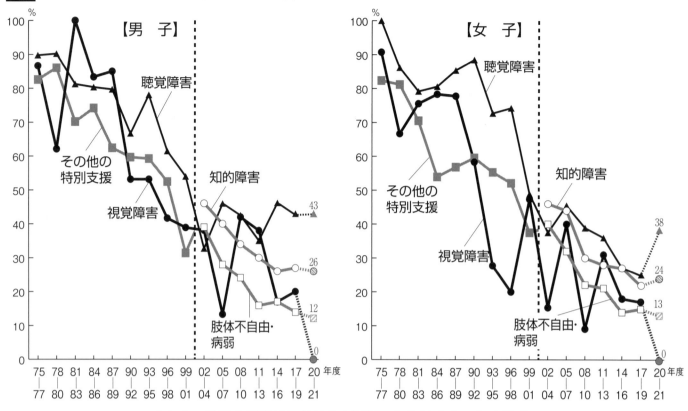

▲11-1：特別支援学校における6歳児のう歯被患率の年次推移

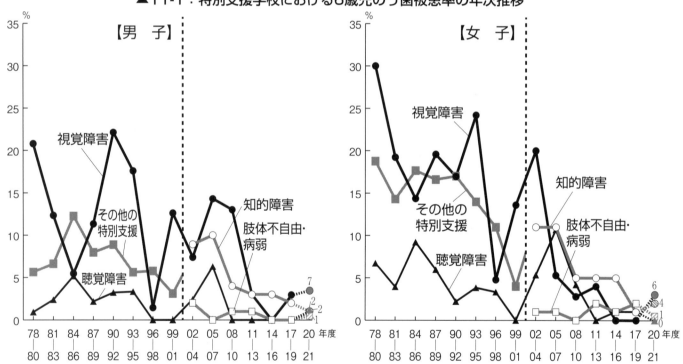

注1：▲11-1、11-2　2001年度までの「その他の特別支援」には、知的障害、肢体不自由、病弱の者が含まれています。
注2：▲11-1、11-2　2020年度と2021年度は新型コロナウイルス感染症の影響により、例年4月1日から6月30日に実施される健康診断が当該年度末までに
　　実施することになったため、調査期間も年度末まで延長された。

▲11-2：特別支援学校における17歳の肥満傾向の年次推移

　このページには、東京都の特別支援学校に在籍する子どものうち、障がい種別に「6歳児のう歯被患率（処置完了者を含む）」「17歳の肥満傾向」を示しました。対象者が少ないため、3年間の平均値を算出した推移を観察しています。一方、全国統計では「特別支援学校」という大きな枠組みで、性別・年齢ごとに集計されており、それぞれの特別支援の課題がみえにくくなっているという現状があります。
　多少の増減がありながらも「6歳児のう歯被患率」「17歳の肥満傾向」は、ほぼ改善傾向となっています。しかし、6歳児の男子う歯罹患率において聴覚障がい児のみ、約30〜50%の範囲で増減が繰り返されています。聴覚障がいのある男児に特徴的な保健管理の難しさがあるのか、今後も変化を注目していく必要があります。

12 アレルギー
Allergy symptoms

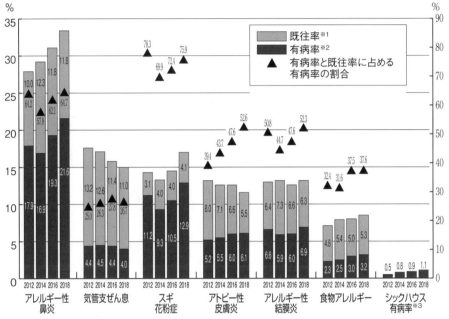

▲12-1：アレルギーの疾患別の有病率・既往率

凡例：
- 既往率※1
- 有病率※2
- ▲ 有病と既往率に占める有病率の割合

▼12-2：アレルギー疾患別
学校での対応率 (%)

	学校での対応率			
	2012	2014	2016	2018
食物アレルギー	97.6	100.0	94.2	80.4
気管支ぜん息	11.0	14.8	12.0	12.3
シックハウス	9.3	16.2	10.6	9.1
アレルギー性 結膜炎	4.1	6.2	5.6	4.7
アトピー性 皮膚炎	4.8	7.5	5.0	4.4
スギ 花粉症	3.6	5.5	4.0	3.6
アレルギー性鼻炎	3.3	4.6	3.5	3.2

※1：既往率：過去に医師に診断されたが
現在は治っている。
※2：有病率：現在、医師に診断され、
治療・対応している。
※3：シックハウスは有病率のみ記載

（12-1～12-3：日本学校保健会『児童生徒の健康状態サーベイランス事業報告書』を基に作成）

2018（平成30）年度の「有病率と既往率を合計した割合に占める有病率の割合（▲）」は、スギ花粉症、アレルギー性鼻炎、アトピー性皮膚炎、アレルギー性結膜炎の順に高くなっています。これらは、学童期における発症が多く寛解（症状や検査異常が消失した状態）率が低いことを示唆しています。アレルギーの有病率、既往率は、隔年発行されている『児童生徒の健康状態サーベイランス事業報告書』から変化をみていましたが、調査は2018（平成30）年度で終了となりました。子どもの実態を知る全国規模の情報が失われたことは遺憾ではありますが、引き続き確かな情報を集約できるよう編集委員で検討中です。

▼12-3：除去理由別の有病率および推定人数（2016年・2018年）

食物	医師の指示で除去						保護者の判断で除去				
	食物アレルギーの原因食物に占める割合（%）		母集団における有病率（%）		推定人数（人）		母集団における有病率（%）		推定人数（人）		
	2016年	2018年	2016年	2018年	2016年	2018年	2016年	2018年	2016年	2018年	
鶏卵	17.1	17.7	0.51	0.56	59,754	72,315	0.37	0.37	43,428	47,269	
牛乳	9.9	8.1	0.30	0.26	34,567	33,171	0.19	0.09	22,338	12,167	
小麦	1.9	3.2	0.06	0.10	6,787	13,232	0.05	0.07	6,296	9,589	
甲殻類	11.7	11.4	0.35	0.36	40,651	46,510	0.23	0.20	26,568	25,295	
果物類	10.7	12.9	0.32	0.41	37,441	52,532	0.31	0.32	36,627	40,773	
ピーナッツ	14.9	14.1	0.45	0.45	51,915	57,399	0.19	0.16	21,623	20,756	
ソバ	12.8	10.7	0.38	0.34	44,642	43,768	0.20	0.21	22,759	27,355	
木の実類	8.0	5.6	0.24	0.18	27,890	22,786	0.13	0.08	15,026	9,868	
魚類	5.3	4.7	0.16	0.15	18,451	19,272	0.08	0.06	8,864	8,324	
魚卵類	8.2	8.9	0.25	0.28	28,761	36,332	0.13	0.18	15,631	22,966	
ゴマ	1.5	2.6	0.05	0.08	5,280	10,622	0.03	0.04	3,590	4,659	
大豆	1.1	0.7	0.03	0.02	3,677	2,705	0.03	0.07	3,532	8,927	
その他	12.2	13.9	0.36	0.44	42,456	56,688	0.28	0.34	32,991	43,260	

▲12-3は、「食物アレルギーと医師に診断され、治療・対応している保護者」に対して、除去品目に関して調査した結果です。最新の2018（平成30）年度において医師の診断による除去では、鶏卵、ピーナッツ、果物類の順に多く、推定50,000名以上となり、その次に甲殻類、ソバ、魚卵類、牛乳、木の実類がそれぞれ推定20,000名以上となりました。保護者の判断による除去では、鶏卵、果物類が推定40,000名以上、以下ソバ、甲殻類、魚卵類、落花生がそれぞれ推定20,000名以上除去している結果となりました。2016（平成28）年度から2018（平成30）年度にかけて増加傾向のあった食品は、果物類、小麦、ゴマであり、低下傾向のあった食品は牛乳、ソバ、木の実類でした。なお、大豆に関しては、医師の指示で除去している人数よりも、保護者の判断で除去している人数が多いことがわかります。

『平成30年度～令和元年度児童生徒の健康状態サーベイランス事業報告書』によると、「食物アレルギーは、学校対応を求める割合が他の疾患と著しく異なり高いため、適切な判断に基づく対応が求められている。しかしながら学校対応において、学校生活管理指導表を用いている割合は50.8%に過ぎず、前回調査から横ばいであった。いまだに保護者申告が42.4%であり、改善傾向が見られない点は、由々しき問題である。学年とともに保護者申告率が高くなる傾向があり、中学校・高校への啓発を強める必要がある。」と指摘されています。

また、経年的な有病率の変化に関しては、有病率が減少する食物は「鶏卵・牛乳・小麦・木の実類」、増加する食物は「甲殻類・果物類・ゴマ」、変わらない食物は「落花生・ソバ・魚類・魚卵類・大豆」という結果が出ました。果物類は花粉症と関連する花粉-食物アレルギー症候群（Pollen Food Allergy Syndrome: PFAS）の症例の増加に伴って増加すると推察され、鶏卵など主要原因食物の有病率が減少する一因としては、自然耐性化が考えられています。

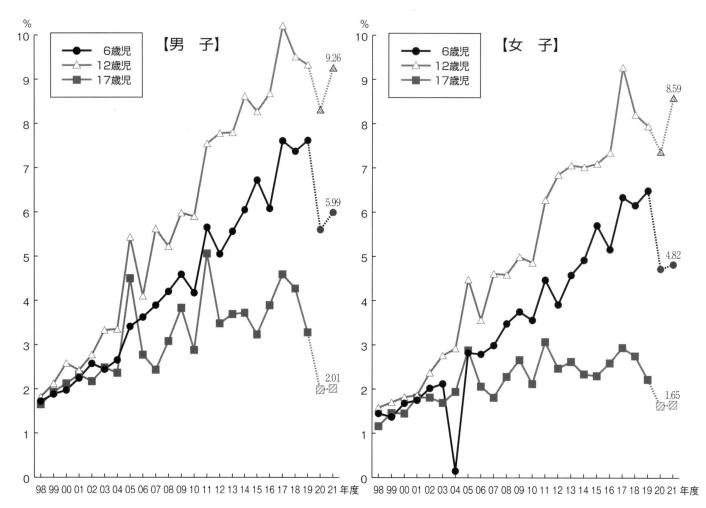

▲12-4：年齢別・男女別アレルギー性眼疾患被患率の年次推移（東京都）

▼12-5：東京都のアレルギー性眼疾患被患率の年次推移

(%)

年度	計			男 子			女 子		
	6歳	12歳	17歳	6歳	12歳	17歳	6歳	12歳	17歳
1998	1.60	1.70	1.41	1.72	1.82	1.65	1.45	1.58	1.16
99	1.63	1.92	1.69	1.88	2.12	1.93	1.37	1.70	1.46
2000	1.83	2.22	1.79	1.97	2.58	2.12	1.68	1.82	1.45
01	2.00	2.15	2.06	2.24	2.42	2.32	1.75	1.86	1.81
02	2.27	2.58	1.99	2.57	2.77	2.17	2.02	2.37	1.81
03	2.28	3.05	2.08	2.44	3.33	2.48	2.12	2.76	1.69
04	1.45	3.14	2.15	2.65	3.35	2.36	0.15	2.92	1.94
05	3.13	4.98	3.62	3.41	5.43	4.50	2.82	4.48	2.88
06	3.22	3.85	2.41	3.62	4.10	2.77	2.79	3.56	2.06
07	3.45	5.14	2.25	3.89	5.62	2.43	2.99	4.61	1.81
08	3.85	4.92	2.67	4.20	5.22	3.08	3.48	4.59	2.28
09	4.18	5.51	3.24	4.59	5.98	3.83	3.75	4.99	2.66
10	3.88	5.41	2.49	4.17	5.90	2.88	3.56	4.86	2.12
11	5.08	6.95	4.05	5.65	7.55	5.06	4.47	6.28	3.07
12	4.50	7.33	2.96	5.05	7.78	3.48	3.91	6.85	2.47
13	5.09	7.45	3.14	5.56	7.80	3.69	4.58	7.06	2.62
14	5.50	7.85	3.02	6.05	8.62	3.72	4.92	7.02	2.34
15	6.22	7.71	2.76	6.72	8.27	3.23	5.70	7.10	2.30
16	5.63	8.05	3.24	6.08	8.68	3.89	5.16	7.35	2.59
17	7.00	9.76	3.75	7.61	10.21	4.59	6.34	9.28	2.94
18	6.78	8.89	3.50	7.37	9.51	4.27	6.16	8.21	2.75
19	7.07	8.67	2.74	7.62	9.33	3.28	6.49	7.95	2.22
20	5.17	7.86	1.80	5.60	8.30	1.98	4.72	7.37	1.63
21	5.42	8.94	1.83	5.99	9.26	2.01	4.82	8.59	1.65

（12-4、12-5：東京都教育委員会『東京都の学校保健統計書』を基に作成）

注：▲12-4、12-5　2020年度と2021年度は新型コロナウイルス感染症の影響により、例年4月1日から6月30日に実施される健康診断が
当該年度末までに実施することになったため、調査期間も年度末まで延長された。

　アレルギー性眼疾患は、アレルギー性結膜炎、春季カタル、花粉症などを含みます。増減を繰り返しながらも増加傾向にありましたが、2020（令和2）年度はすべての年齢で減少となり、2021（令和3）年度は再びすべての年齢で増加となりました。2020（令和2）年度に減少がみられた背景には、コロナ禍の感染対策として、スギ花粉の飛散ピーク時期である3・4月に外出制限が行われ花粉症の症状が抑制されたこと、検診時期が4月以降となり花粉症のピーク時期から外れたことなども要因として考えられます。また、すべての年齢において男子の割合が女子より高い値となっています。

東京都教育委員会『東京都の学校保健統計書』における定義
※被患率（%）：各項目の該当者数÷各項目の受診者数×100
※アレルギー性疾患：ここ1年以内にその疾患と判定された、又は医療機関で経過観察中の者を、学校医の判定に加え、保健調査や日常の健康観察により把握している。

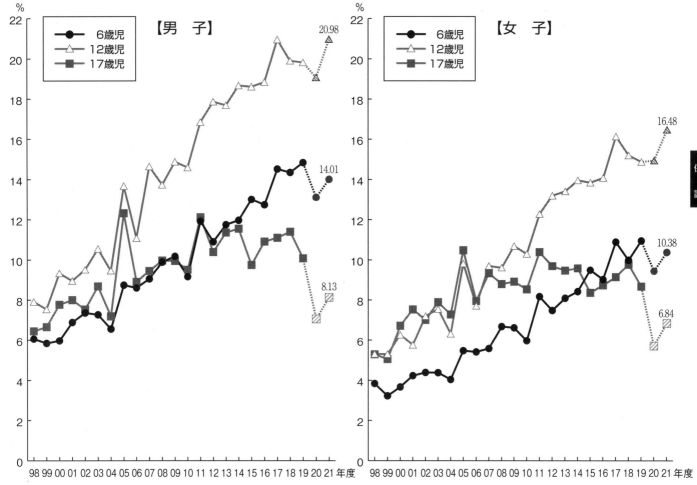

▲12-6：年齢別・男女別アレルギー性鼻疾患被患率の年次推移（東京都）

▼12-7：東京都のアレルギー性鼻疾患被患率の年次推移

(%)

年度	計			男　子			女　子		
	6歳	12歳	17歳	6歳	12歳	17歳	6歳	12歳	17歳
1998	4.99	6.68	5.88	6.06	7.91	6.45	3.84	5.31	5.29
99	4.58	6.47	5.86	5.84	7.54	6.66	3.23	5.30	5.05
2000	4.86	7.88	7.24	5.97	9.33	7.77	3.67	6.27	6.72
01	5.60	7.44	7.76	6.89	8.95	8.00	4.23	5.76	7.53
02	5.68	8.40	7.27	7.36	9.51	7.53	4.39	7.20	7.01
03	5.87	9.11	8.28	7.27	10.55	8.68	4.38	7.55	7.89
04	5.34	7.97	7.24	6.56	9.46	7.19	4.04	6.32	7.28
05	7.17	11.85	11.33	8.74	13.68	12.32	5.47	9.82	10.48
06	7.06	9.49	8.42	8.60	11.08	8.90	5.41	7.71	7.95
07	7.37	12.31	9.39	9.05	14.65	9.45	5.58	9.70	9.33
08	8.34	11.78	9.32	9.89	13.74	9.97	6.68	9.61	8.79
09	8.47	12.90	9.42	10.18	14.88	9.95	6.62	10.69	8.91
10	7.62	12.55	9.01	9.16	14.60	9.51	5.97	10.30	8.53
11	10.10	14.68	11.24	11.92	16.86	12.12	8.17	12.28	10.39
12	9.24	15.65	10.03	10.90	17.87	10.39	7.48	13.20	9.69
13	9.98	15.65	10.39	11.75	17.69	11.36	8.09	13.42	9.47
14	10.25	16.42	10.55	11.97	18.67	11.55	8.42	13.96	9.58
15	11.31	16.32	9.04	13.01	18.61	9.75	9.49	13.85	8.36
16	10.94	16.52	9.81	12.74	18.84	10.91	9.02	14.08	8.73
17	12.77	18.64	10.10	14.52	20.96	11.10	10.89	16.14	9.14
18	12.24	17.64	10.57	14.35	19.90	11.40	9.99	15.20	9.77
19	12.95	17.44	9.37	14.84	19.82	10.08	10.95	14.88	8.67
20	11.32	17.10	6.38	13.11	19.07	7.06	9.44	14.95	5.71
21	12.24	18.83	7.48	14.01	20.98	8.13	10.38	16.48	6.84

（12-6、12-7：東京都教育委員会『東京都の学校保健統計書』を基に作成）

注：▲12-6、12-7　2020年度と2021年度は新型コロナウイルス感染症の影響により、例年4月1日から6月30日に実施される健康診断が
当該年度末までに実施することになったため、調査期間も年度末まで延長された。

　アレルギー性鼻疾患は、アレルギー性鼻炎、花粉症などを含みます。他のアレルギー疾患と比べて群を抜いて高い割合を示し、増減を繰り返しながら男女共に6歳児と12歳児の著しい増加傾向が続いていました。2020（令和2）年度は、12歳の女子を除くすべての年齢で減少となり、2021（令和3）年度はすべての年齢で増加となりました。2020（令和2）年度に減少がみられた背景には、コロナ禍における外出制限やマスク着用により、アレルギー物質の体内への侵入を予防できたことが要因として考えられます。また、すべての年齢で男子の割合が女子より高い値となっています。

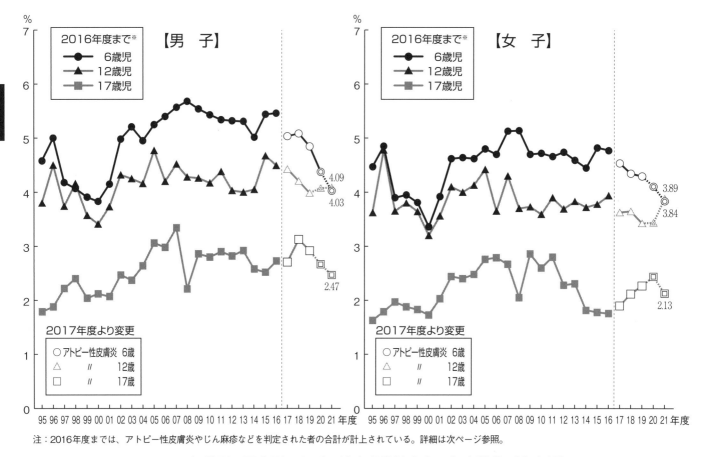

注：2016年度までは、アトピー性皮膚炎やじん麻疹などを判定された者の合計が計上されている。詳細は次ページ参照。

▲12-8：年齢別・男女別アトピー性皮膚炎被患率の年次推移（東京都）

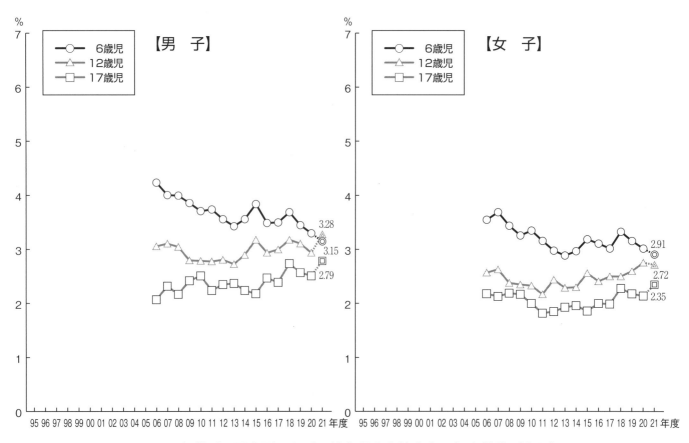

▲12-9：年齢別・男女別アトピー性皮膚疾患被患率の年次推移（全国）

102

皮膚疾患の定義

【東京都：東京都教育委員会『東京都の学校保健統計書』より】
皮膚疾患は（1）感染性皮膚疾患（2）アレルギー性皮膚疾患（3）その他の皮膚疾患、に分けられている。

※（2）のアレルギー性皮膚疾患は、2016（平成28）年度までは、「ここ1年以内に、じん麻疹やアトピー性皮膚炎などと判定された者」が計上されている。2017（平成29）年度以降は、さらに細分化され「①アトピー性皮膚炎：ここ1年以内に、アトピー性皮膚炎と判定された者②アトピー性皮膚炎以外：ここ1年以内に、蕁麻疹や薬疹、接触性皮膚炎などのアトピー性皮膚炎以外のアレルギー性皮膚疾患と判定された者」が計上されている。

【全国：文部科学省『学校保健統計調査報告書』より】
皮膚疾患は（1）アトピー性皮膚炎の者、（2）その他の皮膚疾患の者（伝染性皮膚疾患、毛髪疾患等上記以外の皮膚疾患と判定された者）に分けられている。

※2006年度以前、皮膚疾患は「伝染性皮膚疾患」のみが計上されていた。

▼12-10：アトピー性皮膚疾患被患率の年次推移（東京都） (%)

年度	計			男 子			女 子		
	6歳	12歳	17歳	6歳	12歳	17歳	6歳	12歳	17歳
1995	4.52	3.71	1.71	4.58	3.80	1.79	4.47	3.62	1.63
97	4.05	3.70	2.10	4.18	3.74	2.22	3.90	3.65	1.97
99	3.86	3.60	1.94	3.91	3.57	2.04	3.81	3.64	1.83
2001	4.04	3.65	2.05	4.15	3.73	2.07	3.92	3.56	2.03
03	4.93	4.13	2.39	5.21	4.25	2.37	4.64	4.00	2.40
05	5.03	4.60	2.87	5.25	4.77	3.06	4.80	4.42	2.76
07	5.36	4.42	2.80	5.57	4.52	3.34	5.13	4.30	2.67
09	5.14	4.01	2.86	5.54	4.26	2.86	4.70	3.73	2.86
11	5.01	4.15	2.85	5.34	4.38	2.90	4.66	3.90	2.80
13	4.96	3.92	2.61	5.31	4.00	2.92	4.59	3.83	2.31
15	5.14	4.24	2.15	5.44	4.67	2.52	4.82	3.78	1.80
17	4.80	4.04	2.30	5.04	4.43	2.71	4.54	3.63	1.90
18	4.73	3.94	2.62	5.09	4.21	31.3	4.35	3.65	2.12
19	4.58	3.72	2.59	4.85	3.99	2.92	4.30	3.43	2.27
20	4.25	3.77	2.55	4.38	4.08	2.67	4.11	3.44	2.44
21	3.94	3.99	2.30	4.03	4.09	2.47	3.84	3.89	2.13

注：2016（平成28）年度までは、アトピー性皮膚炎やじん麻疹などを判定された者の合計が計上されている。
(12-8、12-10：東京都教育委員会『東京都の学校保健統計書』を基に作成)

▼12-11：アトピー性皮膚疾患被患率の年次推移（全国） (%)

年度	計			男 子			女 子		
	6歳	12歳	17歳	6歳	12歳	17歳	6歳	12歳	17歳
2006	3.89	2.82	2.13	4.24	3.06	2.07	3.55	2.57	2.18
07	3.86	2.88	2.23	4.01	3.11	2.32	3.69	2.63	2.13
08	3.73	2.72	2.18	4.00	3.05	2.17	3.44	2.38	2.19
09	3.57	2.58	2.30	3.86	2.80	2.42	3.26	2.35	2.17
10	3.53	2.57	2.26	3.71	2.79	2.51	3.35	2.33	2.00
11	3.46	2.48	2.03	3.74	2.78	2.24	3.16	2.17	1.82
12	3.28	2.63	2.10	3.56	2.81	2.35	2.98	2.44	1.85
13	3.17	2.51	2.15	3.43	2.73	2.37	2.89	2.29	1.93
14	3.28	2.60	2.10	3.56	2.90	2.24	2.97	2.30	1.96
15	3.52	2.88	2.02	3.84	3.18	2.18	3.19	2.56	1.86
16	3.30	2.68	2.23	3.49	2.94	2.47	3.11	2.41	2.00
17	3.27	2.75	2.19	3.50	3.00	2.39	3.02	2.50	1.99
18	3.52	2.85	2.51	3.69	3.18	2.74	3.33	2.50	2.28
19	3.31	2.86	2.37	3.45	3.11	2.57	3.16	2.60	2.18
20	3.16	2.85	2.33	3.30	2.94	2.51	3.02	2.76	2.14
21	3.03	3.01	2.57	3.15	3.28	2.79	2.91	2.72	2.35

注：▲12-8〜12-11　2020年度と2021年度は新型コロナウイルス感染症の影響により、例年4月1日から6月30日に実施される健康診断が当該年度末までに実施することになったため、調査期間も年度末まで延長された。
(12-9、12-11：文部科学省『学校保健統計調査報告書』を基に作成、2021年度は速報値を記載)

　アレルギー性皮膚疾患は、東京都と全国の両方で年次推移をみています。東京都と全国、すべての年齢で男子の被患率が女子よりやや高い値となっています。東京都と全国の比較では、2021（令和3）年度は6歳と12歳では東京都の被患率が高く、17歳では全国の被患率が高くなっていました。また、どちらも低年齢で被患率が高い割合を示していましたが、6歳の被患率が低下傾向にあり、全国においてはすべての年齢がほぼ同じ割合に近づいている様子を確認することができます。コロナ禍における明らかな変化は確認されず、感染予防としてのマスクの着用や外出制限などは、アトピー性皮膚疾患にはさほど影響を与えていないとも考えられます。とはいえ、アトピー性皮膚炎から喘息を合併するケースが多いこと、子どもの脆弱性は皮膚症状に現れやすいことから、今後も皮膚疾患の変化に注目する必要があります。

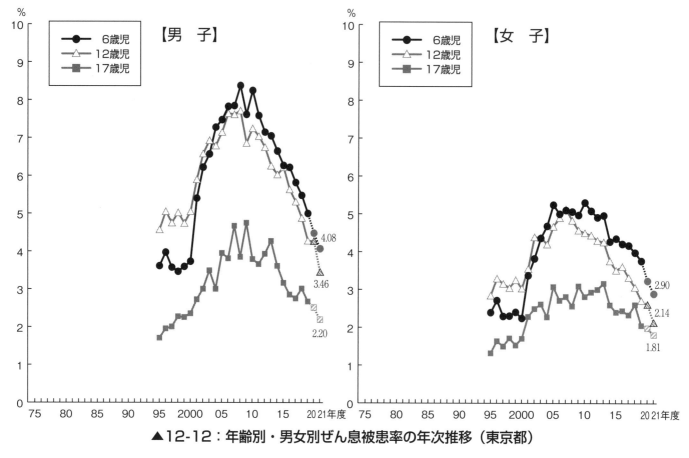

▲12-12：年齢別・男女別ぜん息被患率の年次推移（東京都）

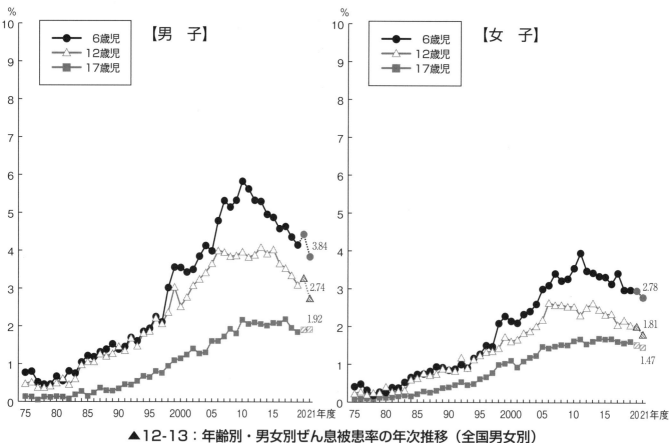

▲12-13：年齢別・男女別ぜん息被患率の年次推移（全国男女別）

▼12-14：ぜん息被患率の年次推移（東京都）
(%)

年度	計			男子			女子		
	6歳	12歳	17歳	6歳	12歳	17歳	6歳	12歳	17歳
1995	3.30	3.78	1.52	3.62	4.58	1.71	2.40	2.85	1.32
96	3.37	4.23	1.80	3.98	5.06	1.96	2.72	3.30	1.64
97	2.95	4.01	1.77	3.58	4.76	2.01	2.30	3.16	1.50
98	2.91	4.09	2.00	3.47	5.03	2.28	2.31	3.05	1.72
99	3.02	4.04	1.90	3.60	4.75	2.26	2.41	3.26	1.53
2000	3.02	4.10	2.04	3.74	5.06	2.36	2.25	3.04	1.71
01	4.29	4.80	2.51	5.41	5.91	2.73	3.38	3.56	2.29
02	5.07	5.54	2.75	6.23	6.59	3.01	3.83	4.40	2.50
03	5.51	5.72	3.06	6.58	6.94	3.50	4.37	4.39	2.62
04	6.04	5.57	2.64	7.29	6.80	3.01	4.69	4.21	2.28
05	6.41	5.99	3.49	7.49	7.16	3.96	5.25	4.68	3.08
06	6.48	6.36	3.26	7.84	7.66	3.82	5.01	4.91	2.72
07	6.53	6.45	3.34	7.86	7.63	4.68	5.11	5.14	2.82
08	6.79	6.36	3.20	8.39	7.73	3.86	5.07	4.84	2.57
09	6.36	5.79	3.92	7.63	6.87	4.76	4.98	4.58	3.10
10	6.84	5.95	3.30	8.26	7.26	3.80	5.31	4.51	2.82
11	6.38	5.82	3.30	7.60	7.05	3.67	5.09	4.45	2.94
12	6.07	5.59	3.46	7.16	6.76	3.94	4.92	4.31	3.01
13	6.05	5.32	3.71	7.06	6.27	4.28	4.97	4.27	3.17
14	5.51	4.96	3.10	6.66	6.04	3.62	4.28	3.77	2.60
15	5.35	4.93	2.78	6.28	6.23	3.17	4.36	3.52	2.41
16	5.26	4.68	2.65	6.28	5.65	2.86	4.22	3.62	2.45
17	5.03	4.36	2.55	5.83	5.32	2.76	4.18	3.33	2.34
18	4.76	4.01	2.81	5.49	4.89	3.02	3.99	3.07	2.61
19	4.41	3.53	2.36	5.01	4.29	2.68	3.77	2.72	2.06
20	3.88	3.48	2.25	4.49	4.28	2.52	3.24	2.62	1.99
21	3.50	2.83	2.01	4.08	3.46	2.20	2.90	2.14	1.81

（12-12、12-14：東京都教育委員会『東京都の学校保健統計書』を基に作成）

▼12-15：ぜん息被患率の年次推移（全国）
(%)

年度	計			男子			女子		
	6歳	12歳	17歳	6歳	12歳	17歳	6歳	12歳	17歳
1975	0.60	0.36	0.12	0.77	0.48	0.14	0.41	0.23	0.09
76	0.64	0.40	0.11	0.80	0.52	0.13	0.48	0.28	0.09
77	0.42	0.29	0.08	0.52	0.38	0.05	0.32	0.20	0.10
78	0.32	0.32	0.11	0.46	0.38	0.13	0.18	0.25	0.09
79	0.37	0.34	0.12	0.46	0.42	0.12	0.27	0.25	0.12
80	0.47	0.46	0.13	0.67	0.50	0.14	0.26	0.41	0.12
81	0.47	0.45	0.13	0.55	0.62	0.13	0.39	0.28	0.13
82	0.60	0.38	0.12	0.81	0.46	0.08	0.38	0.30	0.16
83	0.64	0.47	0.18	0.75	0.61	0.19	0.53	0.32	0.18
84	0.86	0.80	0.22	1.05	0.98	0.28	0.66	0.60	0.16
85	0.98	0.86	0.18	1.22	1.06	0.15	0.74	0.64	0.22
86	0.98	0.92	0.26	1.19	1.06	0.24	0.75	0.77	0.29
87	1.08	1.00	0.32	1.32	1.27	0.37	0.82	0.72	0.26
88	1.17	0.99	0.30	1.39	1.21	0.30	0.94	0.75	0.31
89	1.23	1.09	0.33	1.53	1.28	0.29	0.92	0.89	0.38
90	1.12	1.18	0.37	1.39	1.47	0.35	0.85	0.87	0.40
91	1.18	1.10	0.46	1.46	1.36	0.46	0.88	0.83	0.46
92	1.36	1.44	0.49	1.70	1.69	0.45	1.00	1.19	0.54
93	1.27	1.20	0.50	1.61	1.48	0.55	0.91	0.91	0.46
94	1.53	1.49	0.59	1.86	1.82	0.68	1.17	1.14	0.49
95	1.62	1.57	0.63	1.94	1.87	0.65	1.28	1.25	0.62
96	1.89	1.79	0.74	2.25	2.22	0.81	1.51	1.34	0.67
97	2.01	1.72	0.77	2.11	2.07	0.76	1.48	1.36	0.78
98	2.56	1.91	0.98	3.02	2.37	0.95	2.09	1.44	1.00
99	2.94	2.41	1.07	3.56	3.04	1.10	2.28	1.74	1.03
2000	2.86	2.08	1.13	3.55	2.52	1.15	2.15	1.62	1.11
01	2.78	2.23	1.09	3.43	2.77	1.25	2.10	1.67	0.93
02	2.93	2.47	1.25	3.50	3.08	1.41	2.33	1.84	1.09
03	3.15	2.58	1.23	3.85	3.25	1.28	2.41	1.89	1.19
04	3.38	2.74	1.28	4.13	3.42	1.31	2.60	2.02	1.24
05	3.51	2.95	1.54	3.99	3.66	1.61	3.00	2.19	1.48
06	3.95	3.33	1.53	4.79	4.00	1.61	3.10	2.64	1.44
07	4.39	3.28	1.61	5.32	3.96	1.73	3.41	2.58	1.49
08	4.21	3.23	1.73	5.15	3.85	1.93	3.22	2.58	1.53
09	4.32	3.22	1.67	5.33	3.87	1.81	3.27	2.54	1.52
10	4.71	3.27	1.90	5.83	3.97	2.17	3.55	2.54	1.63
11	4.81	3.09	1.87	5.63	3.83	2.06	3.95	2.31	1.68
12	4.43	3.22	1.83	5.33	3.89	2.10	3.48	2.51	1.55
13	4.39	3.38	1.84	5.30	4.09	2.06	3.43	2.63	1.62
14	4.17	3.21	1.86	4.96	3.92	2.02	3.34	2.46	1.70
15	4.11	3.20	1.89	4.88	4.03	2.09	3.32	2.33	1.68
16	3.88	3.02	1.88	4.58	3.66	2.08	3.14	2.35	1.69
17	4.05	2.82	1.91	4.64	3.54	2.19	3.42	2.06	1.62
18	3.68	2.78	1.77	4.36	3.35	1.96	2.98	2.18	1.58
19	3.58	2.59	1.73	4.15	3.10	1.85	2.98	2.05	1.62
20	3.71	2.67	1.73	4.43	3.28	1.91	2.96	2.02	1.53
21	3.32	2.29	1.70	3.84	2.74	1.92	2.78	1.81	1.47

注：▲12-12〜12-15　2020年度と2021年度は新型コロナウイルス感染症の影響により、例年4月1日から6月30日に実施される健康診断が当該年度末までに実施することになったため、調査期間も年度末まで延長された。
（12-13、12-15：文部科学省『学校保健統計調査報告書』を基に作成、2021年度は速報値を記載）

　ぜん息被患率は、東京都と全国との両方で年次推移をみています。男女ともに2010（平成22）年前後をピークに多少の増減はあるものの、下降傾向にあります。これらは、大気汚染の改善や喫煙者の減少によるものと言われています。コロナ禍となる2020（令和2）年度は全国の男子のみ微増となり、2021（令和3）年度は全国の17歳男子を除いたすべての年齢で減少となりました。

　また、すべての年齢で男子の割合が女子よりも高く、低年齢での割合が高いことや、全国に比べて東京のほうが被患率が高いことがわかります。

文部科学省『学校保健統計調査報告書』における定義
※被患率：健康診断受検者のうち疾病・異常該当者の占める割合
※「疾病・異常者」の取り扱い：学校における健康診断で実施された検査項目で学校医又は学校歯科医が疾病・異常と判定した者。なお、健康診断の結果、疾病・異常と判定されなかったが、医療機関において、医師から疾病・異常と診断されており、学校生活上の健康観察が必要な者として学校でも把握している者も含む。

13 学校災害（負傷・疾病）
School disaster（injury and disease）

保護

▼13-2：医療費の給付条件

年度	給付条件	備　考
1959～	100円以上	日本学校安全法ができる
1969～	500円以上	
1978～	2,500円以上	1982年に名称が日本学校健康会に変更 1986年に名称が日本体育・学校健康センターに変更
1988～	3,000円以上	
1996～	4,000円以上	
1999～		2003年10月に名称が独立行政法人日本スポーツ振興センターに変更
2009～	5,000円以上	2009年4月に学校保健安全法に改題され、学校における安全管理に関する条項が加えられた 2015年に認定こども園（幼保連携型、保育機能施設）、特定保育事業を加入対象に加えた 2016年に義務教育学校を加入対象に加えた 2019年に共済掛金額改定、障害・死亡見舞金額改定 2021年に歯牙欠損見舞金の支給制度を新設

　日本スポーツ振興センターの学校管理下における負傷・疾病に対する医療費（負傷・疾病）の給付率は、2020（令和2）年に給付件数が大きく減ったことにより、給付率が下がりました。これは新型コロナウイルス感染症拡大防止のための休校措置などにより子どもたちが学校で過ごした時間が減ったり、学校行事や部活動に対する制限がかかったことなどが影響していると考えられます。

　2021（令和3）年は、学校活動がコロナ前の状況に少しずつ戻ってきたことにより、給付率が再び上昇しています。

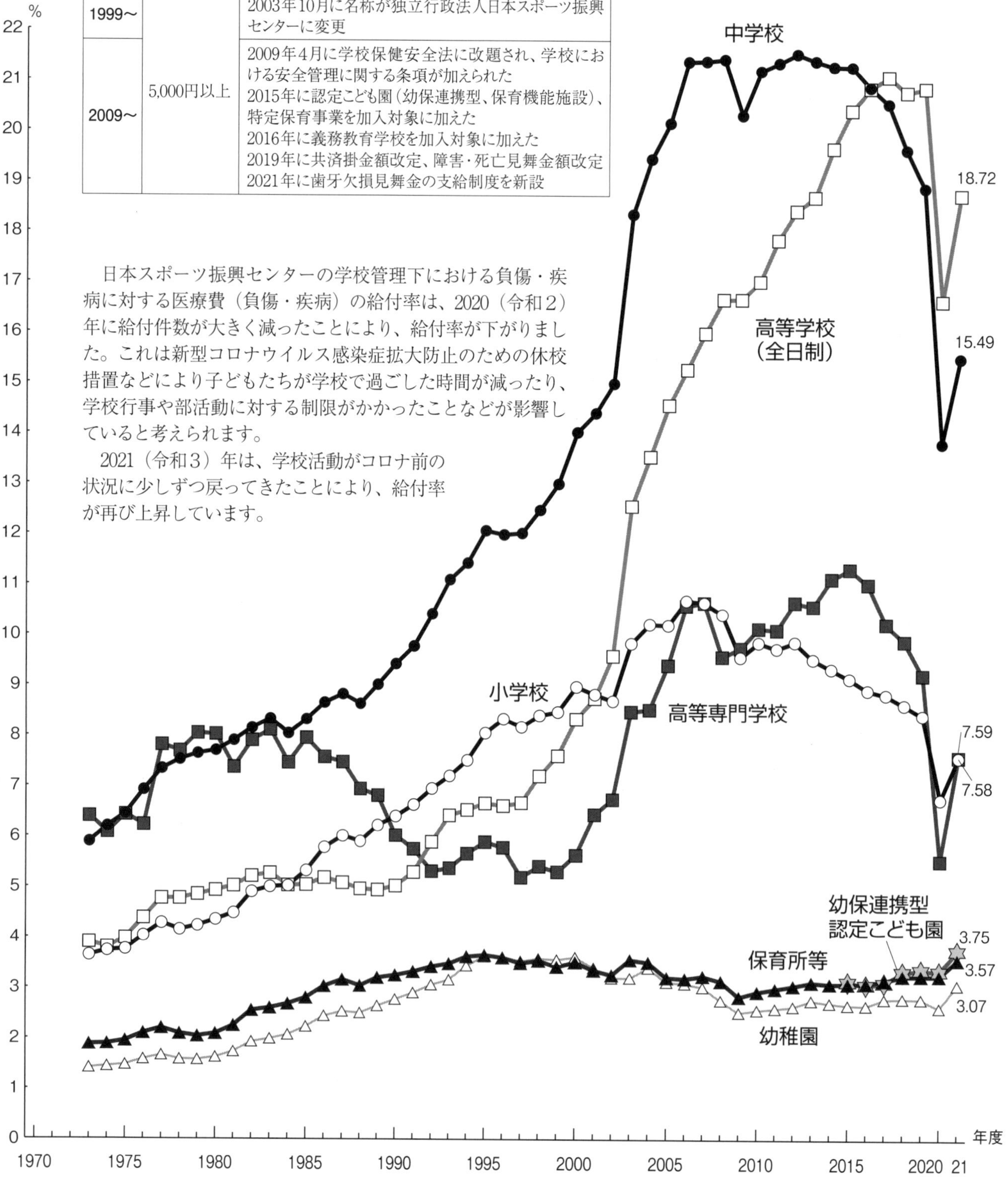

▲13-1：医療費（負傷・疾病）の給付率の推移

（13-1、13-2：独立行政法人日本スポーツ振興センター『災害共済給付状況』を基に作成）

106

▼13-3：負傷・疾病・障害の学校種別給付状況（2021年度）　　（金額は千円未満切り捨て）

学校種別		医療費（負傷・疾病）				障害見舞金		計	合計
		給付件数(件)	給付金額(千円)	給付率(%)	平均給付金額(円)	給付件数(件)	給付金額(千円)	給付件数(件)	給付金額(千円)
保育所等		62,143 (45,367)	256,121	3.57	4,121	10	16,630	62,153	272,751
幼稚園		24,704 (16,432)	115,182	3.07	4,662	0	0	24,704	115,182
幼保連携型認定 こども園		25,223 (18,177)	106,556	3.75	4,225	3	44,500	25,226	151,056
小学校		473,198 (294,738)	2,413,566	7.58	5,101	51	174,445	473,249	2,588,011
中学校		503,947 (251,865)	3,478,385	15.49	6,902	65	440,780	504,012	3,919,165
高等学校	全日制	565,086 (208,009)	6,417,876	18.72	11,357	186	973,155	565,272	7,391,031
	定時制	4,262 (1,967)	39,486	5.86	9,265	4	49,982	4,266	89,468
	通信制	2,216 (571)	24,438	1.19	11,028	2	30,900	2,218	55,338
高等専門学校		4,285 (1,760)	51,633	7.59	12,050	0	0	4,285	51,633
計		1,665,064 (838,886)	12,903,247	10.38	7,749	321	1,730,392	1,665,385	14,633,639

注1：上記のほか、へき地にある学校の管理下における児童生徒の災害に対する通院費 4,712 千円 (2,086 件)、供花料 2,720 千円 (16 件)、歯牙欠損見舞金 1,120 千円 (14 件) の支給を行っています。
注2：（ ）は発生件数で当該年度中に最初に医療費の給付を行った災害の件数です。。
注3：発生率＝負傷・疾病の発生件数÷（加入者数－要保護児童生徒数）×100（%）で表しています。
注4：給付率＝医療費給付件数÷（加入者数－要保護児童生徒数）×100（%）で表しています。
注5：金額は千円未満切捨てのため、合計額は一致しない場合があります。
（独立行政法人日本スポーツ振興センター『令和３年度災害共済給付状況』より）

2020（令和２）年は新型コロナウイルス感染症の影響を受け、医療費の給付件数、給付金額が前年より大きく減りましたが、平均給付額や障害見舞金の給付件数は増加しました。

2021（令和３）年は、給付件数、給付金額ともに増加しましたが、平均給付金額は2021（令和２）年とほぼ同額でした。

また、校種があがるに従って医療費の平均給付金額が高くなっていることより、年齢があがるに伴い、１件ごとのケガの重症度が高くなっていることがわかります。

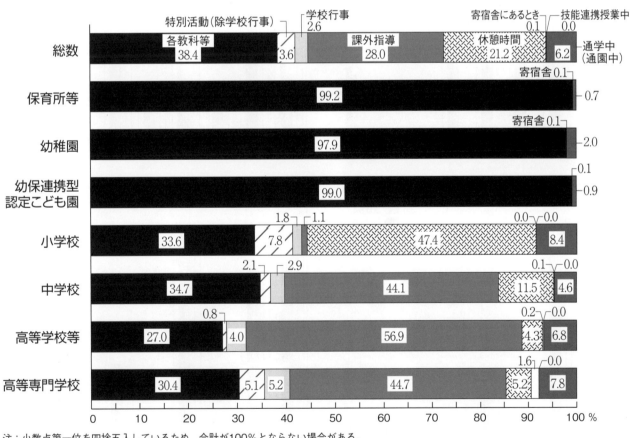

注：小数点第一位を四捨五入しているため、合計が100%とならない場合がある。

▲13-4：負傷・疾病における場合別発生割合（2021年度）
（独立行政法人日本スポーツ振興センター『学校管理下の災害－令和３年版』より）

小学校での負傷の約半数は休憩時間、中学校と高等学校では部活動などを含む課外指導中に多く発生しています。小学校では教師の目の届きにくい休憩時間の安全な過ごし方について、中・高等学校では安全な部活動について指導する必要があります。

107

保護

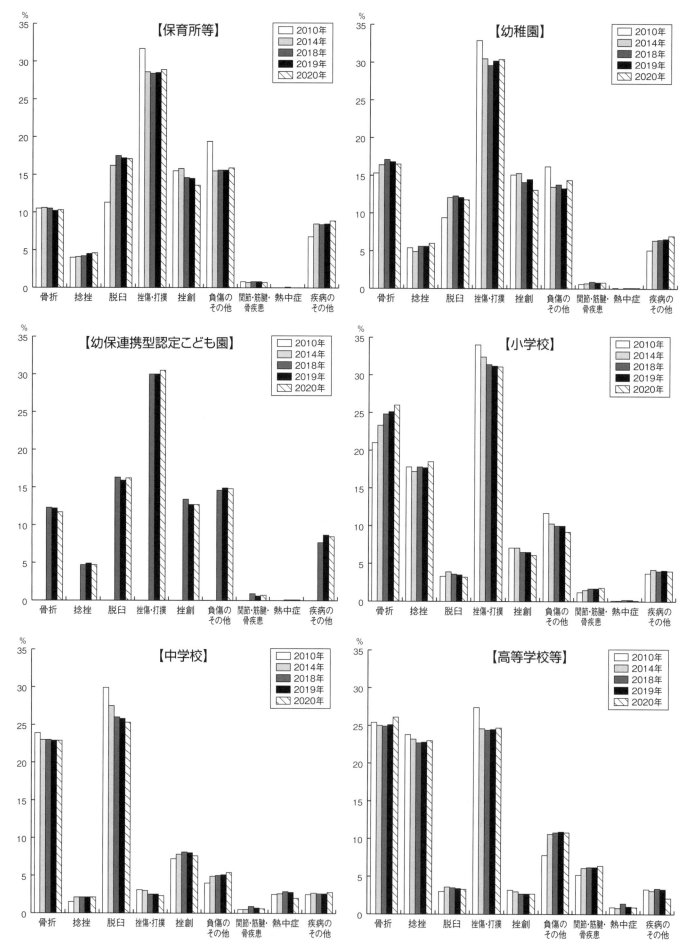

▲13-5：負傷の種類別発生割合の年次推移
（独立行政法人日本スポーツ振興センター『学校管理下の災害』を基に作成）

負傷の種類別発生状況を校種ごとに検討したところ、各校種で増加傾向、減少傾向にある負傷の特徴がわかります。

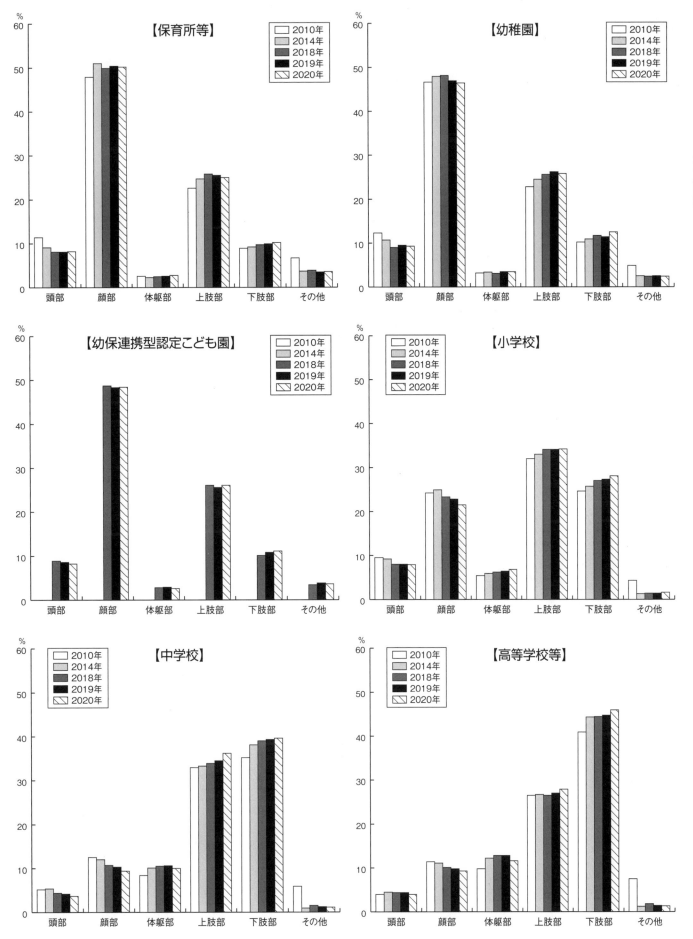

保
護

▲13-6：負傷の部位別発生割合の年次推移
（独立行政法人日本スポーツ振興センター『学校管理下の災害』を基に作成）

　負傷の部位別発生状況を校種ごとに検討したところ、校種が上がるにしたがって「頭部」「顔部」の負傷が減少し、「上肢部」「下肢部」の負傷が増加するという特徴がわかります。

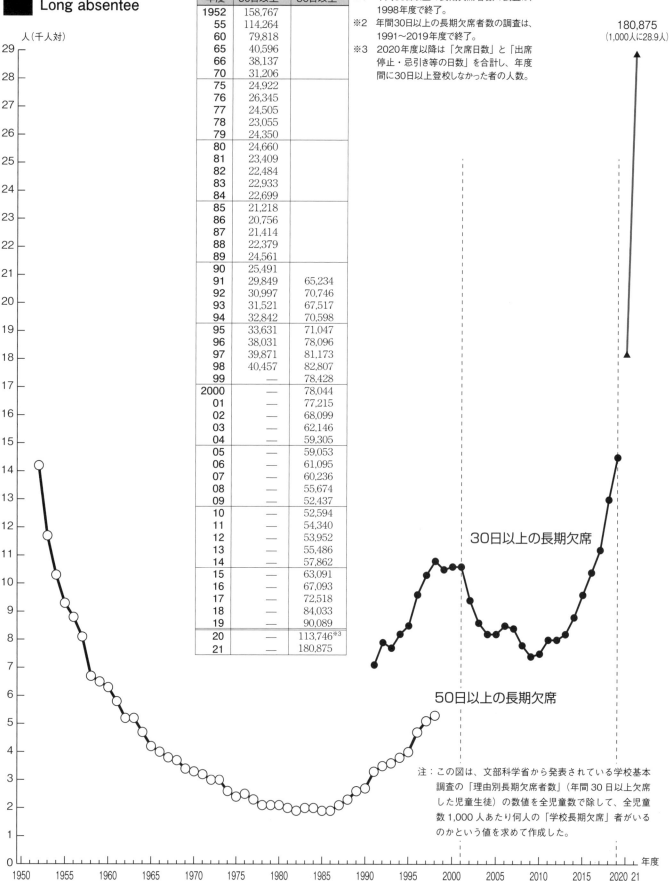

▼14-2：学校長期欠席児童数の推移 （人）

年度	50日以上※1	30日以上※2
1952	158,767	
55	114,264	
60	79,818	
65	40,596	
66	38,137	
70	31,206	
75	24,922	
76	26,345	
77	24,505	
78	23,055	
79	24,350	
80	24,660	
81	23,409	
82	22,484	
83	22,933	
84	22,699	
85	21,218	
86	20,756	
87	21,414	
88	22,379	
89	24,561	
90	25,491	
91	29,849	65,234
92	30,997	70,746
93	31,521	67,517
94	32,842	70,598
95	33,631	71,047
96	38,031	78,096
97	39,871	81,173
98	40,457	82,807
99	—	78,428
2000	—	78,044
01	—	77,215
02	—	68,099
03	—	62,146
04	—	59,305
05	—	59,053
06	—	61,095
07	—	60,236
08	—	55,674
09	—	52,437
10	—	52,594
11	—	54,340
12	—	53,952
13	—	55,486
14	—	57,862
15	—	63,091
16	—	67,093
17	—	72,518
18	—	84,033
19	—	90,089
20	—	113,746※3
21	—	180,875

※1 年間50日以上の長期欠席者数の調査は、1998年度で終了。
※2 年間30日以上の長期欠席者数の調査は、1991〜2019年度で終了。
※3 2020年度以降は「欠席日数」と「出席停止・忌引き等の日数」を合計し、年度間に30日以上登校しなかった者の人数。

180,875
（1,000人に28.9人）

人（千人対）

30日以上の長期欠席

50日以上の長期欠席

注：この図は、文部科学省から発表されている学校基本調査の「理由別長期欠席者数」（年間30日以上欠席した児童生徒）の数値を全児童数で除して、全児童数1,000人あたり何人の「学校長期欠席」者がいるのかという値を求めて作成した。

年度

▲14-1：学校長期欠席児童の割合の推移（小学校）

（14-1、14-2：文部科学省『児童生徒の問題行動・不登校等生徒指導上の諸課題に関する調査』を基に作成、ただし2021年度は速報値）

このページは毎年秋に発表される文部科学省の統計を基に作成しています。2021（令和3）年度の数値が発表された日の朝刊には「不登校24％増最多24万人」という記事がありました。新聞の数字は小学生と中学生の「不登校者数のみ」を合わせた数値でした。このページでは「病気・経済的理由・不登校・新型コロナウイルスの感染回避・その他」の理由で30日以上にわたり小学校に登校しなかった児童の数を経年的に掲載しています。「不登校以外の理由」を合わせても、やはり過去最多の180,875人で全国小学生の2.9％でした。

保護

▼14-4：学校長期欠席生徒数の推移

(人)

年度	50日以上※1	30日以上※2	※3
1952	181,779		
55	145,623		
60	75,866		
65	48,640		
66	42,488		
70	29,584		
75	23,584		
76	25,116		
77	26,870		
78	26,075		
79	27,804		
80	29,653		
81	32,679		
82	38,245		
83	43,435		
84	46,887		
85	49,948		
86	52,055		
87	56,371		
88	60,756		
89	65,885		
90	66,435		
91	71,885	103,069	
92	75,771	108,375	
93	77,706	108,086	
94	81,194	112,601	
95	85,189	116,778	
96	95,697	130,347	
97	106,174	142,161	
98	109,475	145,184	
99	—	142,750	1
2000	—	145,526	7
01	—	148,547	20
02	—	136,013	31
03	—	131,181	34
04	—	127,658	60
05	—	128,596	64
06	—	135,472	152
07	—	138,882	177
08	—	135,804	214
09	—	128,210	216
10	—	124,544	232
11	—	122,053	280
12	—	121,509	308
13	—	125,465	369
14	—	126,847	339
15	—	131,844※4	—
16	—	139,200	—
17	—	144,522	—
18	—	156,006	—
19	—	162,736	—
20	—	174,001※5	—
21	—	232,875	—

※1　年間50日以上の長期欠席者数の調査は、1998年度で終了。
※2　年間30日以上の長期欠席者数の調査は、1991～2019年度で終了。
※3　中等教育学校の前期課程の人数。いわゆる中高一貫校の中学生のこと。
※4　2015年度より中等教育学校の前期課程の人数を「30日以上」の人数に含める。
※5　2020年度以降は「欠席日数」と「出席停止・忌引き等の日数」を合計し、年度間に30以上登校しなかった者の人数

人(千人対)

232,875
(1,000人に71.3人)

保護

30日以上の長期欠席

50日以上の長期欠席

注：この図は、文部科学省から発表されている学校基本調査の「理由別長期欠席者数」（年間30日以上欠席した児童生徒）の数値を全生徒数で除して、全生徒数1,000人あたり何人の「学校長期欠席」者がいるのかという値を求めて作成した。

年度

▲14-3：学校長期欠席生徒の割合の推移（中学校）

（14-3、14-4：文部科学省『児童生徒の問題行動・不登校等生徒指導上の諸課題に関する調査』を基に作成、ただし2021年度は速報値）

　P.110と同様に、「不登校」だけでなく「病気・経済的理由・不登校・新型コロナウイルスの感染回避・その他」の理由で30日以上にわたり中学校に登校しなかった生徒の数を経年的に掲載しています。「不登校」のみで163,442人、「病気・経済的理由・新型コロナウイルスの感染回避・その他」の理由も合わせると、232,875人で全国中学生の7.1％にものぼります。小学生と中学生を合わせると413,750人で、全児童生徒の4.3％となりました。

▼14-6：学校長期欠席児童（年間50日・30日以上）の理由別推移
(%)

年度	1952	55	66	70	75	76	77	78	79	80	81	82	83	84	85	86	87	88	89	1990
50日以上 病気	41.5	49.0	71.0	75.6	76.2	76.2	74.4	72.9	72.9	71.8	70.6	68.8	67.5	68.1	65.7	63.8	60.4	56.5	55.0	50.7
50日以上 不登校	14.3	12.0	11.6	11.6	11.3	11.2	12.1	13.9	14.1	14.9	15.5	16.1	16.7	17.5	19.2	21.2	24.7	28.1	29.2	31.4

年度	91	92	93	94	95	96	97	98	99	2000	01	02	03	04	05	06	07	08	09	10
50日以上 病気	51.2	50.4	47.6	46.3	43.9	41.2	39.6	36.8	—	—	—	—	—	—	—	—	—	—	—	—
50日以上 不登校	32.3	33.7	36.4	37.3	38.0	40.3	41.1	51.2	—	—	—	—	—	—	—	—	—	—	—	—
30日以上 病気		69.2	65.9	65.4	62.9	60.7	59.7	58.6	55.4	54.5	53.4	48.9	46.8	44.7	44.5	43.0	41.9	39.5	36.9	37.3
30日以上 不登校		19.4	21.9	22.4	23.3	25.0	25.6	31.4	33.2	33.8	34.3	38.0	38.8	39.3	38.5	39.0	39.7	40.7	42.5	42.7

年度	11	12	13	14	15	16	17	18	19	20*3	21
30日以上 病気	36.0	37.7	33.8	32.8	31.6	30.0	29.6	27.8	24.9	16.3	12.3
30日以上 不登校	41.6	39.2	43.6	44.7	43.7	45.9	48.3	53.4	59.2	55.7	45.1
感染*4 回避										12.5	23.8

※1 年間50日以上の長期欠席者数の調査は、1998年度で終了。
※2 年間30日以上の長期欠席者数の調査は、1991年度から開始。
※3 2020年度以降は「欠席日数」と「出席停止・忌引き等の日数」を合計し、年度間に30日以上登校しなかった者の人数。
※4 2020年度以降は長期欠席の理由に「新型コロナウイルスの感染回避」を追加。

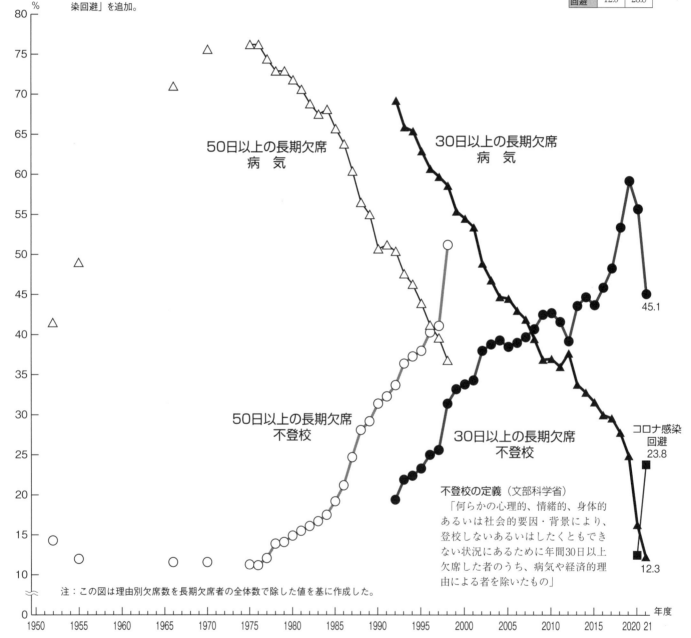

注：この図は理由別欠席数を長期欠席者の全体数で除した値を基に作成した。

▲14-5：学校長期欠席者の理由別推移（小学校）（長期欠席者に対する比率の変化）
（14-5、14-6：文部科学省『児童生徒の問題行動・不登校等生徒指導上の諸課題に関する調査』を基に作成、ただし2021年値は速報値）

　このページでは、長期欠席の理由の中で「不登校」と「病気」2種類の対比を経年的にみてきました。文科省は昨年度「新型コロナウイルスの感染回避」という項目を追加したのでグラフの中には3種類の理由が掲載されています。長期欠席における「不登校」の割合は半数近くの45.1%にも及びます。次に多いのは「新型コロナウイルスの感染回避」で前年の12.5%から23.8%に増えて14,238人でした。「不登校」の要因としては1位が49.7%「無気力・不安」、2位が13.2%「親子の関り」、3位が13.1%「生活リズムの乱れ・遊び・非行」で順位は近年で変わりはありません。

▼14-8：学校長期欠席生徒（年間50日・30日以上）の理由別推移 (%)

年度		1952	55	66	70	75	76	77	78	79	80	81	82	83	84	85	86	87	88	89	1990
50日以上※1	病気	17.0	20.0	46.7	57.1	54.0	52.3	48.9	46.0	43.0	41.0	37.7	33.8	31.8	31.3	31.0	29.9	27.8	25.5	24.5	23.9
	不登校	17.6	18.5	28.9	28.5	32.7	33.3	36.5	40.0	43.2	45.6	48.7	52.7	55.4	55.9	55.9	57.0	58.1	59.4	60.8	60.5

年度		91	92	93	94	95	96	97	98	99	2000	01	02	03	04	05	06	07	08	09	10
50日以上※1	病気	24.2	23.2	21.9	21.6	21.0	19.3	17.7	13.4	—	—	—	—	—	—	—	—	—	—	—	—
	不登校	60.9	62.7	63.3	63.3	63.5	63.5	67.0	78.5	—	—	—	—	—	—	—	—	—	—	—	—
30日以上※2	病気	33.0	30.6	31.0	29.2	27.3	25.2	21.5	19.2	18.2	17.0	15.5	15.0	14.5	15.0	15.7	15.4	14.3	13.4	13.5	
	不登校	53.9	55.5	54.8	55.7	57.4	59.6	70.0	73.0	74.2	75.5	77.5	77.9	78.4	77.4	76.0	75.7	76.6	77.9	78.0	

	11	12	13	14	15	16	17	18	19	20※3	21
病気	13.8	15.2	14.8	14.8	16.0	16.2	16.5	16.8	15.8	14.9	14.9
不登校	77.5	75.0	75.9	76.3	74.7	74.2	75.4	76.7	78.6	76.3	70.2
感染回避※4										3.8	7.0

※1 年間50日以上の長期欠席者数の調査は、1998年度で終了。
※2 年間30日以上の長期欠席者数の調査は、1991年度から開始。
※3 2020年度以降は「欠席日数」と「出席停止・忌引き等の日数」を合計し、年度間に30日以上登校しなかった者の人数。
※4 2020年度以降は長期欠席の理由に「新型コロナウイルスの感染回避」を追加。
注1：中等教育学校（前期課程）は含まない。
注2：2015年度より中等教育学校（前期課程）を含む。

50日以上の長期欠席 不登校
30日以上の長期欠席 不登校
30日以上の長期欠席 病気
50日以上の長期欠席 病気
コロナ感染回避

70.2
14.9
7.0

注：この図は理由別欠席数を長期欠席者の全体数で除した値を基に作成した。

▲14-7：学校長期欠席者の理由別推移（中学校）（長期欠席者に対する比率の変化）

（14-7、14-8：文部科学省『児童生徒の問題行動・不登校等生徒指導上の諸課題に関する調査』を基に作成、ただし2021年値は速報値）

　昨年から開始された「新型コロナウイルスの感染回避」について、中学生は3.8％から7.0％と大きく増え16,353人となりました。「不登校」の割合は70.2％で、小学校より25％ほど多くなっています。「不登校」の要因では1位が小学生と同じ49.7％「無気力・不安」、2位が11.5％「いじめを除く友人関係をめぐる問題」、3位が11.0％「生活リズムの乱れ・遊び・非行」でこちらも順位は近年で変わりはありません。

15 いじめ
Bullying

保護

▼15-1：小・中・高校におけるいじめの認知（発生）件数の推移　　　　　　　　　　　　　　　　　　（件）

年度	1995	2000	2005	2006	2007	2008	2009	2010	2011	2012	2013	2014	2015	2016	2017	2018	2019	2020	2021
小学校	26,614	9,114	5,087	60,897	48,896	40,807	34,766	36,909	33,124	117,384	118,748	122,734	151,692	237,256	317,121	425,844	484,545	420,897	500,562
中学校	29,069	19,371	12,794	51,310	43,505	36,795	32,111	33,323	30,749	63,634	55,248	52,971	59,502	71,309	80,424	97,704	106,524	80,877	97,937
高等学校	4,184	2,327	2,191	12,307	8,355	6,737	5,642	7,018	6,020	16,274	11,039	11,404	12,664	12,874	14,789	17,709	18,352	13,126	14,157
特別支援学校	229	106	71	384	341	309	259	380	338	817	768	963	1,274	1,704	2,044	2,676	3,075	2,263	2,695
計	60,096	30,918	20,143	124,898	101,097	84,648	72,778	77,630	70,231	198,109	185,803	188,072	225,132	323,143	414,378	543,933	612,496	517,163	615,351

注1：1994年度および2006年度に調査方法等を改めている。　　注2：2005年度までには発生件数、2006年度からは認知件数。
注3：2013年度からは高等学校に通信制課程を含める。
注4：小学校には義務教育学校、中学校には義務教育学校後期課程及び中等教育学校前期課程、高等学校には中等教育学校後期課程を含む。

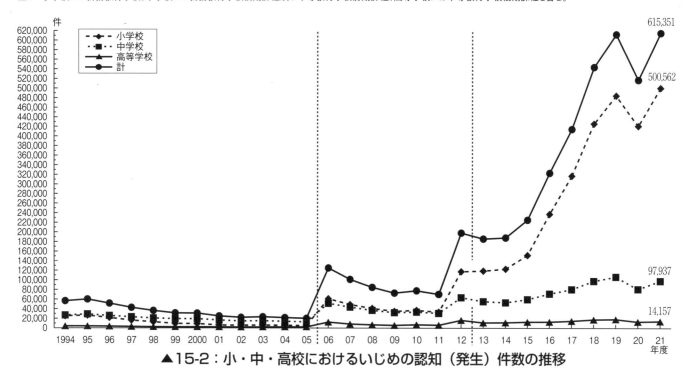

▲15-2：小・中・高校におけるいじめの認知（発生）件数の推移

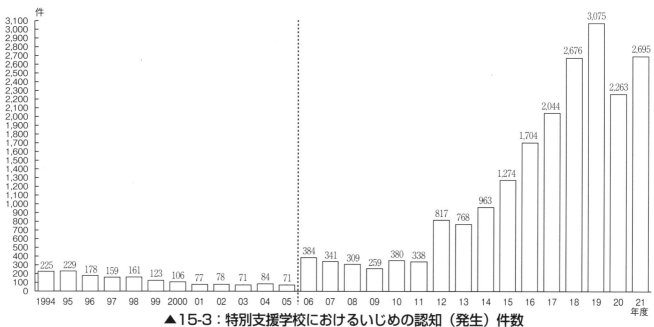

▲15-3：特別支援学校におけるいじめの認知（発生）件数

（15-1〜15-3：文部科学省『児童生徒の問題行動・不登校等生徒指導上の諸問題に関する調査』速報より）

　小・中・高等学校および特別支援学校におけるいじめの認知件数は、一斉休校や分散登校が行われた2020（令和２）年度は2019（令和元）年度と比べて15.5％の減少がみられました。ところが、2021（令和３）年度は98,188件（19.0％）増加し、例年並みの伸び具合に戻っています。授業日数や教室内の人数が元に戻ったことが増加の要因と考えると、１学級あたりの児童生徒数を減らすことや教員がきめ細やかに指導・支援するためのゆとりが、いじめの件数減少に効果があると言えます。
　認知件数が急激に伸びている2011（平成23）年度には滋賀県大津市のいじめ事件が発生しています。ほぼ横ばい、もしくは減少している2013（平成25）年度にはいじめ防止対策推進法が成立しています。

▼15-4：小・中・高校における「パソコンや携帯電話で、ひぼう・中傷や嫌なことをされる」
いじめの認知（発生）件数の推移

(件)

年度	2011	2012	2013	2014	2015	2016	2017	2018	2019	2020	2021
小学校	358	1,679	1,712	1,607	2,075	2,679	3,455	4,606	5,608	7,407	9,454
中学校	1,732	3,700	4,835	4,134	4,644	5,723	6,411	8,128	8,629	8,662	9,783
高等学校	870	2,401	2,176	2,078	2,365	2,239	2,587	3,387	3,437	2,598	2,454
特別支援学校	32	75	65	79	103	138	179	213	250	203	209
計	2,992	7,855	8,788	7,898	9,187	10,779	12,632	16,334	17,924	18,870	21,900

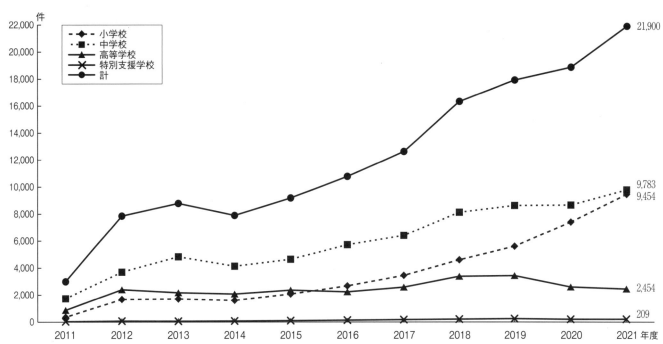

▲15-5：小・中・高校における「パソコンや携帯電話で、ひぼう・中傷や嫌なことをされる」
いじめの認知（発生）件数の推移

（15-4〜15-5：文部科学省『児童生徒の問題行動・不登校等生徒指導上の諸課題に関する調査』を基に作成）

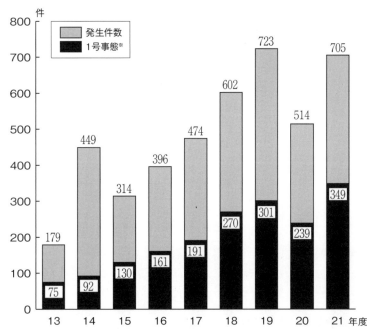

注：いじめ防止対策推進法第28条第1項に規定する「重大事態」の発生件数と、
その内の※「1号事態」発生件数。

※「1号事態」とは「生命・身体・精神・金品などに大きな被害がでる事態」「2号事態」
は「長期欠席を余儀なくされる事態」と規定。

▲15-6：いじめ重大事態発生件数

（文部科学省『児童生徒の問題行動等生徒指導上の諸問題に関する調査』を基に作成）

いじめの認知件数全体は2019（平成31）年度から2020（令和2）年度にかけて減少していますが、「パソコンや携帯電話で、ひぼう・中傷や嫌なことをされる」いじめの認知（発生）件数に注目すると、いじめのさまざまな態様の中で唯一増加し続けています。同年の変化を校種別にみると、中学校がほぼ横ばい、高等学校と特別支援学校が減少しているのに対し、小学校が2018（平成30）年までにない件数で増加しています。

さらに2021（令和3）年度には、それ以上の件数で伸びており、中学校も例年のような伸びに戻っています。原因としては、学習・生活のオンライン化の中で、1人1台配布されたタブレットや家庭のオンライン端末を使用する頻度が高くなったのに対し、学年が低いほど、その使い方や使用に必要な判断力、倫理観の育成が追いついてないことが考えられます。

ネット上のいじめは当事者にも周囲にも認識されにくいこと、現在の小学生世代が中高と進学してますますオンラインスキルを身につけていくことを考えると、オンライン学習・生活に必要な判断力や倫理観の育成と使用機会・方法の再検討は急務です。

16 暴力行為
Violence action

　文部科学省の「用語の解説」によると、「暴力行為」とは「自校の児童生徒が、故意に有形力（目に見える物理的な力）を加える行為」を言い、被暴力行為の対象によって、「対教師暴力」（教師に限らず、用務員等の学校職員も含む）、「生徒間暴力」（何らかの人間関係がある児童生徒同士に限る）、「対人暴力」（対教師暴力、生徒間暴力の対象者を除く）、学校の施設・設備等の「器物損壊」の四形態に区分されています。なお、家族・同居人に対する暴力行為は、調査対象外となっています。また、当該暴力行為によってケガや外傷があるかないかといったことやケガによる病院の診断書、被害者による警察への被害届の有無などにかかわらず、暴力行為に該当するものをすべて対象とすることとしています。

▼16-1：学校における暴力行為発生件数の推移

	年度	1997	1999	2001	2003	2005	2007	2009	2011	2013	2014	2015	2016	2017	2018	2019	2020	2021
学校管理下(件)	小学校	1,304	1,509	1,465	1,600	2,018	4,807	6,600	6,646	10,078	10,609	15,870	21,605	26,864	34,867	41,794		
	中学校	18,209	24,246	25,769	24,463	23,115	33,525	39,382	35,411	36,869	32,986	31,274	28,690	27,389	28,089	27,388		
	高等学校	4,108	5,300	5,896	5,215	5,150	9,603	8,926	8,312	7,280	6,392	6,111	5,955	5,944	6,674	6,245		
	小計	23,621	31,055	33,130	31,278	30,283	47,935	54,908	50,369	54,227	49,987	53,255	56,250	60,197	69,630	75,427		
学校管理下以外(件)	小学校	128	159	165	177	158	407	515	529	818	863	1,208	1,236	1,451	1,669	1,820		
	中学校	3,376	3,831	3,619	2,951	2,681	3,278	4,333	3,840	3,377	2,697	1,799	1,458	1,313	1,232	1,130		
	高等学校	1,401	1,533	1,317	986	896	1,136	1,159	1,119	923	699	544	500	364	410	410		
	小計	4,905	5,523	5,101	4,114	3,735	4,821	6,007	5,488	5,118	4,259	3,551	3,192	3,128	3,310	3,360		
管理下・管理下外合計		28,526	36,578	38,231	35,392	34,018	52,756	60,915	55,857	59,345	54,246	56,806	59,444	63,325	72,940	78,787	66,201	76,441
発生率(%)	小学校	0.2	0.2	0.2	0.2	0.3	0.7	1.0	1.0	1.6	1.7	2.6	3.5	4.4	5.7	6.8	6.5	7.7
	中学校	5.1	7.1	7.9	7.9	7.7	10.2	12.1	10.9	11.3	10.1	9.5	8.8	8.5	8.9	8.8	6.6	7.5
	高等学校	1.8	2.3	2.5	2.3	2.4	3.2	3.0	2.8	2.3	2.0	1.9	1.8	1.8	2.1	2.0	1.2	1.2
	合計	1.9	2.6	2.5	2.7	2.6	3.7	4.3	4.0	4.3	4.0	4.2	4.4	4.8	5.5	6.1	5.1	6.0

注1：2006年度からは国・私立学校も調査。
注2：2013年度から高等学校に通信制課程を含める。
注3：2015年度から「学校内」を「学校の管理下」に、「学校外」を「学校の管理外」に名称が変更された。
注4：小学校には義務教育学校前期課程、中学校には義務教育学校後期課程および中等教育学校前期課程、高等学校には中等教育学校後期課程を含める。
注5：2020年度から「学校管理下」と「学校管理下外」を合算して表示に変更された。

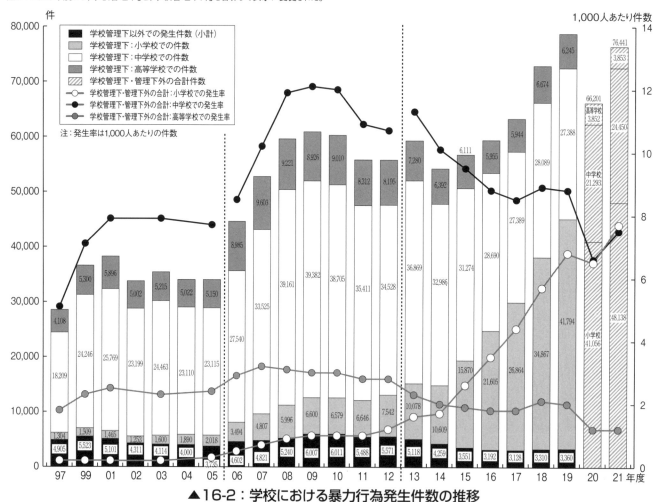

▲16-2：学校における暴力行為発生件数の推移

（16-1、16-2：文部科学省『児童生徒の問題行動・不登校等生徒指導上の諸課題に関する調査』を基に作成、ただし2021年度は速報値）

　2020（令和2）年度は休校期間があったためか、減少したかのようにみえた暴力行為発生件数ですが再び増加に転じました。小学校での発生率は統計を取り始めてからはじめて中学校の発生率を超えました。1,000人あたりの発生件数をみると、対教師暴力では「小＞中＞高」、生徒間暴力でも「小＞中＞高」、対人暴力では小中の差が前述2つより少ないものの「小＞中＞高」、器物破損ではじめてわずかに「小＜中＞高」となりました。

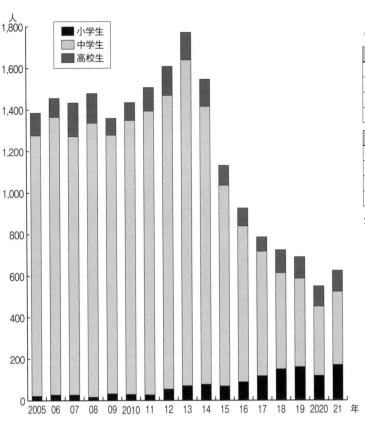

▼16-3：校内暴力事件　検挙・補導人員の推移　（人）

年度	2005	2006	2007	2008	2009	2010	2011	2012	2013
小学生	21	27	27	16	32	29	27	54	70
中学生	1,255	1,338	1,245	1,320	1,246	1,320	1,366	1,414	1,569
高校生	109	90	161	142	81	85	113	140	132
総数	1,385	1,455	1,433	1,478	1,359	1,434	1,506	1,608	1,771

年度	2014	2015	2016	2017	2018	2019	2020	2021
小学生	77	68	88	117	150	160	118	170
中学生	1,338	967	751	600	464	427	334	353
高校生	130	96	87	69	110	103	97	102
総数	1,545	1,131	926	786	724	690	549	625

注：ここで言う「校内暴力」とは、警察において検挙または補導した小学生、中学生及び高校生による校内暴力事件を対象とする。「校内暴力事件」とは、学校内における教師に対する暴力事件・生徒間の暴力事件・学校施設、備品等に対する損壊事件を言う。

◀16-4：校内暴力事件　検挙・補導人員の推移
（16-3、16-4：警察庁生活安全局少年課『令和３年中における少年の補導及び保護の概況』を基に作成）

▼16-5：少年による家庭内暴力　認知件数の推移　（人）

年度	1988	89	90	91	92	93	94	95	96	97	98	99	2000	01	02	03	04	05	06	07	08	09
小学生	11	13	3	13	15	14	12	19	18	37	19	19	34	40	50	38	56	53	68	67	66	73
中学生	324	313	276	315	277	253	218	268	299	316	424	355	524	541	419	441	473	570	565	534	548	506
高校生	191	190	176	168	157	168	152	164	201	234	252	259	386	353	384	325	328	366	360	363	407	356
その他	29	29	35	34	32	31	32	28	29	27	18	27	53	34	60	44	31	34	36	32	29	26
総数	555	545	490	530	481	466	414	479	547	614	713	660	997	968	913	848	888	1,023	1,029	996	1,050	961

2010	11	12	13	14	15	16	17	18	19	20	21
87	93	110	122	168	269	285	367	438	631	840	762
684	667	720	805	947	1,132	1,277	1,385	1,545	1,525	1,768	1,745
436	446	486	579	648	758	766	893	1,023	1,082	1,134	1,209
39	40	44	41	55	80	70	82	72	100	119	152
1,246	1,246	1,360	1,547	1,818	2,239	2,398	2,727	3,078	3,338	3,861	3,868

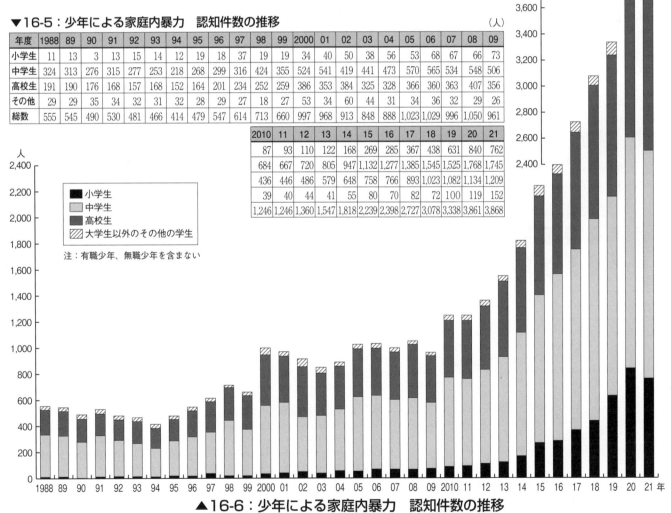

▲16-6：少年による家庭内暴力　認知件数の推移
（16-5、16-6：警察庁生活安全局少年課『令和３年中における少年の補導及び保護の概況』を基に作成）

　警察庁による家庭内暴力の認知件数は、全体として昨年度と大きな差はみられませんでした。コロナ禍が続く中において、保護者のリモートワークや経済的・精神的な変化が子どもの行動に影響していると考えられます。しかし、2010（平成22）年度から始まる増加傾向がなぜ続いているのかという理由については多角的に考えていく必要があります。

17 子ども虐待
Child abuse

保護

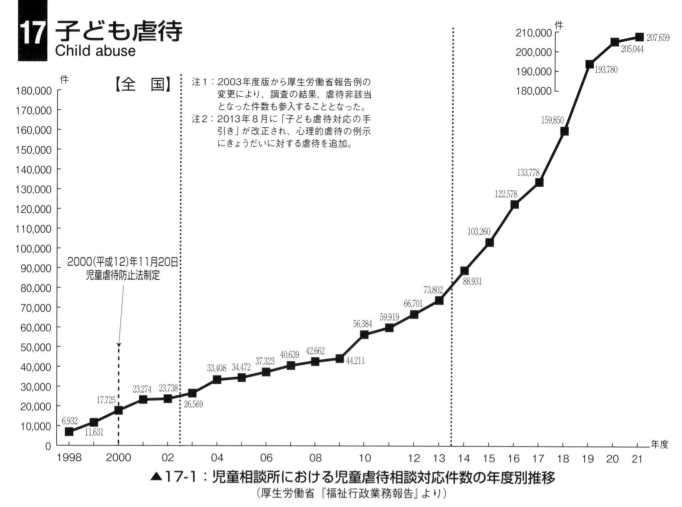

【全 国】

注1：2003年度版から厚生労働省報告例の変更により、調査の結果、虐待非該当となった件数も参入することとなった。

注2：2013年8月に「子ども虐待対応の手引き」が改正され、心理的虐待の例示にきょうだいに対する虐待を追加。

2000（平成12）年11月20日
児童虐待防止法制定

6,932　11,631　17,725　23,274　23,738　26,569　33,408　34,472　37,323　40,639　42,662　44,211　56,384　59,919　66,701　73,802　88,931　103,260　122,578　133,778　159,850　193,780　205,044　207,659

件
210,000
200,000
190,000
180,000

年度

▲17-1：児童相談所における児童虐待相談対応件数の年度別推移
（厚生労働省『福祉行政業務報告』より）

　児童虐待相談対応件数は一貫して増加が続き、2021（令和3）年度は前年度より2,615件増加し、2年連続して20万件を超えました。2012（平成24）年度から2019（令和3）年度までは前年比の増加率が10〜20％台で増えていましたが、2019（令和元）年度から2020（令和2）年度は5.8％増、2020（令和2）年度から2021（令和3）年度は1.3％増と減ってきました。昨年の2021（令和3）年度相談内容別は心理的虐待（60.1％）、身体的虐待（23.7％）、ネグレクト（15.1％）、性的虐待（1.1％）でした。相談経路別には警察など（49.7％）、近隣知人（13.5％）、家族・親戚（8.4％）、学校等（7.2％）でした。

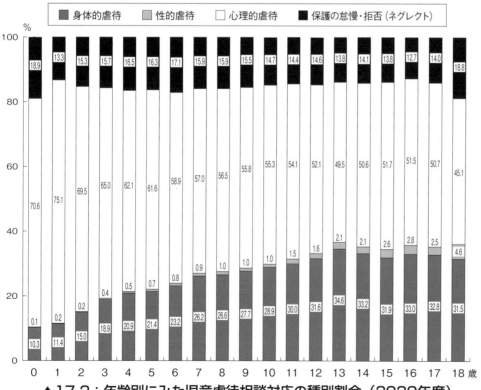

凡例：■ 身体的虐待　■ 性的虐待　□ 心理的虐待　■ 保護の怠慢・拒否（ネグレクト）

▲17-2：年齢別にみた児童虐待相談対応の種別割合（2020年度）
（厚生労働省『福祉行政報告例』を基に作成）

　2020（令和2）年度の児童虐待相談対応件数を年齢別にみると、0歳から12歳までは1万件を超え、最も多いのは3歳の14,195件でした。

　年齢別に虐待の種別の割合をみると、心理的虐待の割合は乳幼児の低年齢で高く、1歳で最も高く75.1％でした。身体的虐待の割合は13歳で最も高く34.6％でした。

　ネグレクトの割合が最も高いのは0歳で18.9％でした。このことから、産後の養育不安のある特定妊婦への継続的な支援が必要と思われます。

118

18 薬物乱用
Drug abuse

▼18-1：薬物事犯の少年の送致人員の推移（14〜20歳） (人)

年	2000	2002	2004	2006	2008	2010	2011	2012	2013	2014	2015	2016	2017	2018	2019	2020	2021
覚取法	1,137	745	388	289	249	228	183	148	124	92	119	136	91	96	97	96	115
大麻法	102	190	221	187	227	164	81	66	59	80	144	210	297	429	609	887	994
麻向法	7	18	80	36	31	33	19	7	8	6	11	14	13	24	37	60	46
毒劇法	4,298	3,267	2,581	981	565	264	112	99	36	15	11	13	11	7	3	3	4
うちシンナー	3,417	2,751	2,205	841	476	221	100	74	32	14	7	13	9	7	1	3	4

注：犯罪少年＝14〜20歳を言う
注：覚取法＝覚せい剤取締法違反
　　大麻法＝大麻取締法違反
　　麻向法＝麻薬および向精神薬取締法違反
　　劇毒法＝毒物および劇物取締法違反

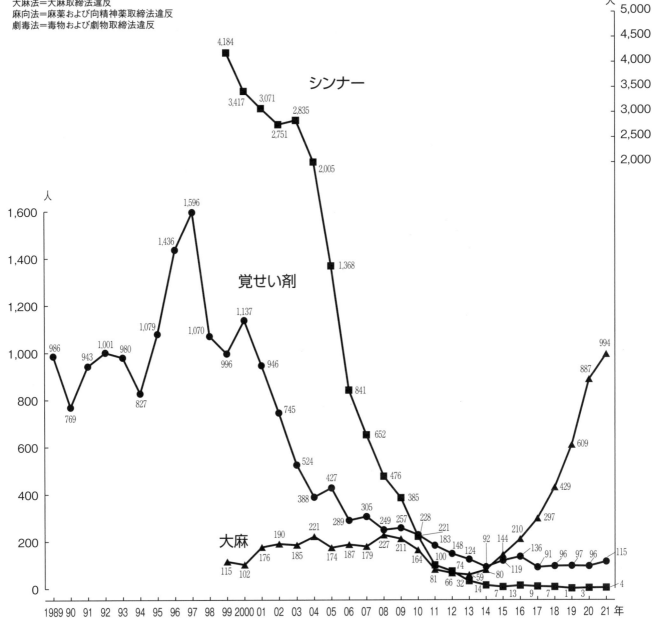

▲18-2：薬物事犯の少年の送致人員の推移（14〜20歳）
(18-1、18-2：警察庁生活安全局少年課『令和３年中における少年補導及び保護の概況』を基に作成)

　大麻乱用は８年連続で増加しています。警察庁発行の「令和３年度における組織犯罪の情勢」によると「初めて大麻を使用した時の年齢」を2017（平成29）年度と令和３年度の比較で掲載しています。2017（平成29）年では「20歳未満36.4％、20歳代39.4％」で全体の75.8％でしたが、2021（令和３）年度では「20歳未満47％、20歳代36.2％」で83.2％に上昇していました。また、「初めて大麻を使用したきっかけ」はどの年齢層でも「誘われて」が１位です。20歳代では71.7％、20歳未満では80.8％となっており、年齢が低いほど誘われて開始するケースが多いことがわかります。また「大麻に関する危険性の認識」について「覚せい剤と大麻」で比較しています。「覚せい剤の危険が全くない・あまりない」と答えたものは6.8％であるのに対し「大麻の危険が全くない・あまりない」と答えたものは76.9％にも及んでいます。危険性を軽視する情報源は「友人・知人、ネット」が20歳未満で78.7％、20歳代で82.8％でした。正しい知識と判断ができるような啓発活動が引続き必要です。

19 特別支援教育
Spesial educasion needs

▼19-1：特別支援教育を受けている子どもたちの推移（公立学校）

[小学校]　　　　　　　　　　　　　　　　　　　　　　（人）

年度	2005	2007	2009	2011	2013	2015	2017	2019	2020
特別支援学校	28,798	33,411	35,256	36,659	37,619	38,845	41,107	44,475	46,273
特別支援学級	67,685	78,856	93,488	107,597	120,906	139,526	167,269	200,561	218,036
通級	37,134	43,078	50,569	60,164	70,924	80,768	96,996	116,633	※

※2020（令和2）年分の「通級」はデータ発表が遅れているため、2019（令和元）年までの数値を載せています。

[中学校]　　　　　　　　　　　　　　　　　　　　　　（人）

年度	2005	2007	2009	2011	2013	2015	2017	2019	2020
特別支援学校	20,981	24,874	27,046	28,225	29,554	31,088	30,695	30,374	30,649
特別支援学級	29,126	34,521	41,678	47,658	53,975	61,967	68,218	77,579	84,437
通級	1,604	2,162	3,452	5,196	6,958	9,502	11,950	16,765	※

※2020（令和2）年分の「通級」はデータ発表が遅れているため、2019（令和元）年までの数値を載せています。

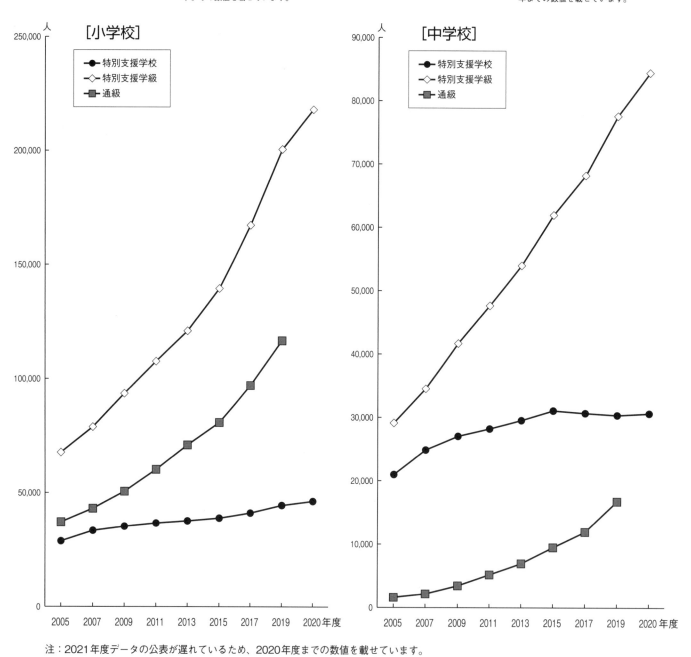

注：2021年度データの公表が遅れているため、2020年度までの数値を載せています。

▲19-2：特別支援教育を受けている子どもたちの推移（公立学校）
（19-1、19-2：文部科学省『特別支援教育資料第1部データ編』を基に作成）

　このページでは、特別支援教育を受けている子どもの推移を、特別支援学校、特別支援学級、通級ごとに、小学校および中学校に分けて示しました。2005（平成17）年度から2020（令和2）年度にかけての推移をみると、小学校・中学校ともに、特別支援学級と通級在籍者は大きく右肩あがりに増加しています。特に、この約10年間では、特別支援学校在籍者は小学校で1.3倍、中学校で1.1倍、特別支援学級は小学校は2倍、中学校は1.8倍、通級在籍者は小学校で約2倍、中学校で約3.2倍に増加しています。

▼19-3：通級による指導を受けている子どもたちの推移（公立学校・障がい別）

[小学校]　　　　　　　　　　　　　　　　　　　　　　　　　　（人）

障がい種＼年度	2007	2009	2011	2013	2015	2017	2019
言語障害	29,134	30,112	31,314	33,305	34,908	37,134	39,106
自閉症	4,975	7,195	9,007	10,680	12,067	16,737	21,237
ADHD	2,406	3,659	6,312	9,105	12,554	15,420	20,626
学習障害	2,156	4,039	6,455	8,785	10,474	13,351	17,632
情緒障害	2,628	3,822	5,218	7,189	8,863	12,308	15,960
聴力障害	1,618	1,580	1,710	1,674	1,691	1,750	1,775
弱　視	134	139	111	156	139	176	191

[中学校]　　　　　　　　　　　　　　　　　　　　　　　　　　（人）

障がい種＼年度	2007	2009	2011	2013	2015	2017	2019
言語障害	206	278	293	301	357	427	556
自閉症	494	869	1,335	1,628	2,100	2,830	4,051
ADHD	230	354	714	1,219	2,019	2,715	3,933
学習障害	329	687	1,358	1,984	2,681	3,194	4,631
情緒障害	569	888	1,114	1,424	1,760	2,284	3,091
聴力障害	305	339	341	370	384	446	423
弱　視	21	16	19	23	22	21	27

保護

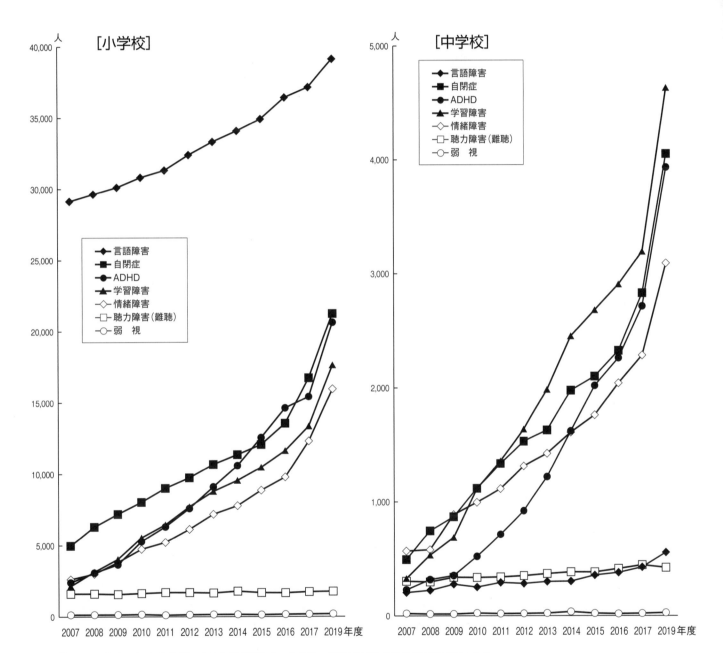

注：2020年度、2021年度データの公表が遅れているため、2020年度までの数値を載せています。

▲19-4：通級による指導を受けている子どもたちの推移（公立学校・障がい別）
（19-3、19-4：文部科学省『特別支援教育資料第1部データ編』を基に作成）

　このページでは、通級による指導を受けている子どもの障がい別推移を示しました。最も多い障がいは、小学校では言語障害、次いで自閉症、ADHDと続き、中学校では学習障害が最も多く、次いで自閉症、ADHDと続きます。障がい種別で増加率を確認すると、2009（平成21）年度と2019（令和元）年度の比較では、小学校はADHDの増加が最も大きく5.6倍、次いで学習障害が4.4倍、情緒障害は4.2倍、自閉症は3倍。中学校では、ADHDの増加が最も大きく11.1倍、次いで学習障害は6.7倍、自閉症は4.7倍、情緒障害は3.5倍。小・中学校ともに、特にADHDや学習障害の増加が目立ちます。一方で、通級措置の条件、通級の教員の減員、保護者の意向など、さまざまな理由から適切な環境で学べない子どもたちが存在することも踏まえると、さらなる支援体制の整備が急務です。

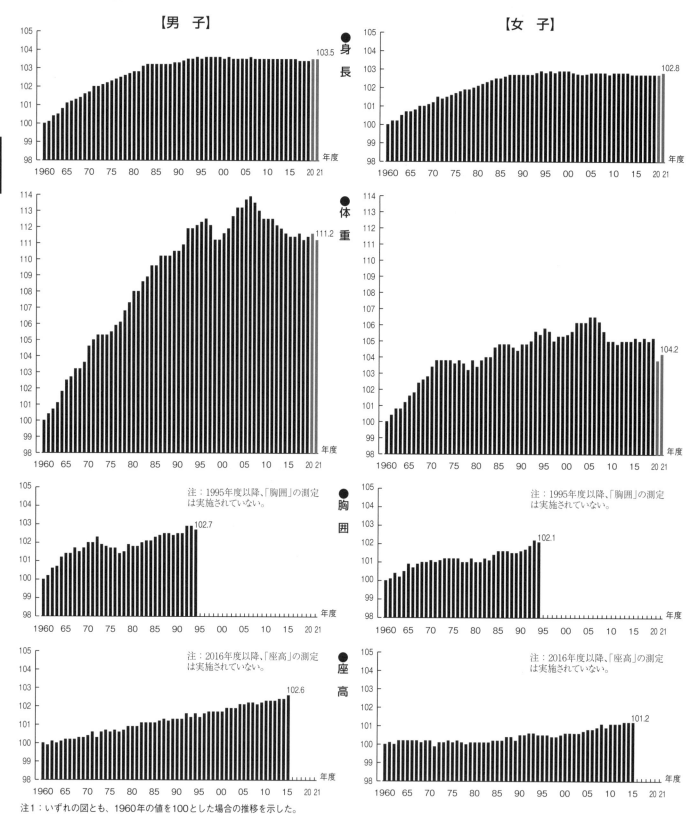

【男 子】 **【女 子】**

●身長 103.5 102.8

●体重 111.2 104.2

●胸囲 注：1995年度以降、「胸囲」の測定は実施されていない。 102.7 102.1

●座高 注：2016年度以降、「座高」の測定は実施されていない。 102.6 101.2

注1：いずれの図とも、1960年の値を100とした場合の推移を示した。
注2：2020年度と2021年度は新型コロナウイルス感染症の影響により、例年4月1日から6月30日に実施される
　　　健康診断が当該年度末までに実施することになったため、調査期間も年度末まで延長された。

▲1-1：17歳における身長・体重・胸囲・座高の年次推移
（文部科学省『学校保健統計調査報告書』を基に作成、2021年度は速報値）

　このページでは、戦後一貫して大型化の一途を辿っていたわが国の子どもの体格が頭打ちになっている様子を確認してきました。身長は、2007（平成19）年度以降、男女ともにほぼ同じ平均値を示し続けています。体重は、男子においては2006（平成18）年度をピークにその後は減少傾向を示しており、2021（令和3）年度は最も低い値となっています。女子の体重においては、2009（平成21）年度よりほぼ同じ値を示していましたが、コロナ禍の2020・2021（令和2・3）年度は減少しました。調査時期が異なるため単純に比較できませんが、コロナ禍の生活が影響していると考えられます。また、「学校保健安全法施行規則の一部改正」により、2016（平成28）年度からは座高の検査が必須項目から削除されました。そのため、2015（平成27）年度値が最後の測定値となっています。

2 体格（戦争の影響）
Physique (Effects of war)

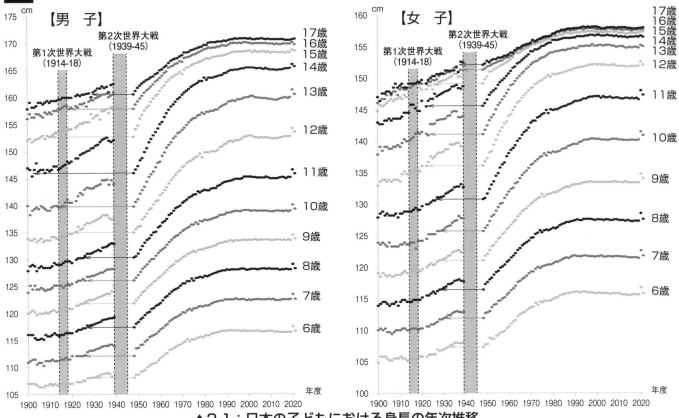

▲2-1：日本の子どもにおける身長の年次推移

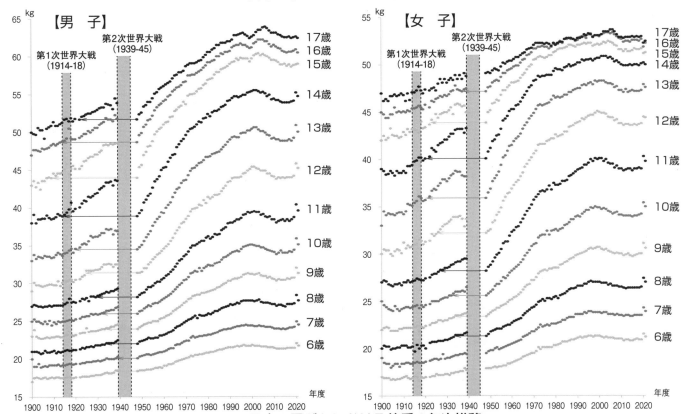

▲2-2：日本の子どもにおける体重の年次推移

(2-1、2-2：文部科学省『学校保健統計調査報告書』を基に作図、2021年は速報値)

注：▲2-1、2-2：2020、2021年度は新型コロナウイルス感染症の影響により、例年4月1日から6月30日に実施される健康診断が当該年度末までに実施することになったため調査期間も年度末まで延長された。

　このページでは、体格を別の視点から観察することとし、学校保健統計調査で報告されている日本人データを基に、発達に及ぼす戦争の影響を検討しました。1900（明治33）年から1940（昭和15）年にかけて、年々身長や体重の増加がみられました。しかし、第2次世界大戦後、最初に記録された測定値（1948（昭和35）年）を見ると、男女の身長、体重ともに第2次世界大戦以前と同様の値であることが確認できます。14歳男子においては、約50年前（1902（明治35）年）の身長、約40年前（1909（明治42）年）の体重とほぼ同じ値まで減少がみられ、特に13〜16歳男子において大きな影響があったことが観察でき、戦争期間中の栄養不足やさまざまなストレスにより、子どもたちの成長が阻まれていたことが推察されます。2022（令和4）年2月から始まっている、ロシアによるウクライナ侵略が、発育発達期の子どもたちの心身へ与える影響が懸念されます。

3 裸眼視力 1.0 未満（発達）
Poor visual acuity

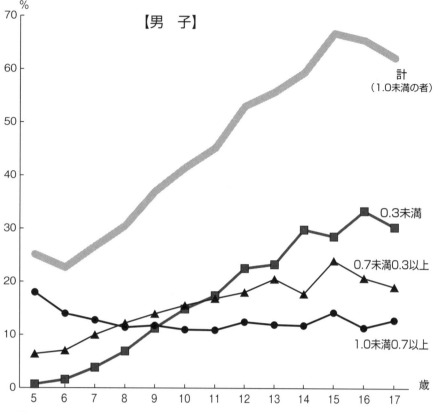

▼3-2：男子における裸眼視力
1.0未満の者の割合とその内訳の
加齢的推移（2021年度）　　(%)

歳	裸 眼 視 力			
	計 （1.0未満）	1.0未満 0.7以上	0.7未満 0.3以上	0.3未満
5	25.11	17.99	6.42	0.70
6	22.64	13.99	7.05	1.60
7	26.63	12.75	10.00	3.87
8	30.52	11.40	12.19	6.93
9	36.94	11.75	13.97	11.22
10	41.44	10.98	15.57	14.88
11	45.18	10.90	16.86	17.41
12	53.01	12.44	18.04	22.53
13	55.73	11.93	20.53	23.27
14	59.37	11.78	17.76	29.83
15	66.76	14.23	23.99	28.55
16	65.42	11.35	20.73	33.35
17	62.14	12.78	19.06	30.31

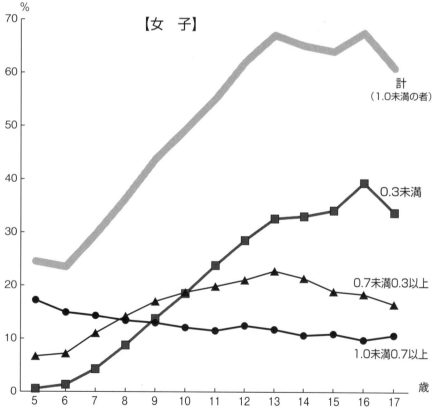

▼3-3：女子における裸眼視力
1.0未満の者の割合とその内訳の
加齢的推移（2021年度）　　(%)

歳	裸 眼 視 力			
	計 （1.0未満）	1.0未満 0.7以上	0.7未満 0.3以上	0.3未満
5	24.50	17.24	6.67	0.59
6	23.47	14.94	7.18	1.35
7	29.62	14.31	11.02	4.29
8	36.39	13.40	14.23	8.76
9	43.75	12.96	17.01	13.78
10	49.30	12.08	18.73	18.49
11	55.11	11.50	19.84	23.77
12	61.99	12.45	21.04	28.50
13	67.06	11.73	22.74	32.59
14	65.05	10.64	21.38	33.03
15	63.97	10.92	18.92	34.13
16	67.51	9.78	18.39	39.33
17	60.87	10.64	16.50	33.73

注：▲3-1～3-3　2021年度は新型コロナウイルス感染症の影響により、例年4月1日から6月30日に実施される健康診断が当該年度末までに実施することになったため、調査期間も年度末まで延長された。

▲3-1：裸眼視力1.0未満の者の割合とその内訳の加齢的推移（2021年度）（男女別）
（3-1～3-3：文部科学省『令和3年度学校保健統計調査報告書（速報値）』を基に作成）

　男女とも、視力不良者の割合が6歳を境に増加していく様子を観察することができます。また、その内訳をみると「裸眼視力0.3未満の者」の占める割合が加齢とともに急増し、男女ともに11歳以降で最も多い割合を示します。2019（令和元）年度の結果では、男子12歳以降女子11歳以降で最も多い割合であったことから、視力不良の低年齢化が心配されます。

4 体力・運動能力
Physical fitness and athletic ability

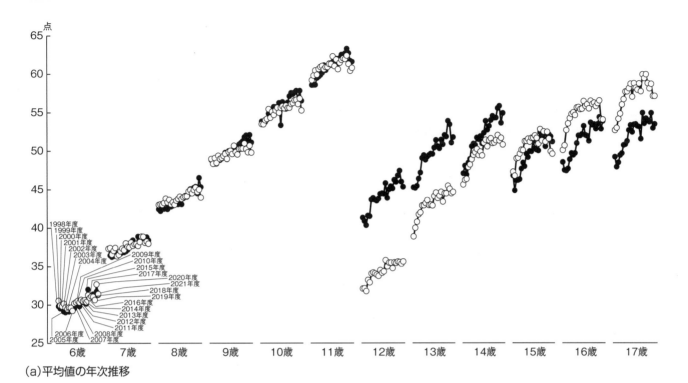

(a)平均値の年次推移

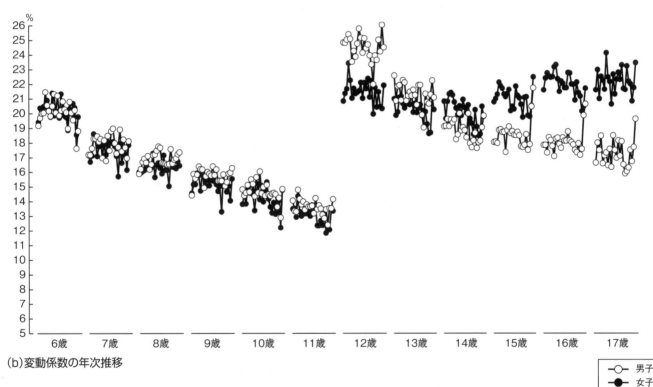

(b)変動係数の年次推移

○ー 男子
●ー 女子

▲4-1：新体力テスト合計点の平均値・変動係数の年次推移
（スポーツ庁『体力・運動能力調査報告書』を基に作成）

　周知のとおり、毎年10月には前年度に行われた「体力・運動能力調査」の結果がスポーツ庁（2015（平成27）年から）から発表され、次の日の新聞各紙では、その結果が必ず報道されています。それによると、長年にわたって子どもの「体力低下」を報道し続けてきた新聞各紙の表現が「下げ止まり」に変わったのは2007（平成19）年のことでした。その後、2009（平成21）年の報道では「向上の兆し」や「体力向上」といった表現が見受けられるようになり、2015（平成27）年には「中高生の体力 過去最高」（産経新聞）や「子どもの運動能力向上続く」（日本経済新聞）といった表現が紙面を踊りました。しかしながら、上図に示した合計点の推移を見る限り、新体力テストに変更されてからの約20年間、小学校低学年では横ばい、高学年以降では継続的に上昇傾向にあることが確認できます。つまり、体力・運動能力調査の結果から確認できる子どもの総体的な行動体力や運動能力は、以前から上昇し続けていたのです。また、加齢に伴って、男子では変動係数が低下するのに対して、女子ではその変化が小さい様子も確認できます。今後はこの点にも注目していきたいと思います。

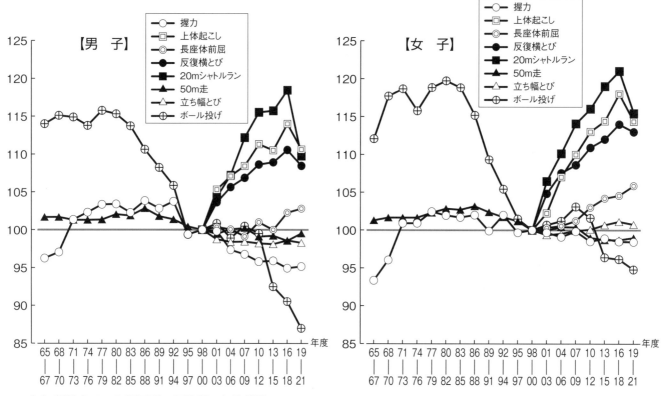

（a）新体力テスト項目別の平均値の年次推移

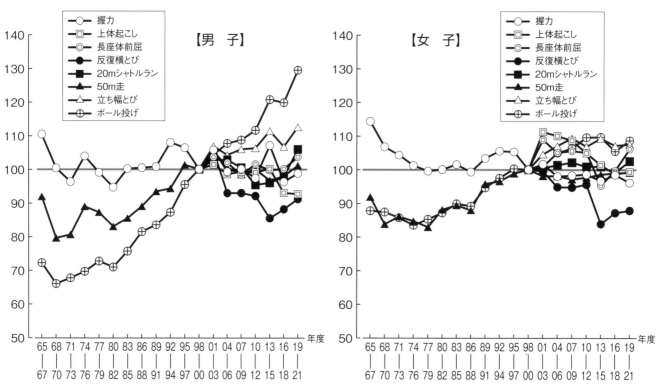

（b）新体力テスト項目別の変動係数の年次推移

注1：いずれの図とも、1998年から2000年までの値を100とした場合の推移を示した。

▲4-2：新体力テストにおける項目別平均値・変動係数の年次推移（11歳）
（スポーツ庁『体力・運動能力調査報告書』より）

　11歳における平均値の年次推移をみると「ボール投げ」が子どもたちからキャッチボールのような遊びが減っていった1980（昭和55）年代と1990（平成2）年代に低下傾向を、2000（平成12）年代に横ばい傾向を示した後、現在は再び低下傾向にある様子を確認することができます。また、ここ数年では男女とも「20mシャトルラン」が低下傾向を示しています。このような結果は、新型コロナウイルス感染症の流行に伴う活動制限が影響した可能性も考えられ、今後より長期的な経過を見ていく必要があると考えます。

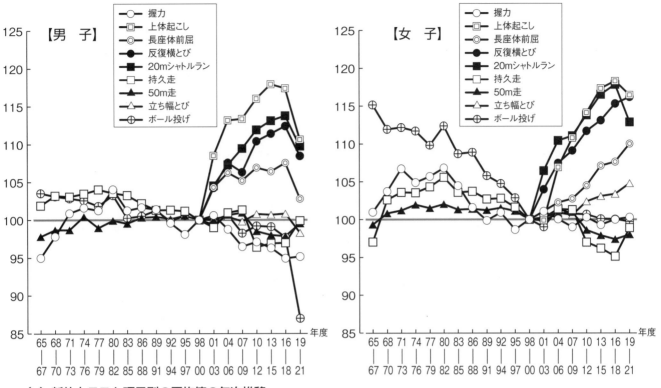

（a）新体力テスト項目別の平均値の年次推移

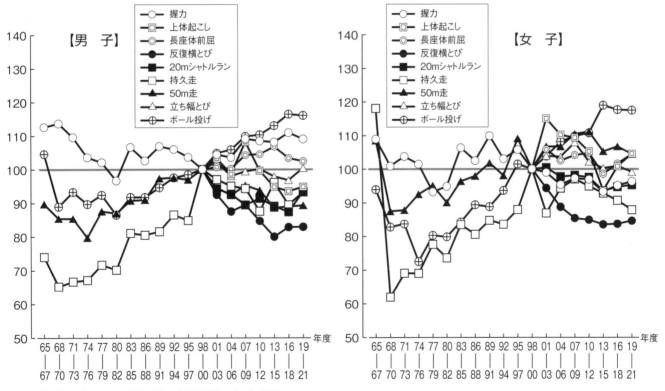

（b）新体力テスト項目別の変動係数の年次推移

注1：いずれの図とも、1998年から2000年までの値を100とした場合の推移を示した。

▲4-3：新体力テストにおける項目別平均値・変動係数の年次推移（14歳）
（スポーツ庁『体力・運動能力調査報告書』より）

　14歳では、調査開始当初から1990（平成2）年代後半までの女子の「ボール投げ」が低下傾向にある様子がわかります。さらに、ここ数年では11歳と同様に「20mシャトルラン」が男女ともに低下している様子が確認できます。しかしながら、女子の「長座体前屈」や「立ち幅跳び」については、上昇傾向にあることも確認できます。

発達

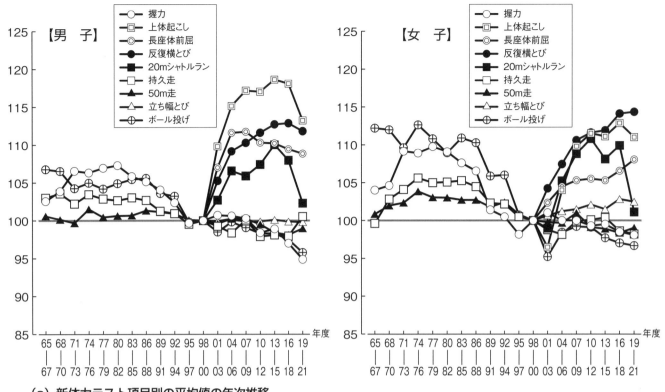

（a）新体力テスト項目別の平均値の年次推移

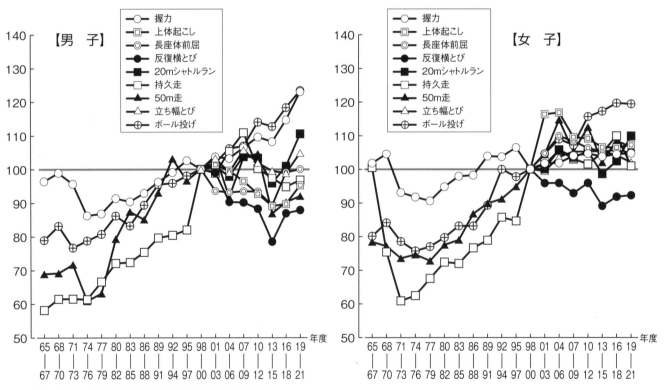

（b）新体力テスト項目別の変動係数の年次推移

注1：いずれの図とも、1998年から2000年までの値を100とした場合の推移を示した。

▲4-4：新体力テストにおける項目別平均値・変動係数の年次推移（17歳）
（スポーツ庁『体力・運動能力調査報告書』より）

　17歳もおおむね11歳、14歳と同じ傾向にあり、ここ数年では、男女ともに「20ｍシャトルラン」の低下が目立つ一方で、1998（平成10）年度以降の「上体起こし」「反復横跳び」の上昇傾向も確認できます。

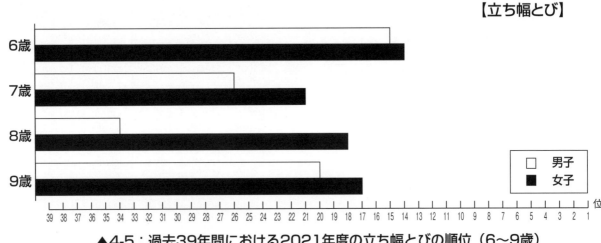

▲4-5：過去39年間における2021年度の立ち幅とびの順位（6〜9歳）

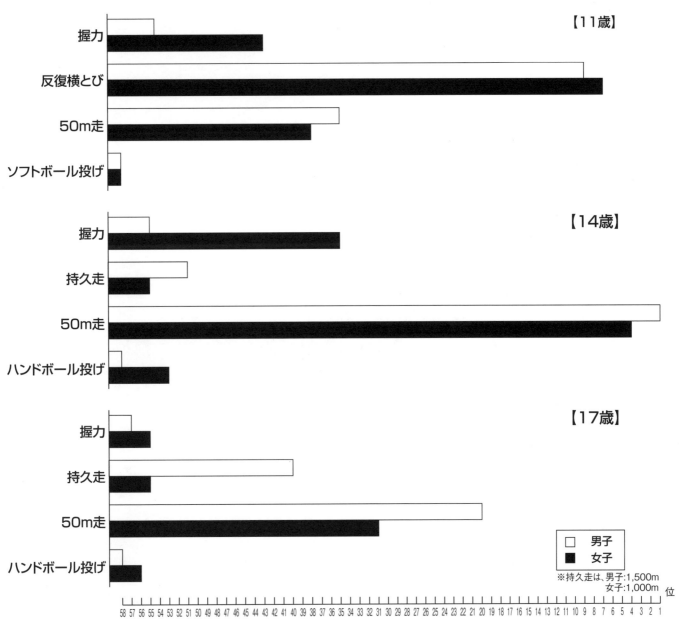

▲4-6：過去58年間における2021年度の体力・運動能力の順位（11・14・17歳）
(4-5、4-6：スポーツ庁『体力・運動能力調査報告書』より)

　測定方法が変更されていない項目では、「体力・運動能力調査」が開始された1964（昭和39）年度からの過去58年間の記録と比較した2021（令和3）年度の順位を算出することができます。これを見ると、11歳男女の「ソフトボール投げ」、14・17歳男子と17歳女子の「握力」、14・17歳男子の「ハンドボール投げ」が低順位であるものの、11歳男子と11歳女子の「反復横とび」、14歳男子と14歳女子の「50m走」は極めて高順位であることがわかります。

129

▼4-8：背筋力指数（対象数）の推移（連絡会議しらべによる）

年度	男子			女子		
	11歳	14歳	17歳	11歳	14歳	17歳
2000	1.72(16)			1.36(14)		
2003	1.60(76)	2.10(13)	1.69(35)	1.09(53)	1.09(7)	1.59(7)
2004	1.48(75)	1.97(32)		1.45(54)	1.05(12)	
2005	1.50(118)	2.00(23)	2.25(139)	1.27(99)	1.20(4)	1.56(118)
2006	1.52(73)		2.18(131)	1.30(47)		1.41(143)
2007	1.62(77)	1.78(108)	2.19(183)	1.40(46)	1.12(44)	1.53(173)
2008	1.51(70)		1.89(63)	1.42(52)		1.43(79)
2009	1.52(127)	1.68(107)	1.79(73)	1.32(98)	1.14(41)	1.33(32)
2010	1.53(120)	1.92(85)	1.77(67)	1.41(115)	1.50(59)	1.09(45)
2011	1.39(125)	1.66(85)	1.84(66)	1.29(120)	1.17(46)	1.27(45)
2012	1.49(110)	1.64(70)	1.91(100)	1.30(105)	1.21(43)	1.36(43)
2013	1.57(60)	1.64(71)	1.95(64)	1.42(62)	1.29(50)	1.40(34)
2014	1.43(60)	1.65(68)	1.77(80)	1.22(61)	1.33(46)	1.33(43)
2016	1.52(59)	1.66(64)	1.79(66)	1.32(64)	1.20(42)	1.36(45)
2017	1.40(58)	1.64(69)	1.79(59)	1.25(63)	1.31(54)	1.36(42)
2018	1.47(62)	1.52(46)	1.80(69)	1.34(61)	1.30(48)	1.33(48)
2019	1.45(60)			1.39(63)		
2021	1.45(82)			1.37(99)		
2022	1.54(59)			1.28(66)		

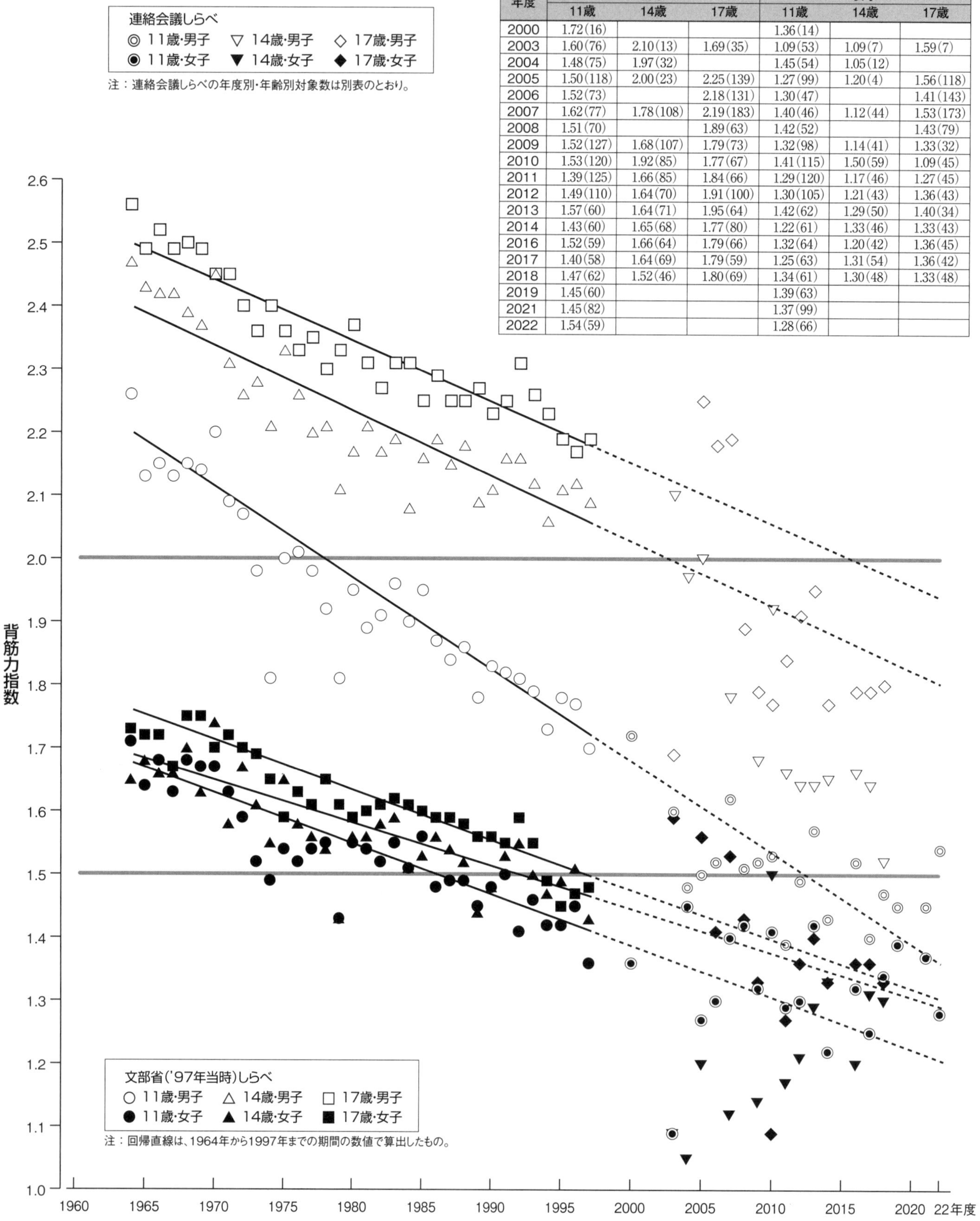

連絡会議しらべ
◎ 11歳・男子　▽ 14歳・男子　◇ 17歳・男子
● 11歳・女子　▼ 14歳・女子　◆ 17歳・女子

注：連絡会議しらべの年度別・年齢別対象数は別表のとおり。

文部省（'97年当時）しらべ
○ 11歳・男子　△ 14歳・男子　□ 17歳・男子
● 11歳・女子　▲ 14歳・女子　■ 17歳・女子

注：回帰直線は、1964年から1997年までの期間の数値で算出したもの。

▲4-7：スポーツテストにおける11・14・17歳の背筋力指数（背筋力／体重）の年次推移
（文部省（'97年当時）『体力・運動能力調査報告書』を基に作成、2000年度以降は「連絡会議しらべ」より）

1964（昭和39）年度から1997（平成9）年度まで行われていた体力・運動能力調査の全国平均値からは、いずれの年齢の男女共、背筋力を体重で除した「背筋力指数」の値が調査開始当初から一貫して低下傾向にある様子を確認してきました。連絡会議では、高校卒業時の到達目標として男子2.0、女子1.5を提案してきましたが、1998（平成10）年度から開始された「新体力テスト」では、測定項目から"背筋力"が削除されてしまいました。そのため、本書では各地での測定結果を集約し、せめてこの低下傾向に歯止めがかかるまではこの動向を観察したいと考え、上図を作成しています。それによると、依然として低下傾向に歯止めがかかっていない様子をうかがうことができ、引き続きこの観察を続けなければと思っています。各地での測定結果をどしどしお寄せくださればと思います。

発
達

130

5 自律神経機能
Autonomic nervous system

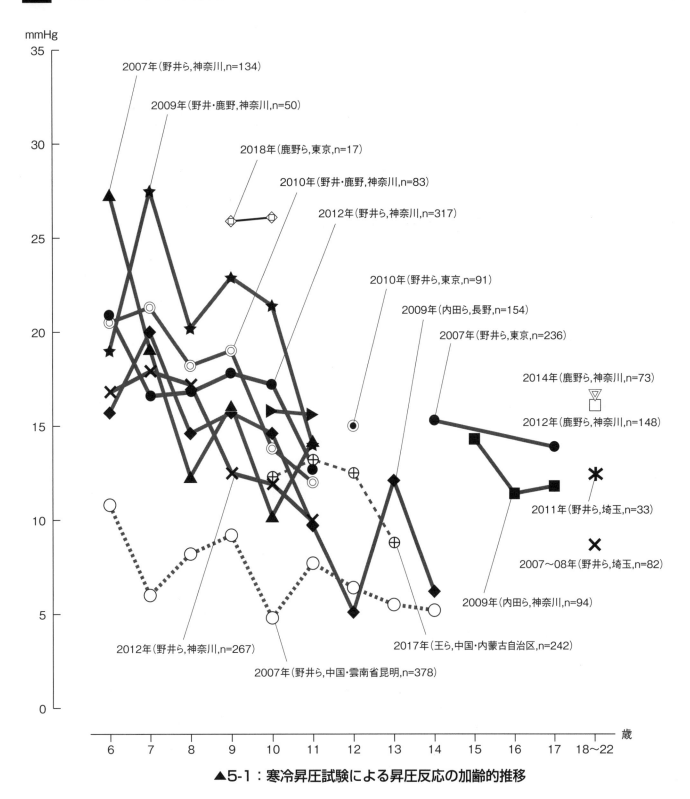

mmHg

2007年（野井ら,神奈川,n=134）

2009年（野井・鹿野,神奈川,n=50）

2018年（鹿野ら,東京,n=17）

2010年（野井・鹿野,神奈川,n=83）

2012年（野井ら,神奈川,n=317）

2010年（野井ら,東京,n=91）

2009年（内田ら,長野,n=154）

2007年（野井ら,東京,n=236）

2014年（鹿野ら,神奈川,n=73）

2012年（鹿野ら,神奈川,n=148）

2011年（野井ら,埼玉,n=33）

2007～08年（野井ら,埼玉,n=82）

2009年（内田ら,神奈川,n=94）

2012年（野井ら,神奈川,n=267）

2017年（王ら,中国・内蒙古自治区,n=242）

2007年（野井ら,中国・雲南省昆明,n=378）

歳

▲5-1：寒冷昇圧試験による昇圧反応の加齢的推移

　子どもの自律神経機能の発達不全と不調が心配されています。そのため、その実態をとらえるために、この『白書』ではおもに体位血圧反射法や寒冷昇圧試験という手法を用いて行われた調査の結果を観察し続けてきました。寒冷昇圧試験とは、片手を4℃の氷水に1分間浸したときの血圧反応から自律神経機能の調子を判定しようとする検査で、血圧計、温度計、氷水さえ用意できれば現場でも測定可能な方法です。

　上図には、冷水刺激による血圧上昇の程度（昇圧反応）を調査ごとに示しました。ご覧のように、これまでの測定結果から、日本で行われたどの調査よりも中国・昆明で行われた調査結果「2007年（野井ら, 中国・雲南省昆明, n＝378）」のほうが昇圧反応が小さく、日本の子どもの交感神経が過剰に反応している様子が心配されてきました。このような傾向は直近「2018年（鹿野ら, 東京, n=17）」の調査結果でも確認でき、日本の子どもにおける自律神経機能の不調が一層心配されます。

131

6 高次神経活動
Activity of prefrontal cortex

発達

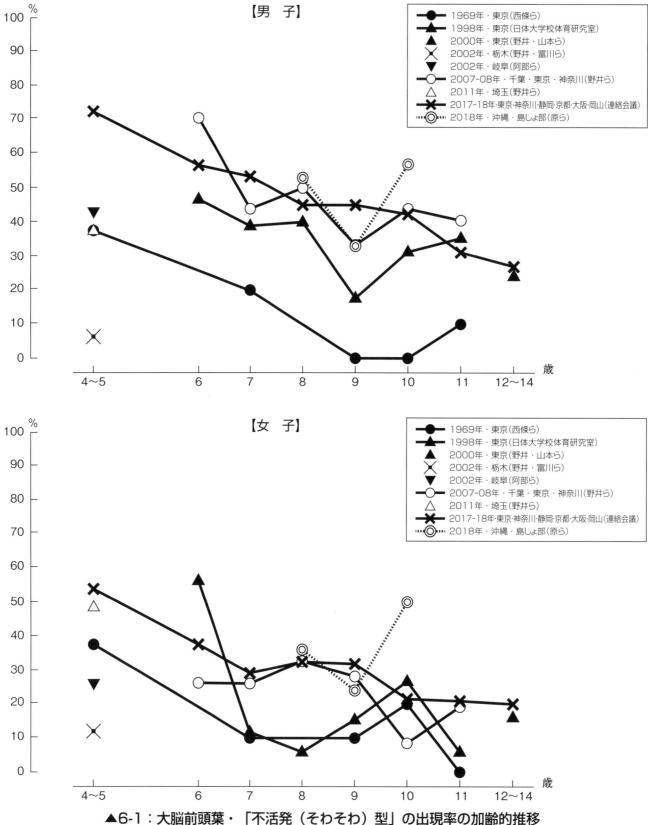

【男 子】

凡例：
- 1969年・東京(西條ら)
- 1998年・東京(日体大学校体育研究室)
- 2000年・東京(野井・山本ら)
- 2002年・栃木(野井・富川ら)
- 2002年・岐阜(阿部ら)
- 2007-08年・千葉・東京・神奈川(野井ら)
- 2011年・埼玉(野井ら)
- 2017-18年・東京・神奈川・静岡・京都・大阪・岡山(連絡会議)
- 2018年・沖縄・島しょ部(原ら)

【女 子】

凡例：
- 1969年・東京(西條ら)
- 1998年・東京(日体大学校体育研究室)
- 2000年・東京(野井・山本ら)
- 2002年・栃木(野井・富川ら)
- 2002年・岐阜(阿部ら)
- 2007-08年・千葉・東京・神奈川(野井ら)
- 2011年・埼玉(野井ら)
- 2017-18年・東京・神奈川・静岡・京都・大阪・岡山(連絡会議)
- 2018年・沖縄・島しょ部(原ら)

▲6-1：大脳前頭葉・「不活発（そわそわ）型」の出現率の加齢的推移

　「不活発（そわそわ）型」は、"興奮"も"抑制"も共に十分に育っていないタイプ（"そわそわ""キョロキョロ"していて集中が持続しない最も幼稚なタイプ）です。男子の結果をみると、1969（昭和44）年調査の結果よりも、1998（平成10）年調査、2007-08（平成19-20）年調査と出現率が増加している様子が確認でき、男子の幼さ、発達の遅れが心配されてきました。直近「2017-18年・東京・神奈川・静岡・京都・大阪・岡山（連絡会議）」の結果をみると、男女共に2007-08（平成19-20）年調査と同程度の出現率である様子がうかがえます。また、男子は小学校入学時（6歳）になっても約6割、中学生（12～14歳）になっても約3割がこのタイプに判定される様子から、依然として男子の幼さが気になります。今年は、沖縄県の島しょ部の公立小学校3校の3～5年生72名を対象に実施された「2018年・沖縄・島しょ部（原ら）」の調査結果を掲載することができました。この結果をみると、3・4年生は先行研究（2007-08年、2017-18年）と同程度の出現率である様子がうかがえます。

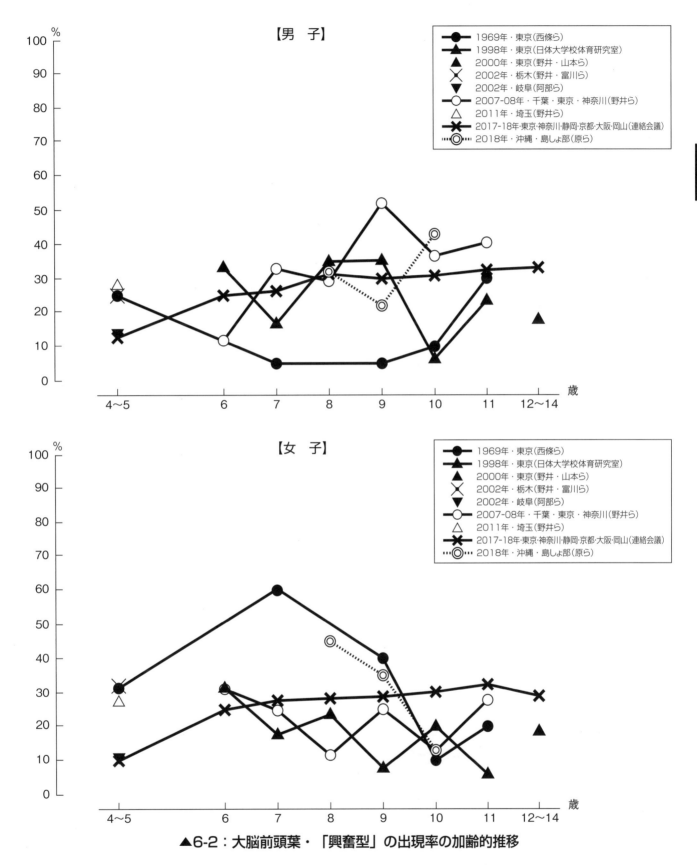

【男　子】

凡例:
- 1969年・東京（西條ら）
- 1998年・東京（日体大学校体育研究室）
- 2000年・東京（野井・山本ら）
- 2002年・栃木（野井・富川ら）
- 2002年・岐阜（阿部ら）
- 2007-08年・千葉・東京・神奈川（野井ら）
- 2011年・埼玉（野井ら）
- 2017-18年·東京·神奈川·静岡·京都·大阪·岡山（連絡会議）
- 2018年・沖縄・島しょ部（原ら）

【女　子】

凡例:
- 1969年・東京（西條ら）
- 1998年・東京（日体大学校体育研究室）
- 2000年・東京（野井・山本ら）
- 2002年・栃木（野井・富川ら）
- 2002年・岐阜（阿部ら）
- 2007-08年・千葉・東京・神奈川（野井ら）
- 2011年・埼玉（野井ら）
- 2017-18年·東京·神奈川·静岡·京都·大阪·岡山（連絡会議）
- 2018年・沖縄・島しょ部（原ら）

▲6-2：大脳前頭葉・「興奮型」の出現率の加齢的推移

　「興奮型」は、"抑制"に比べて"興奮"が優位なタイプ（子どもらしい"興奮"が惹起されているタイプ）です。ここには示していませんが、2004（平成16）～2005（平成17）年に調査された徳島県のある町における男子の出現率はとても特徴的でした。この地域の9歳の男子は、これまでの調査にはなかったような高い「興奮型」の出現率を示しましたが、その後は急激に別のタイプ（より成人らしいタイプ）に移行していく様子が観察されたのです。子どもが子どもらしく"ワクワク・ドキドキ"する機会をしっかりと保障することの重要性を予想させてくれます。直近「2017-18年・東京・神奈川・静岡・京都・大阪・岡山（連絡会議）」の結果をみると、男女共に8歳で約3割の出現率に達し、その後は横ばいに推移する様子がうかがえます。今年は、沖縄県の島しょ部の公立小学校3校の3～5年生72名を対象に実施された「2018年・沖縄・島しょ部（原ら）」の調査結果を掲載することができました。

発
達

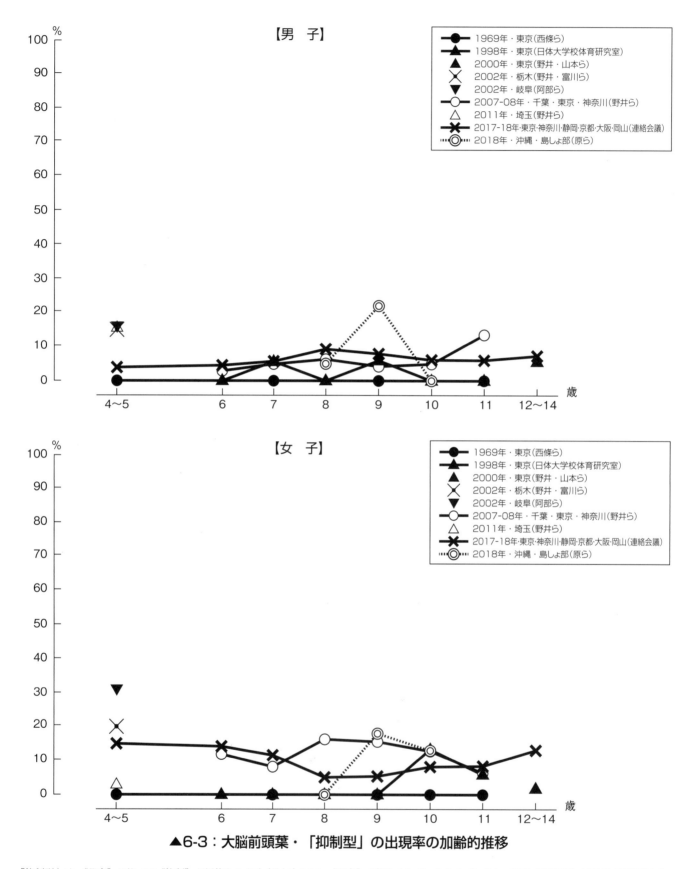

【男 子】

●—	1969年・東京（西條ら）
▲—	1998年・東京（日体大学校体育研究室）
▲	2000年・東京（野井・山本ら）
✕	2002年・栃木（野井・富川ら）
▼	2002年・岐阜（阿部ら）
○—	2007-08年・千葉・東京・神奈川（野井ら）
△	2011年・埼玉（野井ら）
✕—	2017-18年·東京·神奈川·静岡·京都·大阪·岡山（連絡会議）
◎‥	2018年・沖縄・島しょ部（原ら）

【女 子】

●—	1969年・東京（西條ら）
▲—	1998年・東京（日体大学校体育研究室）
▲	2000年・東京（野井・山本ら）
✕	2002年・栃木（野井・富川ら）
▼	2002年・岐阜（阿部ら）
○—	2007-08年・千葉・東京・神奈川（野井ら）
△	2011年・埼玉（野井ら）
✕—	2017-18年·東京·神奈川·静岡·京都·大阪·岡山（連絡会議）
◎‥	2018年・沖縄・島しょ部（原ら）

▲6-3：大脳前頭葉・「抑制型」の出現率の加齢的推移

　「抑制型」は、"興奮"に比べて"抑制"が優位なタイプ（子どもらしい"興奮"が抑えられているタイプ）です。1969（昭和44）年調査では観察されなかったのがこのタイプの子どもたちです。ところが、それ以降は年齢に関係なく少しずつ観察されるようになっています。子どもなのに抑えがかかりすぎてしまうわけですから、自分の気持ちを表現することが苦手な子どもたち、おとなしくて"良い子"とみられがちな子どもたちと言えるのかもしれません。直近「2017-18年・東京・神奈川・静岡・京都・大阪・岡山（連絡会議）」の結果をみると、どの年齢においても約1割程度がこのタイプに判定される様子が見受けられます。今年は、沖縄県の島しょ部の公立小学校3校の3～5年生72名を対象に実施された「2018年・沖縄・島しょ部（原ら）」の調査結果を掲載することができました。

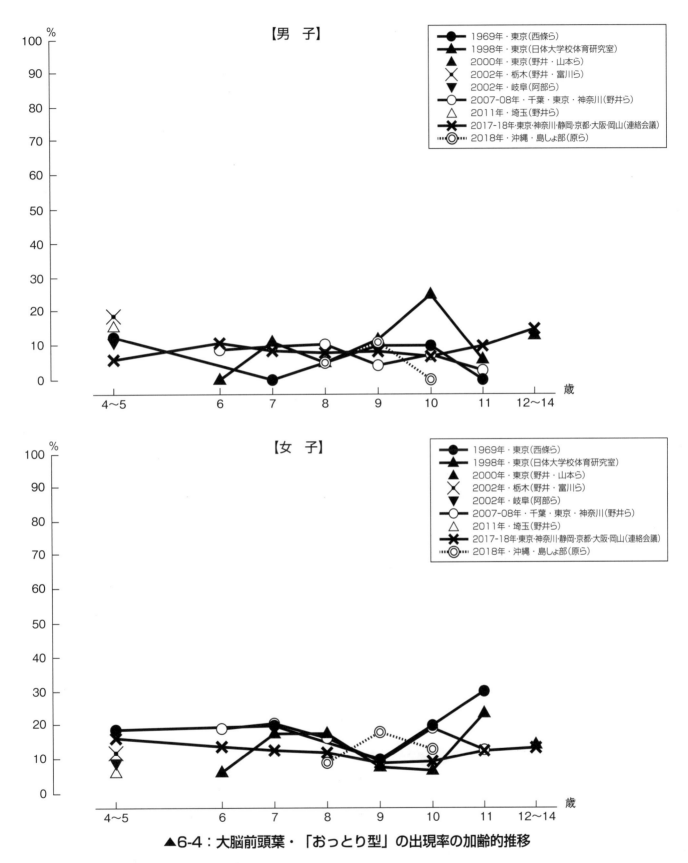

【男 子】

凡例:
- 1969年・東京(西條ら)
- 1998年・東京(日体大学校体育研究室)
- 2000年・東京(野井・山本ら)
- 2002年・栃木(野井・富川ら)
- 2002年・岐阜(阿部ら)
- 2007-08年・千葉・東京・神奈川(野井ら)
- 2011年・埼玉(野井ら)
- 2017-18年・東京・神奈川・静岡・京都・大阪・岡山(連絡会議)
- 2018年・沖縄・島しょ部(原ら)

【女 子】

凡例:
- 1969年・東京(西條ら)
- 1998年・東京(日体大学校体育研究室)
- 2000年・東京(野井・山本ら)
- 2002年・栃木(野井・富川ら)
- 2002年・岐阜(阿部ら)
- 2007-08年・千葉・東京・神奈川(野井ら)
- 2011年・埼玉(野井ら)
- 2017-18年・東京・神奈川・静岡・京都・大阪・岡山(連絡会議)
- 2018年・沖縄・島しょ部(原ら)

▲6-4：大脳前頭葉・「おっとり型」の出現率の加齢的推移

　「おっとり型」は、"興奮"も"抑制"も十分に育ち、バランスもいいが、"切り替え"が上手でないタイプ（物事への対応に時間を要するタイプ）です。ここには示していませんが1990（平成2）年代後半に中国・北京で実施された調査では、このタイプの子どもたちが中学生になっても一定数観察されたことから、「一人っ子政策」が影響しているのではないかと議論されました。すなわち、生まれたときから常に自分中心の生育環境が用意されているときに、このタイプが多くなってしまうのかもしれません。今年は、沖縄県の島しょ部の公立小学校3校の3〜5年生72名を対象に実施された「2018年・沖縄・島しょ部（原ら）」の調査結果を掲載することができました。

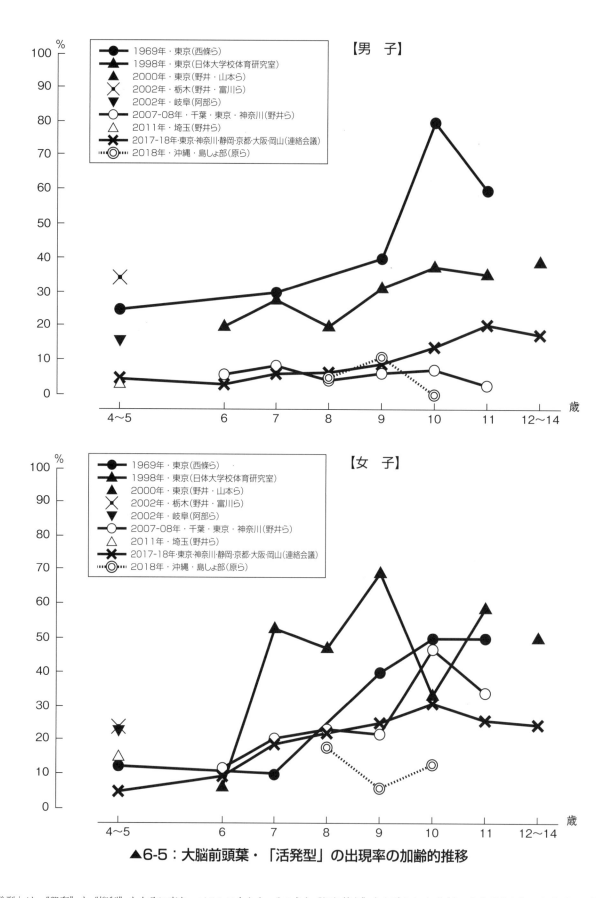

【男子】

凡例
- 1969年・東京（西條ら）
- 1998年・東京（日体大学校体育研究室）
- 2000年・東京（野井・山本ら）
- 2002年・栃木（野井・富川ら）
- 2002年・岐阜（阿部ら）
- 2007-08年・千葉・東京・神奈川（野井ら）
- 2011年・埼玉（野井ら）
- 2017-18年・東京・神奈川・静岡・京都・大阪・岡山（連絡会議）
- 2018年・沖縄・島しょ部（原ら）

【女子】

凡例
- 1969年・東京（西條ら）
- 1998年・東京（日体大学校体育研究室）
- 2000年・東京（野井・山本ら）
- 2002年・栃木（野井・富川ら）
- 2002年・岐阜（阿部ら）
- 2007-08年・千葉・東京・神奈川（野井ら）
- 2011年・埼玉（野井ら）
- 2017-18年・東京・神奈川・静岡・京都・大阪・岡山（連絡会議）
- 2018年・沖縄・島しょ部（原ら）

▲6-5：大脳前頭葉・「活発型」の出現率の加齢的推移

　「活発型」は、"興奮"も"抑制"も十分に育ち、バランスもよく、そのうえ"切り替え"も上手なタイプ（もっとも成人らしいタイプ）です。直近「2017-18年・東京・神奈川・静岡・京都・大阪・岡山（連絡会議）」の結果をみると、女子に対して男子が育ちにくい様子をうかがうことができます。この機能に関する男子の発達条件を明らかにすることが急務の課題と言えます。今年は、沖縄県の島しょ部の公立小学校3校の3～5年生72名を対象に実施された「2018年・沖縄・島しょ部（原ら）」の調査結果を掲載することができました。

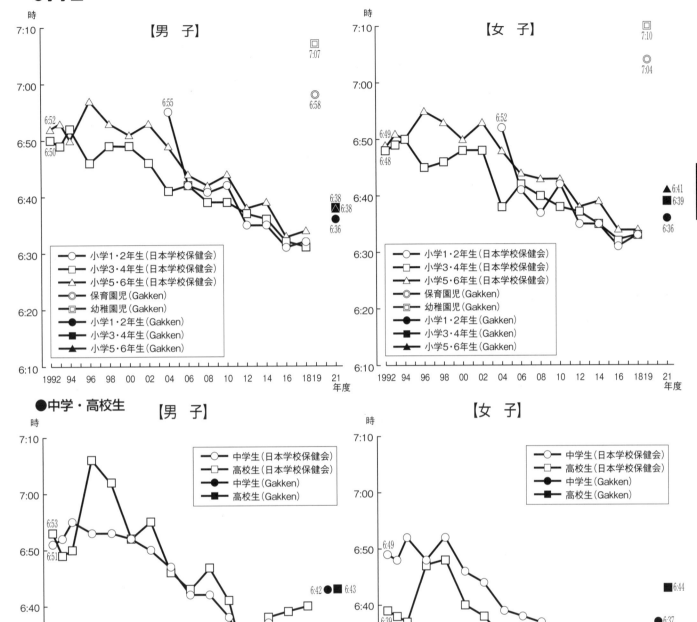

▲1-1：起床時刻の年次推移

（日本学校保健会『児童生徒の健康状態サーベイランス事業報告書』、学研教育総合研究所（Gakken）『幼児白書2019』『小学生白書2021』『中学生白書2020』『高校生白書2021』を基に作成）

注1：日本学校保健会では「今朝は何時ごろ起きましたか」とたずね、学研教育総合研究所白書Web版では「朝はふだん何時頃に起きていますか」とたずねている。
注2：小学生（Gakken）の学年段階の時刻は平均値から算出。

調査開始当初と比べると、いずれの学年段階も起床時刻が徐々に早くなっています。これまで経過を追っていた日本学校保健会『児童生徒の健康状態サーベイランス事業報告書』の調査が終了となったことから、最新のデータは学研教育総合研究所『幼児白書2019』、『小学生白書2021』、『中学生白書2020』、『高校生白書2021』から掲載しました。小学生、中学生、高校生では、これまでのデータよりも遅い起床である様子を観察することができました。設問の違いによる可能性もあることから、今後も経過をみていく必要があると考えます。幼児については、保育園児よりも幼稚園児の方が遅い傾向がみられました。

生活

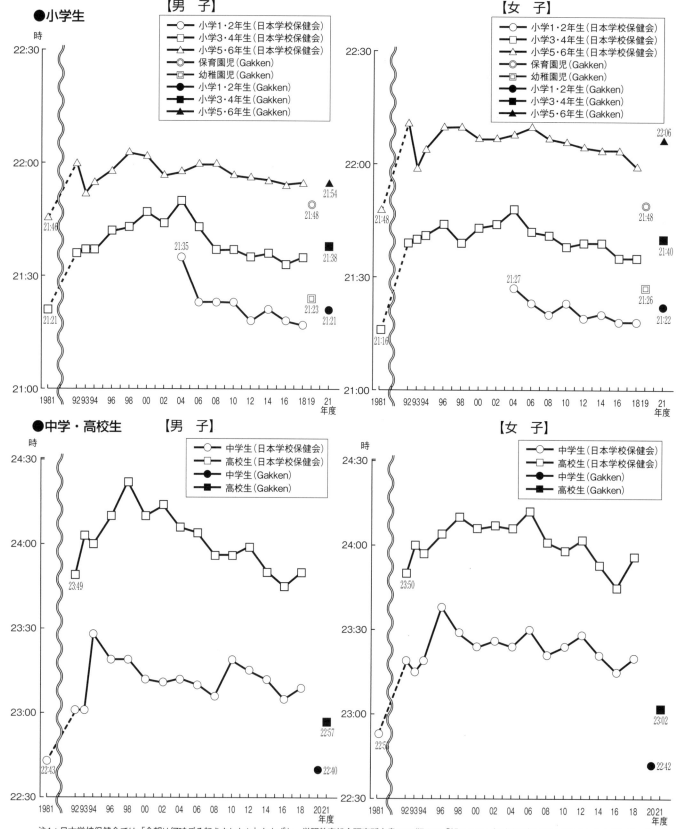

●小学生

【男 子】
- ○ 小学1・2年生（日本学校保健会）
- □ 小学3・4年生（日本学校保健会）
- △ 小学5・6年生（日本学校保健会）
- ◎ 保育園児（Gakken）
- ▣ 幼稚園児（Gakken）
- ● 小学1・2年生（Gakken）
- ■ 小学3・4年生（Gakken）
- ▲ 小学5・6年生（Gakken）

【女 子】
- ○ 小学1・2年生（日本学校保健会）
- □ 小学3・4年生（日本学校保健会）
- △ 小学5・6年生（日本学校保健会）
- ◎ 保育園児（Gakken）
- ▣ 幼稚園児（Gakken）
- ● 小学1・2年生（Gakken）
- ■ 小学3・4年生（Gakken）
- ▲ 小学5・6年生（Gakken）

●中学・高校生

【男 子】
- ○ 中学生（日本学校保健会）
- □ 高校生（日本学校保健会）
- ● 中学生（Gakken）
- ■ 高校生（Gakken）

【女 子】
- ○ 中学生（日本学校保健会）
- □ 高校生（日本学校保健会）
- ● 中学生（Gakken）
- ■ 高校生（Gakken）

注1：日本学校保健会では「今朝は何時ごろ起きましたか」とたずね、学研教育総合研究所白書Web版では「朝はふだん何時頃に起きていますか」とたずねている。
注2：小学生（Gakken）の学年段階の時刻は平均値から算出。

▲1-2：就床時刻の年次推移

（日本学校保健会『児童生徒の健康状態サーベイランス事業報告書』、学研教育総合研究所（Gakken）『幼児白書2019』『小学生白書2021』『中学生白書2020』『高校生白書2021』を基に作成）

就床時刻は学年段階が上がるにつれて遅くなっています。また調査開始当初と比べると、いずれの学年段階も横ばい、もしくは早くなる傾向が続いていました。これまで経過を追っていた日本学校保健会『児童生徒の健康状態サーベイランス事業報告書』の調査が終了となり、最新のデータは学研教育総合研究所『幼児白書2019』、『小学生白書2021』、『中学生白書2020』、『高校生白書2021』から掲載しました。中学生、高校生ではこれまでよりも早い時間の就床時刻となっていますが、小学生では、これまでより遅い傾向がみられます。幼児の就床時刻は、幼稚園児では小1・2年生より、保育園児では小3・4年生よりも遅い様子を観察することができました。

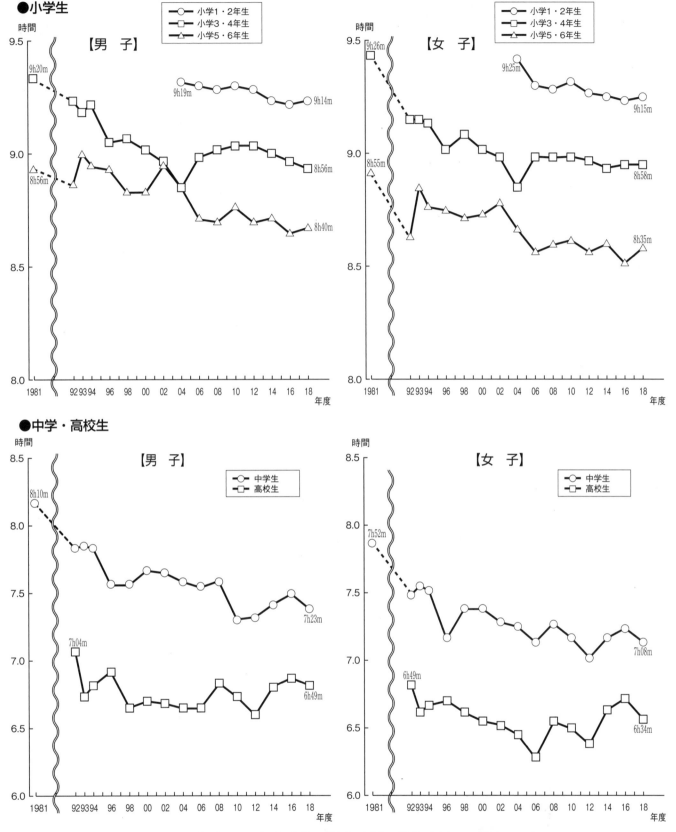

●小学生

【男子】

●中学・高校生

【男子】

【女子】

【女子】

▲1-3：睡眠時間の年次推移（就床時刻と起床時刻から算出する）
（日本学校保健会『児童生徒の健康状態サーベイランス事業報告書』を基に作成）

　睡眠時間は、学年段階が上がるにつれて短くなっています。1981（昭和56）年度調査と比較すると、小学3・4年生では男子24分間、女子28分間、小学5・6年生では男子16分間、女子20分間、中学生では男子47分間、女子44分間も短くなっています。また、小学5・6年生、中学・高校生では、男子よりも女子が短くなっています。

生活

生活

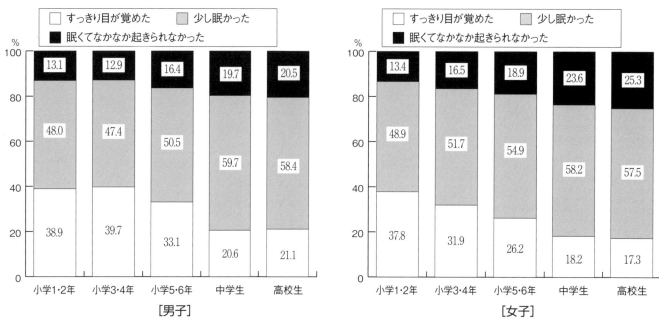

▲1-4：寝起きの状況
Q. 今朝起きたときは、目覚めはどうでしたか

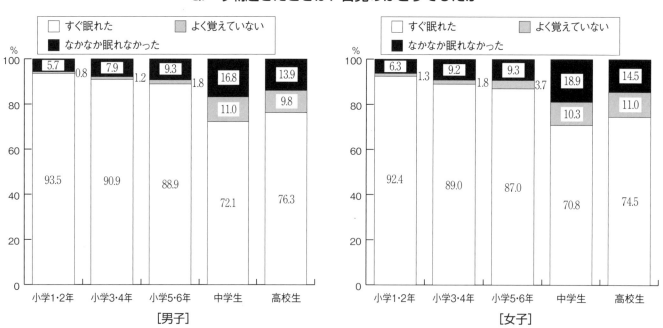

▲1-5：寝つきの状況
Q. 昨日はすぐに眠れましたか

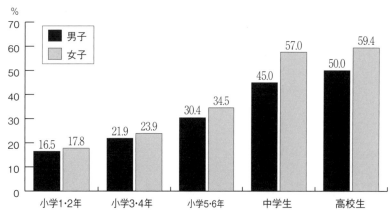

▲1-6：睡眠不足を感じている者の比率
Q. 最近、睡眠不足を感じていますか

寝起きの状況については、学年段階が上がるにつれて「少し眠かった」、「眠くてなかなか起きられなかった」と回答した者の割合が多くなり、小学生では6〜7割、中学・高校生では8割となっています。その割合は男子よりも女子のほうが、高い傾向にあります。

寝つきの状況をみると、小学生の1割弱、中学・高校生の2割弱が「なかなか眠れなかった」と回答しています。寝つきの悪さを感じている者が一定数いることが心配です。

睡眠不足を感じている者の割合は、学年段階が上がると徐々に高くなり、中学・高校生の4〜5割が睡眠不足感を有しています。また、多くの学年段階で、男子よりも女子においてその割合が高い様子もみることができます。

(1-4〜1-6：日本学校保健会『平成30〜令和元年度児童生徒の健康状態サーベイランス事業報告書』を基に作成)

140

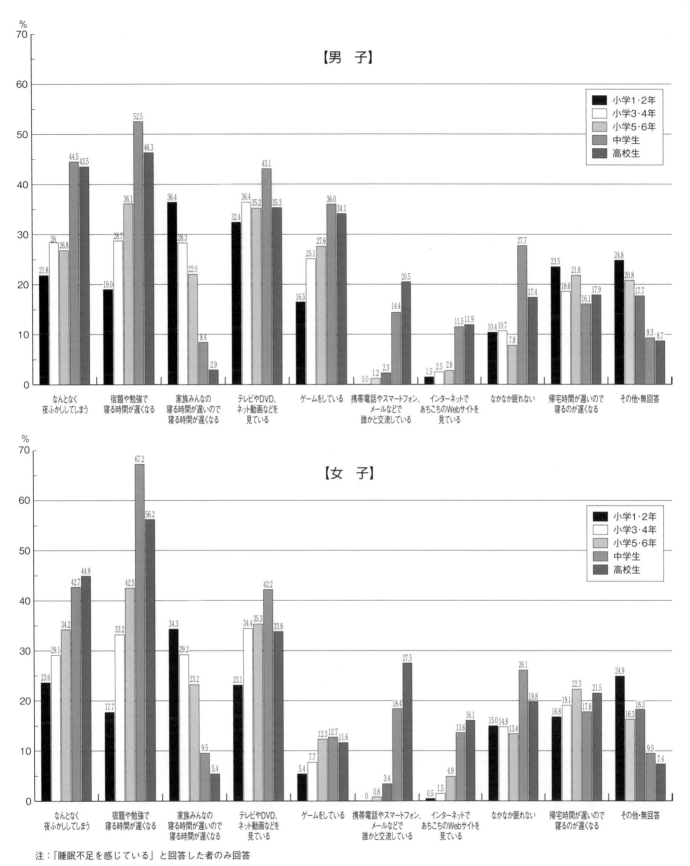

【男子】

【女子】

注：「睡眠不足を感じている」と回答した者のみ回答

▲1-7：睡眠不足を感じている理由（複数回答）

（日本学校保健会：『平成30〜令和元年度児童生徒の健康状態サーベイランス事業報告書』を基に作成）

　睡眠不足を感じている理由は「宿題や勉強で寝る時間が遅くなる」が高値を示し、前回調査と比較すると、特に中学・高校生においてその割合がかなり高くなっています。小学1・2年生では、依然として「家族みんなの寝る時間が遅いので遅くなる」が高値となっています。

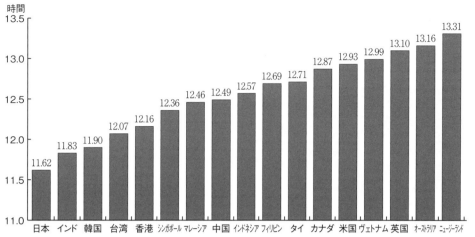

▲1-8：乳幼児（0～3歳）の平均睡眠時間の国際比較

（Mindell JA, et al. (2010). Cross-cultural difference in infant and toddler sleep. Sleep Medicine 11: 274-280の数値を基に作図）

17カ国における乳幼児（0～3歳）を対象とした睡眠習慣についての国際比較によると、1日当たりの総睡眠時間は日本が最も短く11.62時間でした。次いで、インド、韓国、台湾、香港とアジア諸国が短い睡眠時間であることがわかります。

小学生、中学・高校生においても同様、世界の子どもたちと睡眠時間を比較すると、日本の睡眠時間の短さが際立っていることがわかります。

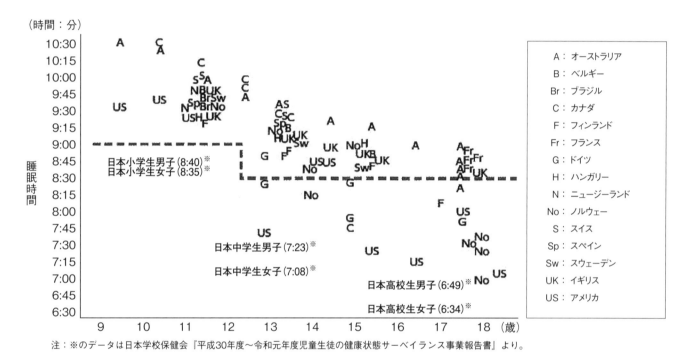

注：※のデータは日本学校保健会『平成30年度～令和元年度児童生徒の健康状態サーベイランス事業報告書』より。

▲1-9：世界の小中高校生の睡眠時間

（点線は米国疾病管理予防センター（CDC）が推奨する睡眠時間）

（Olds T, et al. (2010). Normative data on the sleep habits of Australian children and adolescents. Sleep 33: 1381-8 のデータに基づいて、神山潤（2015）睡眠の生理と臨床、第3版、診断と治療社を参考に作図）

▼1-10：National Sleep Foundation（アメリカ）が発表した各年代における推奨睡眠時間

年齢	推奨時間 限界最短睡眠時間 May be Appropriate	望ましい睡眠時間 Recommended	限界最長睡眠時間 May be Appropriate
新生児（0～3か月）NEWBORN	11～13	14～17	18～19
乳児（4～11か月）INFANT	10～11	12～15	16～18
幼児（1～2歳）TODDLER	9～10	11～14	15～16
幼児期（3～5歳）PRE-SCHOOL	8～9	10～13	14
学童期（6～13歳）SCHOOL AGE	7～8	9～11	12
中高生（14～17歳）TEEN	7	8～10	11
大人（18～25歳）YOUNG ADULT	6	7～9	10～11
大人（26～64歳）ADULT	6	7～9	10
高齢者（65歳～）OLDER ADULT	5～6	7～8	9

（The National sleep foundation in USA, 2015）

2015（平成27）年にThe National sleep Foundation（米国）から出された各年代における推奨睡眠時間の目安です。本書で紹介した小学生、中学・高校生の睡眠時間をみると、どの学年段階においても、この目安よりも短い時間となっています。子どもたちの成長にとって重要な「睡眠時間」について、改めて考えていく必要性を強く感じます。

生活

2 排便／食事状況
Defecation and meal conditions

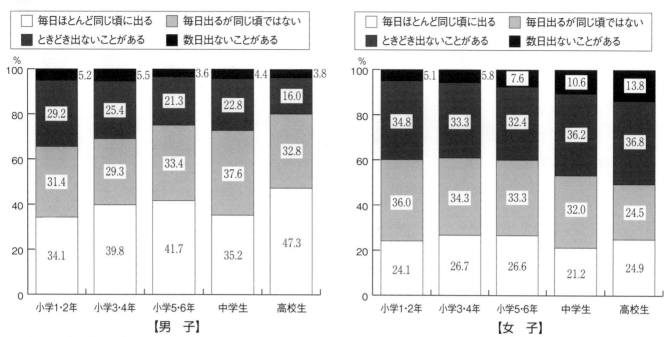

凡例（左）：
- 毎日ほとんど同じ頃に出る
- 毎日出るが同じ頃ではない
- ときどき出ないことがある
- 数日出ないことがある

【男子】
	小学1・2年	小学3・4年	小学5・6年	中学生	高校生
数日出ないことがある	5.2	5.5	3.6	4.4	3.8
ときどき出ないことがある	29.2	25.4	21.3	22.8	16.0
毎日出るが同じ頃ではない	31.4	29.3	33.4	37.6	32.8
毎日ほとんど同じ頃に出る	34.1	39.8	41.7	35.2	47.3

【女子】
	小学1・2年	小学3・4年	小学5・6年	中学生	高校生
数日出ないことがある	5.1	5.8	7.6	10.6	13.8
ときどき出ないことがある	34.8	33.3	32.4	36.2	36.8
毎日出るが同じ頃ではない	36.0	34.3	33.3	32.0	24.5
毎日ほとんど同じ頃に出る	24.1	26.7	26.6	21.2	24.9

注：2019年以降、日本学校保健会による児童生徒のサーベイランス事業が実施されていないため、『平成30年度〜令和元年度』の結果を載せています。

▲2-1：排便習慣
Q.大便は、毎日どのように出ますか
（日本学校保健会『平成30年度〜令和元年度児童生徒の健康状態サーベイランス事業報告書』を基に作成）

　排便状況は、男子よりも女子で「毎日排便が出ない」者の割合が多くなっています。特に、女子は学年段階が上がると、その割合が高くなっています。

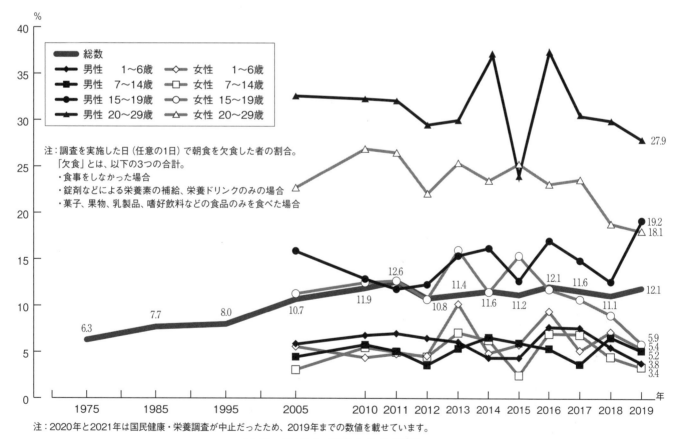

凡例：
- 総数
- 男性 1〜6歳
- 男性 7〜14歳
- 男性 15〜19歳
- 男性 20〜29歳
- 女性 1〜6歳
- 女性 7〜14歳
- 女性 15〜19歳
- 女性 20〜29歳

注：調査を実施した日（任意の1日）で朝食を欠食した者の割合。
「欠食」とは、以下の3つの合計。
・食事をしなかった場合
・錠剤などによる栄養素の補給、栄養ドリンクのみの場合
・菓子、果物、乳製品、嗜好飲料などの食品のみを食べた場合

（総数）6.3　7.7　8.0　10.7　11.9　12.6　11.4　11.6　11.2　12.1　11.6　11.1　12.1
（男性20〜29歳）27.9
（男性15〜19歳）19.2
（女性20〜29歳）18.1
10.8
5.9　5.4　5.2　3.8　3.4

注：2020年と2021年は国民健康・栄養調査が中止だったため、2019年までの数値を載せています。

▲2-2：朝食欠食率の年次推移
（厚生労働省『国民健康・栄養調査』を基に作成）

　2019（平成31）年は、15〜19歳男性の朝食欠食率が急増している様子がみられました。今後はコロナ禍の影響が子どもたちの食事状況にどう現れてくるか見守る必要があると考えます。

3 電子メディア
Electronic media

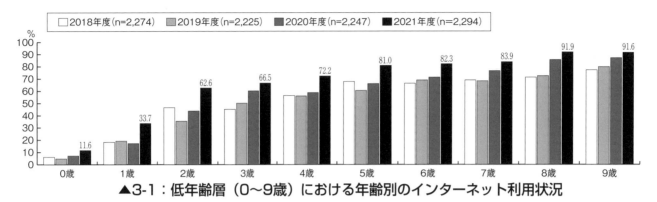

▲3-1：低年齢層（0～9歳）における年齢別のインターネット利用状況

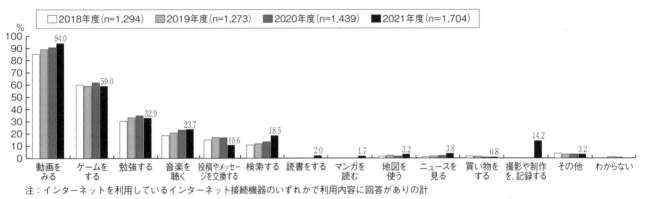

注：インターネットを利用しているインターネット接続機器のいずれかで利用内容に回答がありの計

▲3-2：低年齢層（0～9歳）におけるインターネットの利用内容

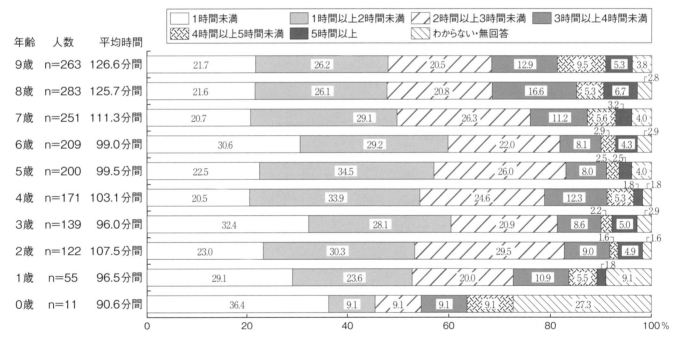

注1：回答者が利用している各機器の利用時間を合算
注2：低年齢層（0～9歳）調査は保護者を対象に、青少年（10～17歳）調査は青少年本人を対象に行われた結果であるため、直接比較することはできない。

▲3-3：低年齢層（0～9歳）におけるインターネット利用時間（利用機器の合計）

（3-1～3-3：内閣府政策統括官（政策調整担当）『令和３年度青少年のインターネット利用環境実態調査』
https://www8.cao.go.jp/youth/kankyou/internet_torikumi/tyousa/r03/net-jittai/pdf-index.html を基に作図）

　低年齢層（0～9歳）のインターネットの利用状況は、年齢が上がるにつれて高くなり、多くの年齢で前回2020（令和２）年調査結果よりも利用割合が高くなっています。さらに0～5歳では「１時間未満の割合」が減り、２時間以上利用する割合が増加、加えて多くの年齢で平均利用時間も長くなっています。３時間以上の長時間利用の割合もかなり増えてきていることが気になります。また、利用内容は、「動画を見る」が最も多く、次いで「ゲームをする」、「勉強する」となっています。利用平均時間は、いずれの年齢でも90分間以上となっています。

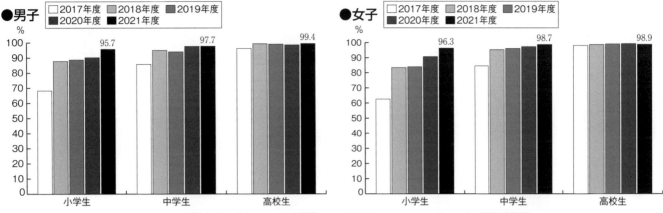

▲3-4：青少年（10〜17歳）におけるインターネット利用状況

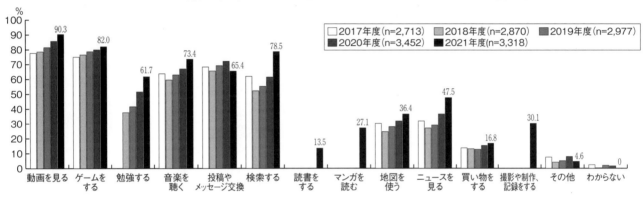

▲3-5：青少年（10〜17歳）におけるインターネットの利用内容

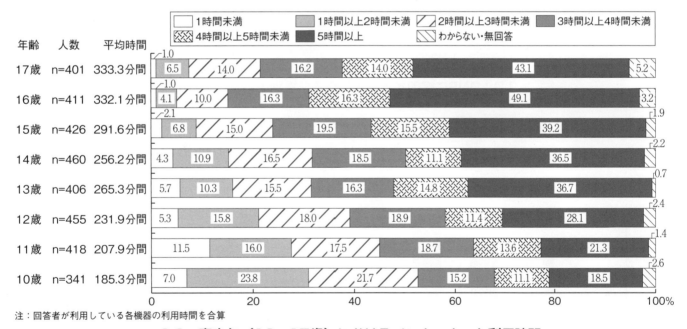

注：回答者が利用している各機器の利用時間を合算

▲3-6：青少年（10〜17歳）におけるインターネット利用時間

（3-4〜3-6：内閣府政策統括官（政策調整担当）『令和3年度青少年のインターネット利用環境実態調査』
https://www8.cao.go.jp/youth/kankyou/internet_torikumi/tyousa/r03/net-jittai/pdf-index.html を基に作図）

　青少年（10〜17歳）では、95％以上がインターネットを利用しています。その利用内容は「動画を見る」が最も多く、「ゲームをする」、「検索する」と続いており、低年齢層と比較すると、利用内容は多岐にわたっています。前回2020（令和2）年調査と比較すると、5時間以上の利用割合が急増しています。

　図には示していませんが、インターネット上のトラブルや問題行動に関する行為の経験を聞いた結果、「迷惑メッセージやメールが送られてきたことがある」（18.6％）が最も多く、次いで「インターネットにのめりこんで勉強に集中できなかったり、睡眠不足になったりしたことがある」（17.9％）となっています。

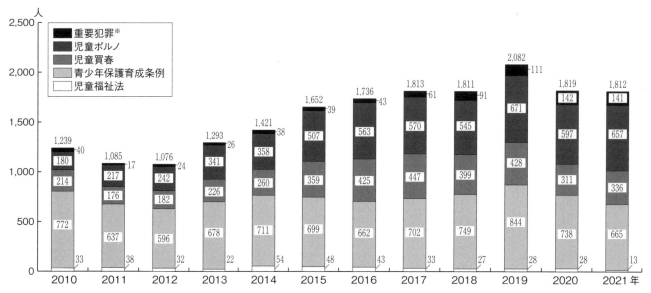

※重要犯罪とは、殺人・強盗・放火・強制性交・略奪誘拐・人身売買およびわいせつを言う。

▲3-7：SNSに起因する事犯の被害児童数の推移

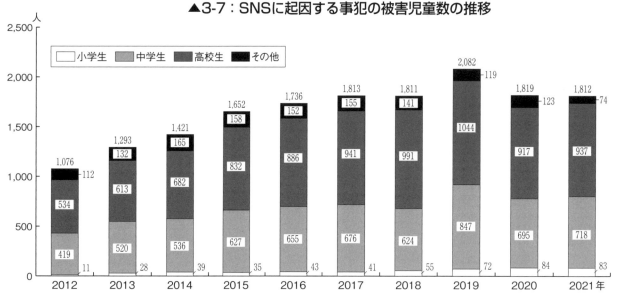

▲3-8：SNSに起因する事犯に係る学識別の被害児童数の推移

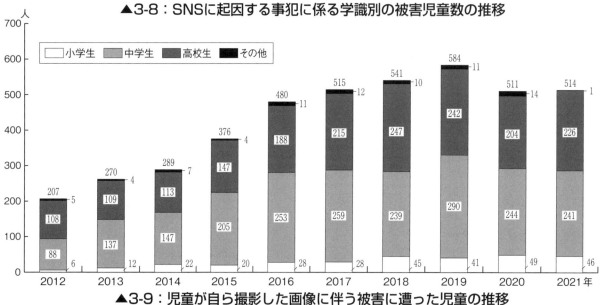

▲3-9：児童が自ら撮影した画像に伴う被害に遭った児童の推移

（3-7 ～ 3-9：警察庁『少年非行、児童虐待及び子供の性被害の状況』
https://www.npa.go.jp/bureau/safetylife/syonen/pdf-r3-syonenhikoujyokyo.pdf を基に作図）

　SNSに起因する事犯の被害児童数は2020（令和２）年以降やや減少していますが、依然として多くの子どもが被害に遭っているのが現状です。被害者を学校種別にみると、９割が中学生、高校生となっています。また、子どもが自ら撮影した画像によって被害に遭っていることがわかります。

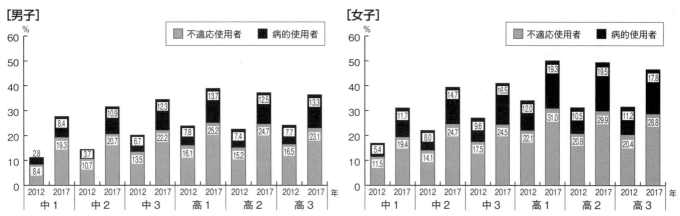

▲3-10：インターネット依存傾向の割合（2012年調査と2017年調査の比較）

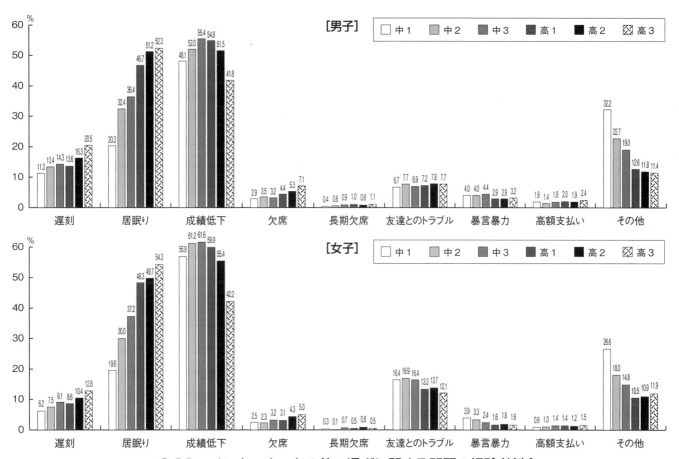

▲3-11：インターネットの使い過ぎに関する問題の経験者割合

▼3-12：ネット依存傾向の評価方法

ネット依存傾向の評価方法（Young's DiagnosticQuestionnaire）
下記8項目に対して「はい」、「いいえ」で回答し、「はい」を1点、「いいえ」を0点と得点化し、8項目の合計得点を算出。この合計得点をインターネット依存度スコアとし、0～2点を「適応的使用」、3～4点を「不適応的使用」、5点以上を「病的使用」と判定する。
1. あなたはインターネットに夢中になっていると感じますか（例えば、前回にネットでしたことを考えたり、次回することを待ち望んでいたり、など）
2. 満足を得るために、インターネットを使う時間をだんだん長くしていかねばならないと感じていますか（長くしたいと感じていますか）
3. インターネット使用を制限したり、時間を減らしたり、完全にやめようとしたが、うまくいかなかったことがたびたびありましたか
4. インターネットの使用時間を短くしたり、完全にやめようとしたとき、落ち着かなかったり、不機嫌や落ち込み、またはイライラなどを感じますか
5. 使いはじめに意図したよりも（思ったよりも）長い時間オンラインの状態でいますか
6. インターネットのために大切な人間関係、学校のことや、部活動のことを台無しにしたり、危うくするようなことがありましたか（台無しにしそうになったことがありましたか）
7. インターネットに熱中しすぎていることを（への熱中のしすぎを）隠すために、家族、学校の先生やその他の人たちにうそをついたことがありますか
8. 問題から逃げるために、または絶望的な気持ち、罪悪感、不安、落ち込みなどといった嫌な気持ちから逃げるために、インターネットを使いますか

（3-10～3-12：尾崎ほか（2018）「飲酒や喫煙等の実態調査と生活習慣病予防のための減酒の効果的な介入方法の開発に関する研究，平成29年度総括・分担研究報告書」https://www.med.tottori-u.ac.jp/files/45142.pdfの数値を基に作成）

　インターネット依存傾向は、いずれの学年においても2012（平成24）年に比べ2017（平成29）年調査で、特に病的使用者の割合が増加している様子を確認できます。男子よりも女子でその割合が高くなっています。また、インターネットの使い過ぎによって発生した問題では、「授業中の居眠り」、「成績低下」が際立って高く、次いで男子では「遅刻」、女子では「友人とのトラブル」の割合が多くなっており、子どもたちの生活にもさまざまな問題を引き起こしていることがわかります。

4 身体活動量
Physical activity

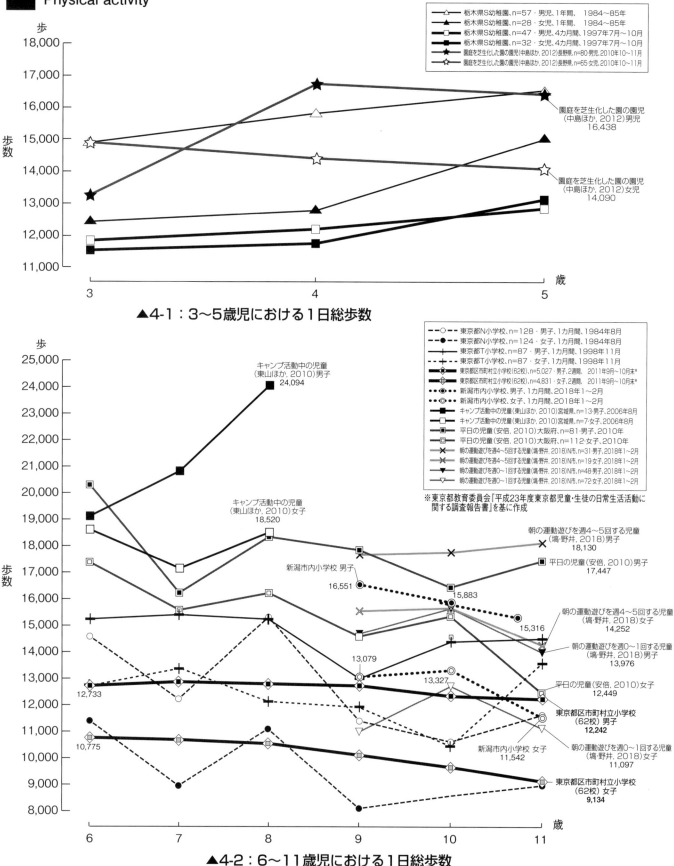

▲4-1：3〜5歳児における1日総歩数

▲4-2：6〜11歳児における1日総歩数

　歩数は、エネルギー消費量や心拍数などとの相関が高いことから、身体活動量の簡易的な目安になります。就学前の子どもたちは、歩く能力の発達とともに活動範囲が広がります。また、それに伴って1日総歩数が増加していくことがわかります。東京都において大規模に行われた調査結果からは、小学生以降では男女ともに年齢が高いほど1日総歩数が少しずつ減少することもわかります。ただ、園庭を芝生化して環境を変化させたり、キャンプ活動や朝の運動遊びに参加したりすると身体活動量を増加させることができます。夏休みに実施される長期キャンプに参加する小学生を対象とした調査では、キャンプ前は8,658歩、キャンプ中は22,405歩、キャンプ後の夏休み期間は7,719歩、夏休み明けは8,678歩と7〜9月の短い期間であっても過ごしている環境によって1日総歩数がばらつくことが明らかになっています（Kidokoro et al., 2022）。

5 土ふまず
Foot arch

注：土ふまずの形成率は、下記のイラストのように足形の外接点の交点と第2趾の中心を結んだ線（Hライン）を基準線とします。プリントのくぼみ（土ふまず）がこのラインから内側にあれば「形成されている（○印）」とします。それ以外は「形成されていない（×印）」とし、両足が「形成されている」ものを土ふまずが「形成された」とみなします。

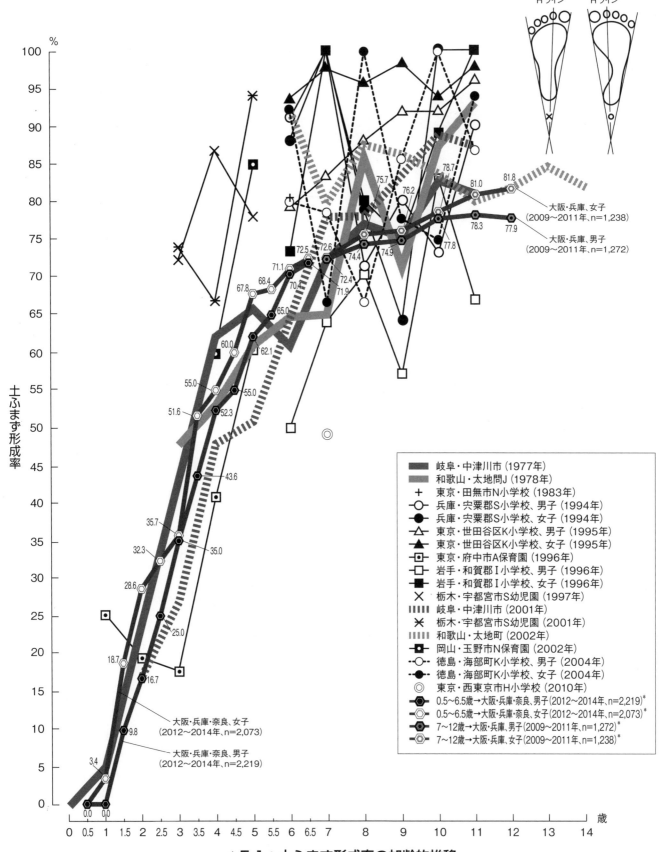

▲5-1：土ふまず形成率の加齢的推移

(*Abe K, et al.（2018）. The Relationship between Planter Arch and Motor Ability in Children Aged 0 to 12: Japanese Society of Education and Health Science 63: 167-174 の数値を基に作図)

　今年（2022（令和4）年）、0～12歳男女6,802名（男児3,491名、女児3,311名）を対象に測定された論文のデータを追加しました。0～7歳までは0.5歳刻み、男女別のデータになるので、土ふまず形成率の加齢的推移の様子を詳細に確認することができます。各地で測定されたデータを見ると形成率に大きな違いがあります。この形成率の違いの背景にどのようなことがあるのか、今後、検討していく必要があると考えています。

6 電磁波
Electromagnetic wave

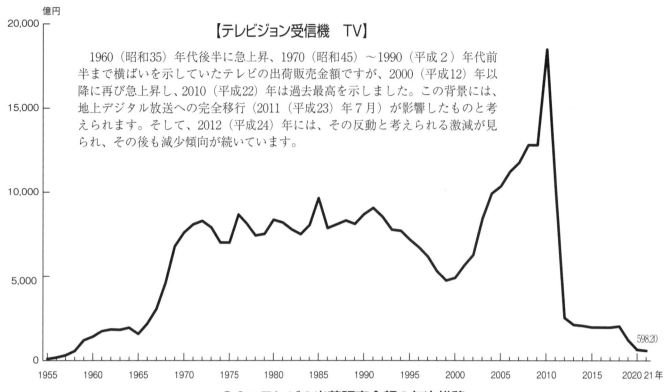

【テレビジョン受信機　TV】

　1960（昭和35）年代後半に急上昇、1970（昭和45）～1990（平成2）年代前半まで横ばいを示していたテレビの出荷販売金額ですが、2000（平成12）年以降に再び急上昇し、2010（平成22）年は過去最高を示しました。この背景には、地上デジタル放送への完全移行（2011（平成23）年7月）が影響したものと考えられます。そして、2012（平成24）年には、その反動と考えられる激減が見られ、その後も減少傾向が続いています。

▲6-1：テレビの出荷販売金額の年次推移
（経済産業省『生産動態統計年報』を基に作成）

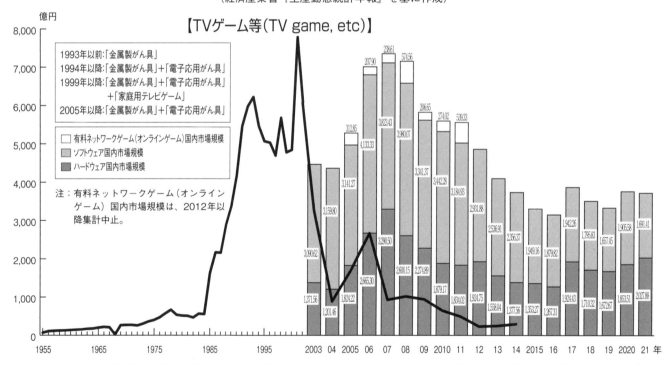

【TVゲーム等(TV game, etc)】

1993年以前：「金属製がん具」
1994年以降：「金属製がん具」＋「電子応用がん具」
1999年以降：「金属製がん具」＋「電子応用がん具」
　　　　　　＋「家庭用テレビゲーム」
2005年以降：「金属製がん具」＋「電子応用がん具」

□ 有料ネットワークゲーム（オンラインゲーム）国内市場規模
▨ ソフトウェア国内市場規模
▨ ハードウェア国内市場規模

注：有料ネットワークゲーム（オンライン
　　ゲーム）国内市場規模は、2012年以
　　降集計中止。

▲6-2：テレビゲーム等（家庭用テレビゲーム、電子応用がん具、金属製がん具）の出荷金額および
家庭用ゲーム（ハードウェア、ソフトウェア、有料ネットワークゲーム）の国内市場規模の年次推移
（経済産業省『工業統計表 品目編』を基に作成）
（一般社団法人コンピュータエンターテインメント協会（CESA）『CESAゲーム白書』を基に作成）

　折れ線グラフ（経済産業省）の推移をみると、1980（昭和55）年代中頃から1990（平成2）年代前半の時期に、日本の子どもたちの生活にテレビゲームが浸透しはじめたことがわかります。ところが、その後2001（平成13）年をピークに急下降を示した後、2005（平成17）年以降は事業所が2社に減ったことを理由に「家庭用テレビゲーム」の金額は公表されなくなってしまい、その実態を把握することが難しい状況にありました。そこで『子どものからだと心白書2010』からはCESAによる家庭用ゲームの国内市場規模（棒グラフ）を併せて掲載することにしました。この推移をみると、2000（平成12）年代に入ってからも不景気を感じさせない推移が続いた後、2007年をピークに減少傾向を示していましたが、近年は下げ止まりにある様子が確認できます。

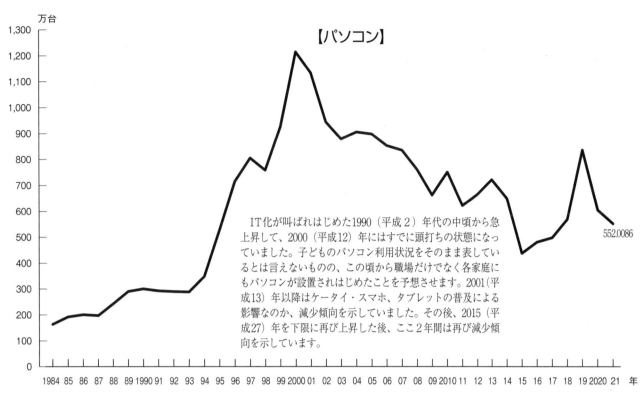

【パソコン】

IT化が叫ばれはじめた1990（平成2）年代の中頃から急上昇して、2000（平成12）年にはすでに頭打ちの状態になっていました。子どものパソコン利用状況をそのまま表しているとは言えないものの、この頃から職場だけでなく各家庭にもパソコンが設置されはじめたことを予想させます。2001（平成13）年以降はケータイ・スマホ、タブレットの普及による影響なのか、減少傾向を示していました。その後、2015（平成27）年を下限に再び上昇した後、ここ2年間は再び減少傾向を示しています。

▲6-3：パソコンの生産数量の年次推移
（経済産業省『生産動態統計年報』を基に作成）

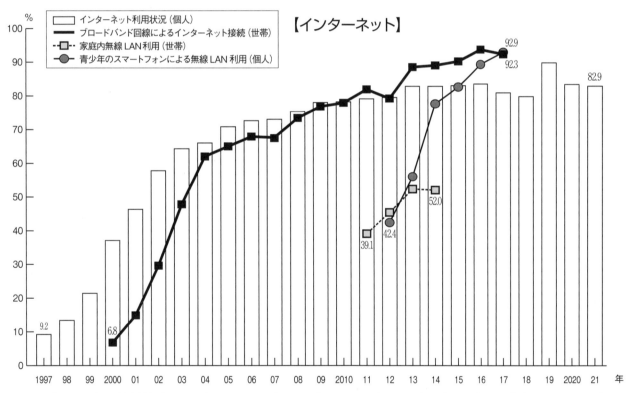

注：「インターネット利用状況」は1999年まで15～69歳、2000年は15～79歳、2001年以降は6歳以上、「ブロードバンド回線」と「家庭内無線LAN」は20歳以上の世帯主がいる世帯、「スマートフォンによる無線LAN利用」は10～17歳が対象。

▲6-4：インターネット利用状況（個人）、ブロードバンド回線によるインターネット接続（世帯）、
家庭内無線LAN利用（世帯）、青少年のスマートフォンによる無線LAN利用（個人）の年次推移
（総務省『通信利用動向調査』を基に作成）
（内閣府『青少年のインターネット利用環境実態調査』を基に作成）

1990（平成2）年代後半から2000（平成12）年代前半にかけてインターネットの利用が急上昇しました。それに伴って、家庭でのブロードバンド回線、なかでもネット接続に便利な無線LANの利用が増加しています。また、子どもではスマートフォンによる無線LAN回線の利用率が急増し、今では9割を超えています。無線LANが健康に悪影響を及ぼすことが指摘されていることを勘案すると、子どもを取り巻く電磁波環境の蔓延が一層心配されます。

7 化学物質
Chemical material

生活

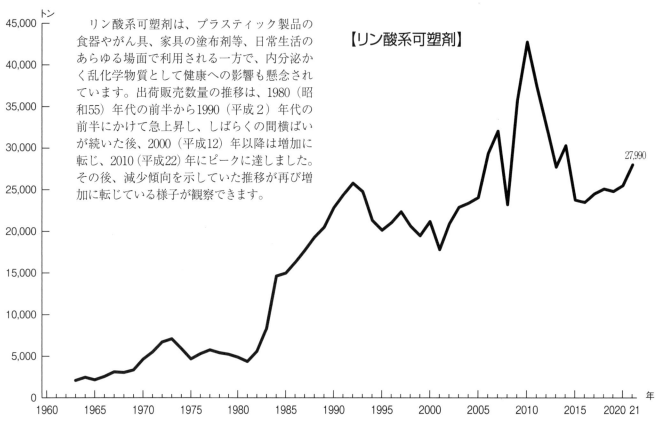

リン酸系可塑剤は、プラスティック製品の食器やがん具、家具の塗布剤等、日常生活のあらゆる場面で利用される一方で、内分泌かく乱化学物質として健康への影響も懸念されています。出荷販売数量の推移は、1980（昭和55）年代の前半から1990（平成2）年代の前半にかけて急上昇し、しばらくの間横ばいが続いた後、2000（平成12）年以降は増加に転じ、2010（平成22）年にピークに達しました。その後、減少傾向を示していた推移が再び増加に転じている様子が観察できます。

【リン酸系可塑剤】

27,990

▲7-1：リン酸系可塑剤の出荷販売数量の年次推移
（経済産業省『生産動態統計年報』を基に作成）

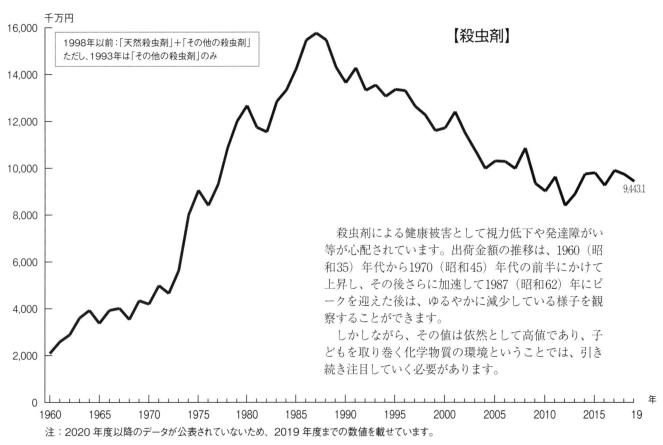

1998年以前：「天然殺虫剤」＋「その他の殺虫剤」
ただし、1993年は「その他の殺虫剤」のみ

【殺虫剤】

9,443.1

殺虫剤による健康被害として視力低下や発達障がい等が心配されています。出荷金額の推移は、1960（昭和35）年代から1970（昭和45）年代の前半にかけて上昇し、その後さらに加速して1987（昭和62）年にピークを迎えた後は、ゆるやかに減少している様子を観察することができます。

しかしながら、その値は依然として高値であり、子どもを取り巻く化学物質の環境ということでは、引き続き注目していく必要があります。

注：2020年度以降のデータが公表されていないため、2019年度までの数値を載せています。

▲7-2：殺虫剤（天然殺虫剤、その他の殺虫剤）の出荷金額の年次推移
（経済産業省『工業統計表 品目別統計表』を基に作成）

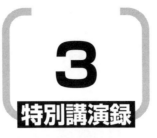

第43回子どものからだと心・全国研究会議

子どものからだと心の危機の克服を目指して

―人類の知恵を集めて子どもをいきいきさせよう―

Active Living

■　■　■

「ゴリラから見た人間の子どもの不思議」

山極壽一 · 総合地球環境学研究所 所長

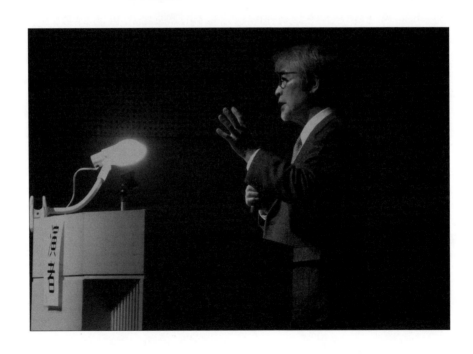

2021.12.18（土）〜 12.19（日）

会場／日本体育大学（世田谷キャンパス）
主催／子どものからだと心・連絡会議
後援／東京都教育委員会

「ゴリラから見た人間の子どもの不思議」

山極壽一
総合地球環境学研究所 所長

はじめに

おはようございます。ご紹介いただいた山極です。

みなさんはマスクをするのは慣れていないかと思いますが、実は私は慣れています。なぜかというと、ゴリラと付き合う際にはマスクをつける必要があるからです。ゴリラはとてもきれいな動物です。そのため、人間から病気を移される可能性が高いです。ゴリラツアーを行っている場所では、必ず8m離れて、マスクをつけることを義務づけています。しばらく経つと、研究者はマスクを外せるのですが、ゴリラとそのような形で付き合ってきたので、今のマスクを外せない状況というのは、そう珍しくないというわけです。

さて、今日は「ゴリラから見た人間の子どもの不思議」というタイトルでお話をします。これは、私がずっと問題意識として持っていたものです。「人間の子どもってどこかおかしい」とゴリラを見ていると本当にそう思います。その前に、私は40年以上ゴリラの研究をしてきたのですが、なぜゴリラの研究をするのか、というところを少しだけお話させていただきたいと思います。霊長類は地球上に450種類いるとされていますが、そのほとんどが熱帯雨林生まれです。人類もこの熱帯雨林から出てきたことがわかっています。この黒く塗り潰してあるのが、人間に近い猿や類人猿が生活している場所です。ドットで塗ってある部分が過去に猿や類人猿がいて、今は化石しか出てこない部分です（**スライド1**）。ですから、過去は地球がもっと温帯で、熱帯雨林が広がっていたことを示しています。それがいつしか寒冷で縮小し、霊長類の生息地域も縮小してきました。地球環境が変化し、それに応じて熱帯雨林は大きくなったり小さくなったりしましたが、ゴリラやチ

ンパンジーは、これまで熱帯雨林を離れたことがありませんでした。人間は違います。類人猿の仲間では、人間だけが、熱帯雨林を離れて、さまざまな場所に進出してきました。それが、今の人間と類人猿のからだの違いをつくったとも言われています。このように、人間と類人猿を比べてみることは、人間が熱帯雨林を出て、どんな環境に適応してきたのかを教えてくれることになります。

では、そういった特徴はどういった順番で出てきたのでしょうか。700万年前、最初に現れた人間らしい特徴は、立って二足で歩くことでした。これが人間の始まりです。そして、二足で歩き始めたことによって、熱帯雨林から草原へと進出を始めました。これが草原に進出する手段となりました。それから500万年くらい経ち、やっと人間の脳が、ゴリラの脳を越えました。ゴリラの脳は500cc程しかありません。この脳が大きくなり始めた少し前に、道具の使用が始まりました。これが約250万年前です。この石器をオルドワン式石器と言います。単なる丸い石を打ち欠き、鋭利なかけらを使って、獣肉を骨から引き剥がしたり、骨を割って中にある骨髄を食べたりしました。その他にも植物を切り刻んで、消化率を良くして食べるなど、石器を使用して、調理をしていました。ですから、最初の石器は武器ではなく、調理具だったわけです。その直後180万年前に、人類はアフリカ大陸を出て、ユーラシア大陸に進出しました。これをホモ・エレクトスと言います。アフリカ大陸を出るためには、熱帯雨林の外に広大に広がっている草原を抜けていかなければなりません。人類は他の地域へと出ていく大きな力を手に入れたのです。それからしばらく経ち、何種類もの人類がアフリカ大陸に登場しました。今までに20種類以上の人類が現れてきたことがわかっていますが、すべてアフリカ大陸が起源です。それから7万年前には「言葉」が登場したと言われています。そして、その直後の5万年前に、人類は再びアフリカ大陸を出て、ユーラシア大陸だけでなく、オーストラリア大陸などの新大陸に足を伸ばすこととなりました。ですから、実は、言葉も人類に大きな力を与えてくれたことになります。その後、約1万2000年前に人類は農耕牧畜による食料生産を始めました。それまでは、狩猟採集という自然の恵みだけに頼って生活をしていました。それが自分たちで食料を生産できるようになり、定住生活が当たり前になりました。このころから世界の人口は増え始めたと言われています。農耕牧畜が始まった頃の世界の人口は500万人くらいでした。そこから徐々に人口が増えて、この100年間くらいで4倍になり、今や人口は78億人に達しようとしているわけです。

ところが、これは人類だけではありません。人類は農耕牧畜の中で家畜を飼い始めました。現在、牛・羊・山羊・豚・鶏はそれぞれ十数億から数百億いると言われています。野生動物の数と比べてみると4桁違います。この地球上にいる哺乳類の9割以上が人間と家畜なので

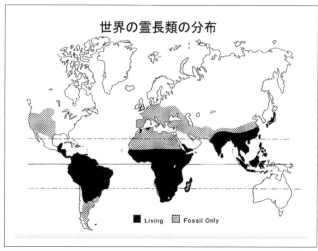

スライド1

す。それを食べさせるための牧草地や畑がこの地球の陸地の4割を超えました。そして森林はわずか3割ほどしか残っていません。ですから、地球はえらいことになっています。21世紀になってから分析し始められたプラネタリー・バウンダリー、すなわち地球の限界を表す9つの指標（気候変動、新規化学物質、成層圏オゾンの破壊、大気エアロゾルの負荷、海洋酸性化、生物地球化学的循環、淡水利用、土地利用変化、生態系機能の消失、生物多様性）が提示されています（**スライド2**）。この9つのうちの「生物多様性」と「生物地球化学的循環」がすでに限界値を超えてしまっています。さらに他の指標も限界値に達しつつあります。ですから、これまでの人類の成長は少し考え直して抑制しなければならない事態にあると思います。

新型コロナウイルス感染症が我々に知らせてくれたこと

　今回の新型コロナウイルス感染症は、我々に多くのことを思い知らせてくれています。20世紀までに人類は、この地球を支配したと思い込んできました。しかし、それは大きな間違いでした。我々の目に見えない細菌類やバクテリア、ウイルスが至るところにいて、我々がまだ発見できていない細菌やウイルスがたくさんいるということがわかってきました。彼らは、さまざまな生物のからだに入り込んで暮らしています。そのバランスが崩れたことがどうやら変異を起こして、人間に悪さをするようになったと考えられています。そもそも、細菌類やウイルスは、生物に悪さをするものではありません。生物のからだに入り込んで、生存率を高めてくれているわけです。人類の遺伝子も8％はウイルス由来だと言われています。ウイルスは過去に人間のからだに入り込んで、熱帯雨林を出て、さまざまな環境に適応することを助けてくれていたのかもしれないわけです。その実体は、まだよくわかっていません。しかし、人間が生物同士のバランスを崩してしまったことによって、ウイルスが飛び出し、そして変異を起こしたことはわかっているわけです。人間の活動や気候変動、環境破壊がどうやら大きな原因と考えられています。また、細菌やウイルスが爆発的に増える舞台というのは、同種の個体が集まっているということとさまざまな個体が流れ出て、その病原菌を持って歩き、他に移すという舞台がなければ増えません。それを人類は家畜を飼うことや人口を増大させることで担ってしまったわけです。

　実は、私はアフリカでゴリラの調査をする中で、新型コロナウイルスによく似たウイルス感染症に出会ったことがあります。エボラ出血熱という感染症です。どちらもコウモリがホストであると言われています。エボラ出血熱は接触感染であり、致死率が高く、罹った場合、死に至ります。そのため、広がりませんでした。一方、コロナウイルスは軽症のため、罹患した人が動き回ることにより、感染者を増やすことになったのです。

　また、フルーツバットと呼ばれるフルーツを食べるコウモリからゴリラに感染し、ゴリラから人間に感染していることが報告されています。本来、コウモリは夜行性であり、ゴリラは昼行性であるため、出会うはずがないのです。では、なぜゴリラに感染したかというと、これには伐採会社が関わっていることがわかっています。森林伐採によって、フルーツバットの食べるフルーツがなくなってしまい、フルーツバットは果樹を探し求めて、ゴリラが寝ている木にやってきました。そこで

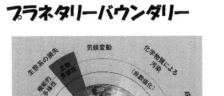

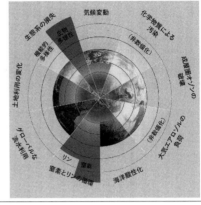

スライド2

コウモリとゴリラが接触し、ゴリラがエボラ出血熱に感染したというわけです。さらに森林破壊のみが原因であれば、人間には感染しません。これにも、やはり伐採が関係していると考えられています。伐採会社が熱帯雨林に入り、現地の人々は伐採会社に雇われてお金を手に入れていました。しかし、伐採が終わると、お金が入らなくなってしまいます。そのため、奥地で野生動物を狩猟してその肉を都市で販売するようになりました。その中にエボラ出血熱に感染したゴリラの肉が含まれていたため、その肉を食べた人間にも感染したというわけです。今は収まっていますが、エボラ出血熱のワクチンが出るまでに30年かかりました。同じようなウイルス感染症であるHIV（エイズ）は、現在もワクチンができていません。ですから、今回もRNAワクチンができたからといってすぐにコロナウイルスが収まるとは言い切れません。コロナウイルス感染症の終息は一筋縄ではいかないのではないでしょうか。

「3密」の重要性

　ここで考え直してみたいのは、新型コロナウイルス感染症が現代社会の特徴に乗じてパンデミックを起こしたということです。私たちは3密を避けることによって、ウイルスの感染を防ごうとしています。密集・密閉・密接を避けるということです。しかし、「3密」は人類がこれまでつくってきた社会そのものです。それを忘れてはいけません。人々は密集して大集団をつくり、人や物がグローバルな動きを強めることが人類や社会を発展させてきました。

　では、3密は人間社会のどのような性質に由来しているのでしょうか。そもそも、人々は集団規模を大きくするように進化してきました。そして、実はそのことが我々の脳を大きくしている原因となったわけです。現在ゴリラの脳の容量は約500cc以下ですが、人間の脳の容量はその3倍の1,500ccです。なぜ、人間の脳が大きくなったのでしょうか？　おそらく、多くのみなさんがその理由を「人間は言葉を持つからだ」と思っていると思います。言葉は高い知性をつくり、大きな脳をつくった、そうお考えになる方が多いのではないでしょうか。しかし、我々研究者はあまのじゃくですから、それは本当だろうかと考えるわけです。先程もお示ししたように、言葉の登場は約7万年前と言われています。人類が進化の過程で、最も近いチンパンジーの共通祖先と

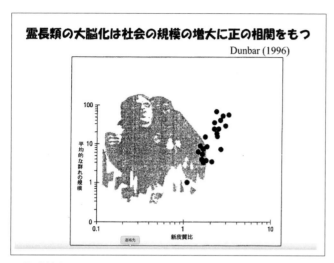

スライド3

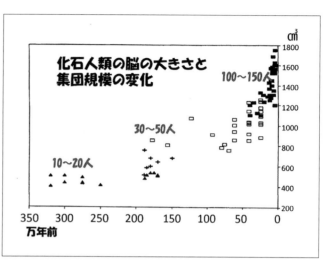

スライド4

枝分かれしたのが約700万年前ですから、人類誕生から99％の期間は言葉なしで生活していたわけです。ですから、脳の容量が1,500ccになったことと言葉を獲得したことにはほとんど相関関係はないのです。実際、脳がここまで大きくなり始めたのは、200万年前です。それ以前はまだ小さく、二足歩行が可能になってもオランウータン、チンパンジー、ゴリラ、テナガザルなどの類人猿と変わりませんでした。では、脳の大きさが現代人並みの大きさになったのはいつかというと、40万年前になります。そのため、言葉は脳が大きくなったことの結果であり、言葉を話し始めたことが脳を大きくする原因ではないと考えられます。

では、人間の脳の容量の進化に言葉が関係していないとすれば、どういった背景で、脳は大きくなったのでしょうか。イギリスの霊長類学者であるロビン・ダンバーが面白い研究をしました。このスライド（スライド3）の横軸は新皮質比、縦軸はそれぞれの種が暮らす平均的な集団の規模が示されています。その2つの交点がそれぞれの種のドットになります。この結果を見てみると、きれいに右肩上がりなのがわかります。これは何を表しているかというと、新皮質比が高い、つまり脳が大きい種は、平均的な集団規模も大きいということです。集団が大きいと仲間と自分、仲間たちの関係を頭に入れておく必要があり、脳の成長を促します。つまり、脳が大きいから大きい集団を形成するのではなく、大きな集団という環境が、脳を発達させるということです。換言すると、脳は社会的な複雑さによって大きくなったのです。さらに、ダンバーは相関係数を用いて化石人類から推定できる脳の大きさを当てはめ、化石人類が暮らしていた当時の集団サイズを割り出しました（スライド4）。横軸は時代、縦軸は脳の大きさを表しています。その結果、今から350万年前の脳がまだゴリラ並みの化石人類アウストラロピテクスは、集団サイズが10〜20人であることがわかります。そして、200万年前に600ccという脳の大きさを達成したホモ・ハビリスは30人程度です。さらに、だんだんと脳が大きくなるにしたがって、人間の集団サイズが大きくなっています。

では、人類が持つ1,500ccの脳の大きさには、どのぐらいの集団サイズが匹敵すると思いますか？ なんと150人という数が出てきます。農耕牧畜をせずに、自然の恵にだけ頼って生活をしている狩猟採集民と呼ばれる人たちがいます。私がアフリカで調査をしたピグミーやサバ

ンナで暮らしているブッシュマンですね。実は、彼らの集団規模は150人くらいだと言われています。ということは、脳が1,500ccに達した後も、農耕牧畜が始まるまでは人類はずっと150人くらいの集団で暮らしていたということが想像できるわけです。面白いことに、人類は進化の段階で増加させてきた集団サイズによって、現代でもその規模に見合ったコミュニケーションを保持していることがわかります。たとえば、10〜15人はゴリラの平均集団サイズですが、これはラグビーやサッカーといったスポーツの集団規模と同じです。スポーツは、練習のときは言葉を交わしていますが、試合では、くどくどと言葉を交わしてはいられませんよね。この集団は、言葉ではなく身体の同調が接着剤になって、まるでひとつの生き物のように動くことができます。30〜50人は人類の脳が大きくなり始めたころの集団サイズです。これは、学校で言う1クラスの人数で、一人の教師が統括してまとめれる数です。誰かが何か行動を起こしたら、かろうじて集団が分裂せずについていけるまとまりでもあります。宗教の布教集団や軍隊の小隊もこの数であると言われています。では、150人はなにか？ 私は、年賀状を書くときに顔が頭に浮かぶ数と言っています。年賀状を書くときに150人くらいはリストなしに顔が頭に浮かびますが、これは無条件に信頼できる人の数なのです。過去に一緒にご飯を食べたとか、苦労をともにした経験、そういった身体の記憶でつなぎ合わされている人です。それは、一度も会ったことがなく、言葉だけやインターネットだけで会話をした間柄では絶対にできないものです。過去に喜怒哀楽をともにした仲間、一緒に共同作業したことのある仲間は、名前で憶えているのではなく、身体的記憶によって頭に浮かびます。言葉を介在させなくても良い、身体の記憶として築ける人間関係の上限と言えるかと思います。これは農耕、牧畜を始めたころとあまり変わっていません。

では、言葉はどんな役割を担っているのでしょうか。それは、150人を超える人数の人たちと交渉する際に用いられるものではないかと考えます。我々は、まず家族という共鳴集団を持っています（スライド5）。家族は見返りを求めない集団、互いに奉仕し合う集団であり、その家族が複数集まって150人ほどの地域集団をつくります。これが共同体です。家族は、生まれたときから一緒にいますから、後ろ姿で様子がわかりますよね。ですから、共同体に言葉がいらないわけです。家族を越えた地域共同では何を用いるかというと、これも言葉ではあ

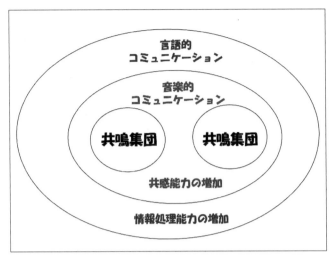

スライド5

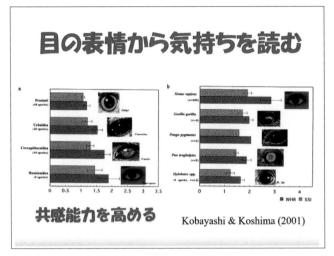

スライド6

りません。私は、これを音楽的コミュニケーションによって繋がっている間柄と言います。では、音楽的コミュニケーションとは何かというと、文化です。文化というのは、身体で通じ合う仕組みのことを指します。食事、マナー、エチケット、方言、そういったものはリズムで刻まれています。それが身体や心に深く埋め込まれている自分のアイデンティティー、自分の由来というものをそこで確認することができるわけです。しかし、そこに違う文化からやってきた人はすぐにわかりますよね。それは、我々が無意識のうちに、地域の中でつくられたリズムに身体ごと預けているからなのです。これは、音楽的といっていいかと思います。そこには言語はいりません。身体がいるのです。それを越えたときに言葉という便利なものを使い、言語的コミュニケーションが用いられるのだろうと思います。

対面でのコミュニケーションの重要性

では、言葉の前にどのようなコミュニケーションがあったのかということを考えてみます。これを、私はニホンザルやゴリラから学びました。ニホンザルは、対面コミュニケーションが成り立ちません。なぜならば、ニホンザルにとって相手を見つめるというのは軽い威嚇となり、強い猿の特権だからです。弱いサルは、強いサルに見つめられたら目をそらして、自分は威嚇していないということを相手に知らせなければなりません。あるいは、ニッと歯をむき出して、自分に敵意がないことをあからさまに表現します。そうしなければ攻撃されてしまうわけです。ところが、ゴリラは挨拶をするときや仲直りをするときに顔と顔を近づけます。これを見たときに不思議だなと思いました。実は、私はゴリラにこの対面交渉をされたのです。それまでニホンザルの研究をしていましたから、ゴリラに視線を合わされたときは、威嚇されていると思って視線を避けていました。すると、ゴリラは回り込んできてまた私の顔を見つめたのです。ニホンザルと違うと感じてこの行動を調べてみると、ゴリラは顔と顔を近づけることによって一体化し、挨拶をしていることがわかりました。人間の挨拶も似たようなところがあります。例えば、手を握り合う、抱き合う、お辞儀をする。これも一体化する手段です。日本に帰って、日本モンキーセンターに就職し、飼育されているチンパンジーを見てみると、彼らも挨拶するときに顔と顔とを合わせていました。しかも、ニホンザルのように相手に媚びたりは

しないわけです。ゴリラとチンパンジーの社会は全く異なりますが、挨拶は一緒でサルとは違うわけです。みなさんもサルより類人猿に近い人間ですから、この会場にいらっしゃる前に何人かと対面で挨拶しましたよね。

でも、人間は対面するときに、ゴリラやチンパンジーよりも距離を置くのです。また、ゴリラやチンパンジーはせいぜい1分程度しか顔を合わせないのに対して、人間はずっと長い時間対面しています。皆さんは、それは話しているからだとおっしゃると思います。その通りです。しかし、研究者は再びあまのじゃくですから、話をするのは向かい合わなくてもできるのではと考えるわけです。横を向いていたって、後ろを向いていたって声は聞こえますよね。事実、最近の若い人は、すぐ近くにいる人とスマホで会話をしていたりもしますよね。ですから、対面は必ずしも話すことに必要ではないと思うのです。では、なぜ対面するのでしょうか。これには、目が関係しています。

スライド6を見てください。左に縦に並んでいるのがサルの目です。右側は、人間の目が一番上にあって、次に類人猿の目、ゴリラ、オランウータン、チンパンジー、テナガザルの目が並んでいます。この中で、人間の目だけがなぜか違うのです。何が違うかというと、人間には白目があるんです。しかも、横長です。この横に長い目の裂け目に虹彩があるために、目の微細な動きを察知できます。サルの目も、ゴリラの目も察知できません。その微細な動きを察知するために1m離れるのです。ゴリラやチンパンジーのようにあまり近すぎると、微細な動きを察知しにくいわけです。では、目の動きから何を察知しようとしているのかといったら、気持ちを読もうとしているわけです。ただ、この相手の目の動きから気持ちを読むということは、親から教わった記憶はないはずですし、学校でも教えていないはずです。でも、とても大切なことなのです。未だに私がいた京都大学の医学部では面接をしています。人間のいのちを預かる仕事に就こうと思ってその能力を身につけようとする人がどんな人物かがわからなければ、入学を認めることはできないということです。会社でも同じですよね。新入社員を面接します。大切な商談のときなどは相手に会いに行きます。メールやFAXですでに商談は済んでいるはずなのにです。じゃあ、会って何をしているのかというと雑談をしているわけです。大事な話はほとんどしていません。でも、その中で相手が信用できることを見定めて

いるわけです。見定められると思っているわけです。とはいえ、それは説明できないほど、直観的な能力なのです。しかも、習う必要はない。この目を人間に最も近いゴリラやチンパンジーが持っていないということは、チンパンジーとの共通祖先から別れたこの700万年の間にこの目が人間だけに登場したということを示しているわけです。そして、世界中の人間は、虹彩の色は違うものの白目は一緒です。この白目は、現代人が世界中に拡がる前に登場したということを示唆しています。だから、新しくて古い特徴と言えるのです。これは、とても重要なことだと思っています。しかも、相手の気持ちを読むということに直結しているのだとすれば、人間の共感能力を高めるためにこの目が現れたと言えるわけです。

人間にのみ備えられた共感力

そうなると、再び問いが生じます。なぜ、人間は共感能力を高める必要があったのでしょうか。この理由は、「共食」と「共同保育」にあります。

サルは、食物を分配しません。でも、類人猿は食物を分配します。これを、食物分配行動と言います。この食物分配行動は、チンパンジーやゴリラも行いますが、人間はもっと気前がいいことがわかっています。人類は、二足歩行を獲得して自由になった手で食物を運べるようになったのです。現代でも、一人で食物を採集してもその場で食べず、食欲を抑制して仲間のもとへ持ち帰り、仲間と分配して、仲間と一緒に食べます。なぜそうするかというと、食物が人と人とを繋ぐということを知っているからです。食物は、社会関係を良くするための道具なんです。この「共食」によって、人類の共感能力が一気に向上したと考えられています。

そして、人間には共同でしなければならないものがもう1つ増えました。子どもを一緒に育てるという行為、共同保育です。これは、ゴリラの子育てと人間の子育てを比べてみるとよくわかります。ゴリラは大人になるとからだが人間より大きくなるのですが、生まれたときは1.6kgととても小さいです。オスは大人になると200kgを超えますから、本当に小さく産まれて大きく育つのです。そして、母親は1年間、決して子どもを手離しません。寝るときも、動くときも、食べるときも抱いたままです。だから、赤ちゃんは泣きません。すごくおとなしい。おそらく泣くということと母親が子どもを離すということとは強い関係があると思います。

一方、人間の赤ちゃんというのは、生まれたとき3kgもあります。そして人間の赤ちゃんは乳離れが早いです。大きな体重で乳離れが早いということは、お腹の中で成長して生まれてくるのだと普通は思いますが、人間の赤ちゃんの成長は遅いですよね。この特徴をどう解釈したらいいのでしょうか。これは、人間の生活史を類人猿と比べると、人間と類人猿では、長さが違うことがわかります（**スライド7**）。上に書いてあるのが年齢で、左から乳児期、少年期、青年期、老年期であり、これは一生の間に経る成長段階を表しています。オランウータンの乳児期は7年もあり、とても長いです。ゴリラもチンパンジーの乳児期も長い。ですが、人間だけが1年、2年でお乳を吸うことを止めてしまいます。また、人間は少年期にすぐ移行できません。なぜなら、まだ乳歯ですから、大人と同じ硬い物は食べられないわけです。そのため、子ども期に移行します。子ども期は、その子ども特有の食べ物

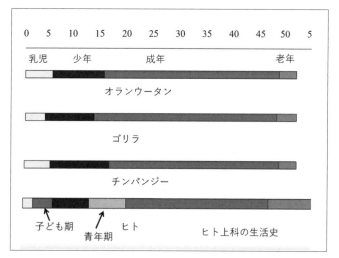

スライド7

を与えなければなりません。この子ども期は、コストがかかる期間であり、人間だけにあると言われています。そして、もう一つ、人間には繁殖能力が備わっても繁殖ができない、繁殖をしない青年期があります。このように人間には、子ども期と青年期があり、さらに老年期が長いといった特徴があります。このような変な特徴がセットとなって、人類の社会を進化させてきたと言われています。

ではなぜ、人間の赤ちゃんは、まだ乳歯のうちに離乳してしまうのでしょうか。人間は進化の初期の時代に森林から離れて、草原に進出しました。その際に、人間は肉食獣に襲われ、乳幼児の死亡率が格段に上がりました。そのための対抗策が出産の間隔を縮めて、多産の能力を身につけるということだったと考えられています。狩猟される動物は、一度にたくさんの子どもを産むか、何度も子どもを産むかで失われる子どもの数を補っています。人間は多産になるために、赤ちゃんをオッパイから早くから引きはがし、授乳を止めました。そうすると、プロラクチンというお乳の産生を促すホルモンが止まり、次の排卵の準備ができるというわけです。

では、なぜ重い赤ちゃんを産むのでしょうか。これは脳が大きくなったことが影響していると考えられています。人間はすでに直立二足歩行を完成させてしまっていたため、産道を大きくすることはできません。そのため、頭の大きな子どもを産むことはできませんでした。そのため、頭の小さな子どもを出産し、産んでから急速に脳を発達させる必要がありました。人間の赤ちゃんは、生後1年間で脳が2倍に成長します。この成長のためには、脂肪というバッファーが必要です。脂肪を分厚く蓄えて生まれてきて、脳への栄養が滞ったら、その脂肪を燃やすのです。でも、それだけでは足りないので、栄養を優先的に脳に回すということを行ったため、からだの成長が遅れるということが起こりました。だから、人間の子どもは成長がすごく遅いんです。その結果、「思春期スパート」という現象が起こります。

この図（**スライド8**）の横軸は年齢、左側の縦軸は1年間の身長の成長速度、図中の点線は女子、実線は男子です。ご覧のように、生まれたときの成長速度は速いです。でも、今お話ししたように、脳の成長に栄養を回さなければなりませんから、成長速度が下降します。そして、5歳くらいになると脳の成長速度が弱まって、からだの成長に影響を回すことができるようになり、身長の成長速度に変化が出てき

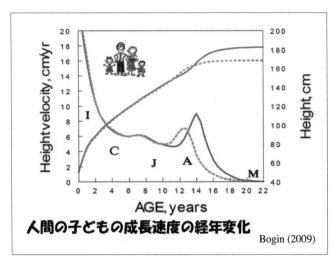

人間の子どもの成長速度の経年変化

Bogin (2009)

スライド8

ます。さらに、脳が完成する12〜16歳になると、脳の成長が止まりますから、その分をからだの成長に回すことができるようになって身長の成長速度がアップします。この思春期スパートは、女子のほうが男子よりも2年くらい早く、ピークは男子のほうが高いという特徴を持っているわけです。ただ、この時期は危ない時期でもあります。例えば、生まれたときの死亡率は高いです。でも、親の目が行き届きますから、次第に死亡率が低下していきます。ただ、10歳を超えると、親の目が行き届きにくくなりますから死亡率が上昇し始めます。さらに、思春期スパートを超えたくらいの時期に死亡率がグンと上がる時期があるのです。これは、何を意味しているかというと、からだと心の成長のバランスが大きく崩れて、精神的に悩んだり、事故に遭ったり、病気に罹ったり、大人とのトラブルに巻き込まれたりして死に至るケースが多いことを示しているということです。しかも、男子のピークのほうが顕著です。これは、時代を越えてもこの時期はほとんど変わりませんし、国を変えてもほぼ同じです。ということは、この現象が時代や文化を表すものではなく、人間の生物学的な成長の仕方を表すものだということになります。

このように人間の子どもは、離乳期と思春期という非常に危ない時期があるということです。本来なら、おっぱいを吸っている時期に固形物を食べて過ごさなければならない時期があります。その間、母親は次の赤ちゃんを育てなければなりませんから、子どもは母親と密着できません。そうなると、いろいろな人たちが支えなければならない時期がきます。そして、思春期スパートというからだと心のバランスが大幅に崩れる時期を迎えます。この2つの時期が人間にとってとても危険な時期であって、それを親だけでは支えられないからこそ「共同保育」という行為が生まれたんだろうと思います。

そしてもう1つ。先程も言ったように、人間は重たい体重で生まれてきます。自力ではお母さんに捕まれないくらいひ弱です。だから、お母さんが赤ちゃんと離れて育児をします。どこかに置いたり、誰かに預けたりします。そのために、赤ちゃんに語りかける音楽的な行為が発達したという仮説があります。人間の赤ちゃんはよく泣きますよね。あれは、自己主張です。泣かないと危険だからです。泣くと誰かが泣き止まそうとして抱き上げます。だから、人間の赤ちゃんは、いろんな人に「共同保育」をしてもらえるように生まれついているので

す。そして、共同保育をする能力が誰にでも備わっています。人間は、そのように進化をしてきたということなのだと思います。また、育児が音楽能力を向上させたという仮説もあります。赤ちゃんは絶対音感をもって生まれてきます。泣いている赤ちゃんに優しい言葉をかけることを「インファント・ダイレクテッド・スピーチ」と言います。この声かけは、国を越えて、言語を超えて、ピッチが高く、変化の幅が広く、母音が長めに発音されて、繰り返しが多いという特徴があります。子守歌が典型的な例です。これが大人の間に普及して、あたかも育児者から赤ちゃんに対して語りかける行為を基に、お母さんと子どもが感じるような機能をもたらしたと言われています。それが、お互いの壁を乗り越えて一体化することです。そして、一体化することによって一人では立ち向かえない艱難辛苦にみんなで力を合わせて立ち向かえるようになった。これが、人間の社会力です。ですから、言葉の前にこういう音楽的な行為によって結びついたことで、人間は一人では立ち向かえないような社会力を手に入れたということだと思います。

ゴリラは遊び上手

ところで、共感性を高める仕組みは遊びにもあります。人間以外の動物では、ゴリラやチンパンジーが最も遊び上手です。人間よりも遊びが上手いのではないかと思うこともあります。ゴリラは、赤ん坊のころから胸をたたいて一人遊びを始めます。これは、みんなに自己主張するためです。そして、何かトラブルがあるとお父さんゴリラの大きなお腹に抱きついて、気持ちを鎮めます。だいたいお乳を吸い始めて2年くらい経つと、固形物を食べるようになり、お父さんとも付き合うようになります。ゴリラの父親は、生まれてすぐの赤ん坊には興味を示しませんが、離乳をするようになると母親が父親に子どもを預けて、父親が子どもを育て始めます。つまり、子育ての「バトンタッチ」が行われるのです。子どもは母親から離れ、父親にずっとついて歩くようになります。父親は、子育てを母親のようにするのではなく、子ども同士がうまく遊べるように、その「仲裁者」となり、子どもの遊び相手になるのです。

また、ゴリラは「微笑」を浮かべて遊びに誘います。笑いというのは、遊びに誘う大きな道具なのです。ゴリラは、声を出して笑います。これは、サルにはできません。この笑い声は、類人猿にのみできるものです。さらに、ゴリラは追いかけっこが大好きです。からだの大きいオスの背中によじ登り、滑り台代わりにしたりもします。それ以外にも、へびダンスやレスリングなどをしたりもします。人間の子どもと一緒ですよね。この動きが楽しいのです。こういったゴリラの遊びを見て思ったことは、遊びって変わった特徴を持っているということです。まず、遊びは経済的な目的を持たないです。遊び自体が楽しいからやっているわけです。そして、相手に強制できません。人間でも小さい子どもに「遊びなさい」と言ったところで、「いや」と言われたら遊びは成立しません。ですから、遊びは年齢が小さいほうがイニシアチブを握っています。そして、大きいほうがハンデを負っています。遊びというのは、役割を交代することによって持続すると言う性質を持っています。追いかけたり、追いかけられたりです。そのためには、遊び相手と対等でなければなりません。また、その遊びの中で笑いが触媒となって、エスカレートしたりします。この遊びの中で、実はルールが自然に立ち上がっていくのです。保育士さんたちは、子どもたちに

遊ばせようとしてルールを教えようとしますが、本来はその場で相手の体力や環境を見て、自分の能力と適合させてルールはつくられていくものなのです。そうすることによって、相手の気持や体力を知り、相手と合わせることに楽しみを覚えるようになります。そして、最終的に遊びを通して子どもたちは共感能力を高めていくわけです。

ゴリラは負けず嫌い

ゴリラは、威張ることや目立つことが大好きです。負けず嫌いでもあります。サルの社会には、「負けた」という姿勢や顔の表情があります。「グリメース」と言って、ニヤッと笑って歯を剥き出しにする表情です。ところが、ゴリラには「負けました」という表情や姿勢はありません。ですから、一度ケンカが起こるとエスカレートしてしまいます。でも、ケンカは収まります。なぜかというと、仲裁が入るのです。この仲裁者は力が強くなくても、みんな言うことを聞きます。なぜならば、戦いたくないから。戦いたくないのだけれど、負けたくないから争うわけです。大きなからだをしたオス同士が、いざ「戦おう」というときに、子どもが入っていったり、あるいはメスがふっと入っていったりすると、オスはその仲裁者の言うことを聞くようになります。これによって、お互いメンツを保って引き分けられるというわけです。ゴリラは、負けず嫌いですが、仲裁者が入ってきてくれるおかげで、「負けた」という表情をせずに、お互い引き分けることができます。ゴリラは、もともと「負けた」という表情がないので、戦い続けるしかありません。そうすると、お互いにケガをしますし、下手をしたら死んでしまうかもしれません。それは避けたいわけです。このように、自分たち同士ではどうしようもないから、「仲裁者の顔に免じてここは引き分けるか」というのが、いい解決法なのです。

この様子から私は大きなことを学びました。それは、自己主張は難しいということです。人間の世界でもそうですが、主張しないと無視されます。逆に、主張しすぎると反感を買います。喧嘩になってしまうわけです。勝とうとすることと負けないことは違うと私は思います。人間の子どももみんな負けず嫌いですよね。しかし、人間社会は「負けたくない」という気持ちと「勝ちたい」という気持ちを混同していると思います。その気持ちは、本当は一緒ではありません。親は「負けたくない」と言う子どもを見て、「この子は勝ちたいと思っている」と思う。一生懸命に背中を押して「勝て、勝て」と言うわけです。ですが、負けたくない結果と勝つ結果は異なります。「負けたくない」と思っている場合は、相手と対等であるのがゴールです。そのため、相手を押しのけずに済み、友だちをつくることができます。ところが、勝つと相手を押しのけて屈服させてしまうわけだから、相手は恨みや反発を持ちます。相手は離れてしまい、友だちがつくれないのです。人間の子どもの場合は、勝つと喜んでくれる人がいるから、「勝つ」という結果が子どもの「うれしい感情」となって記憶されるかもしれません。ですが、子ども同士では、それはネガティブな結果になることもあります。勝負は勝たせることがすべてではないということも、私はゴリラの解決方法から教わったのです。

教育は究極のおせっかい

共感能力の発達によって、人間の子どもはゴリラやチンパンジーにはない能力を持つようになりました。「憧れを持つ」ということです。

そして、大人の中に自分の将来の姿を見るのです。ゴリラの子どもも、チンパンジーの子どもも憧れを持ちません。淡々と大人になるだけです。しかし、人間の子どもは、例えば、「大谷翔平くんのようになりたい」、「山中伸弥さんみたいにノーベル賞をとりたい」といった夢をみるようになります。そして、その目標を立て、その目標に対して努力する子どもの姿を見て、大人は子どもたちを誘導します。それが教育です。そして、先回りをして、「君はこういうふうになりたいのだったら、こういうことをしたほうがいいよ」というサジェスチョンを与えます。正に、おせっかいをするわけです。そう考えると、教育というのは究極のおせっかいです。ゴリラの子どもも、チンパンジーの子どもも教えられなくても育ち、自ら学習します。大人が教えることはありません。人間だけが教えるわけです。教えるというのは、正に子どもがそういうことをしたいと願うからであり、大人が子どもよりも経験を積んでいて、そのためにはこういうことをしなければならないという知恵と経験を持っているからなのです。そのやりとりが教育というものであり、そのやりとりの果てに人間の社会がつくられているということだと思います。

情報通信社会の急激な発展がもたらすものとは

音楽的コミュニケーションの上に「言葉」が生まれました。それが7万年前です。改めて、言葉はすごいです。重さがありませんから。ポータブルでどこにでも運べるわけです。また、自分が体験できないものを再現できます。なおかつ、世界のあらゆることに名前をつけて分類することができます。いろんな操作が可能なわけです。そのうえで物語をつくり、そして将来を予測します。今にないものでさえ、つくり出すことが可能になったわけです。これは、とてつもないコミュケーションツールです。

そして、今、情報通信革命が加速しています。文字が約5,000年前、電話が約150年前、インターネットが約40年前に誕生し、今やSNSの時代です。このように加速度を増す情報ツールの発達の結果、脳にとっては困ったことが起こっています。人間の脳は、意識、すなわち感情の動きと、知能、すなわち知識の蓄積が結びついて物事を判断します。しかし、情報化によって、脳の中にある「知識」の部分だけが情報化されてAI（人工知能）に分析され、「感情」の部分が社会的に軽視されつつあります。でも、感情は情報にはなりません。直観力に結びついています。それが、今の科学技術が支配的になるうえで、情緒的社会性が希薄になっているわけです。

また、今私たちは現実よりもフィクションに生き始めています。例えば、車を運転するとき、ナビを入れれば、地図を出して矢印で教えてくれ、行き先まで正確に案内してくれます。だけど、ナビが使えなくなってしまったら、どこにも行けなくなってしまう。つまり、ナビというフィクションの中に半身入れて運転していますから、現実との対応ができていないわけです。運転だけでなく、現在かなりの部分がそうなってしまっています。つまり、私たちはかなりの部分フィクションの中に生きているということなのです。

サル化する人間社会

私は、今、人間はサル化していると思っています。子育てがどんどん経済化、機械化されています。しかし、子育ては本来時間がかか

るものなのです。そして、それを縮めることはできません。また、共同保育によって得られる効果が人間の子どもをつくってきました。それを、母親一人の手に委ねることはできませんし、してはいけないと思います。そして、人間の社会は、先ほどもお伝えした通り、家族と他の家族が合わさって共同体という仕組みによって成り立っています。でも、効率性を重んじると、サルの社会に近づいていきます。そのほうが簡単ですからね。サル社会というのは、実に効率的で経済的です。戦う前に勝敗を決め、弱いほうが退く。人間が家族を止めてしまったら、そういうことが必然的に起こってきます。自分の利益を高める相手と一緒に暮らす。自分の利益を高めず、自分たちの利益を侵害する者であったら、その仲間は排除します。そして、集団の外にいる人間は、集団の中にいる人間の利益を損ねると考えられるから、外の人間に対しては敵対するという話になって、社会がどんどん閉鎖的になっていくと思います。日本もそういう道を歩んでいるのではないかと思います。

また、現代は不安がどんどんと高まっています。政府も、自治体も、会社も安心、安全が大事と言います。科学技術で安全は保障されますが、安心は一人では得られません。安心は人がもたらしてくれるものです。社会関係資本というのが本当に大事なわけです。それを無視してしまうと、和歌山のカレー事件のようなことが起きてしまうわけです。誰も食事に毒を入れるなんて思いませんよね。それが実際に起こったら、怖くて人と食事もできなくなってしまう。我々は、信頼をもとに社会をつくってきました。しかし、徐々にその信頼が脅かされる社会に差し掛かってきているわけです。我々は、信頼できる人々とつながらなければ生きられないということをもう一度考え直すべきですし、安全と安心を担保できる人々のつながりをつくらなければならないと思います。でも、今は個人がバラバラにさせられてしまっています。直接、制度や国家に向き合わされています。人を信頼するよりも、保険という制度に頼っています。江戸時代はそんなことはありませんでした。そういう信頼関係がなくなってきているということなのです。宗教が力を失い、科学にも力がなくなってきてしまいました。何を信じていいかわからなくなってしまいました。そして、効率的で生産性が高いという旗印の下、フラットで均質な世界が拡がっているというわけです。人間の社会というのは、それぞれが個性を持って、その個性がぶつかり合って新しい未来がはじけ出るものです。でも、みんなが同じ性質を持つように誘導されているのが現代です。そうなると、今のまま停滞していて未来が見えない。そういう閉塞感が拡がっていくと思います。

デジタル社会の危機

今、我々はデジタルフォーメーションという社会に直面しています。これは、便利で効率的な社会です。ただ、私はあえてネガティブな発言をしたいと思います。現在、物と人との情報化と均質化が進んでいます。しかし人工知能によって人間を評価してはなりません。人間はまったく過去から切り離されたことを考え、やりだす能力を持っています。ゼロからイチを生み出す力があるのが人間です。実際、アメリカであったことですが、ある人の情報をAIに分析させたところ、個人の過去の情報だけでなく、似たような人間の情報も合わせて検索にかけたところ、たまたま犯罪多発地域の出身だっただけで、「将来、犯罪を

犯す危険性が高い人物」と判定されてしまったのです。AIにそれはわかりません。からだも、心も持たないからです。分析の目的を正しく与えれば、AIは優れた判断を下しますが、目的の設定が正しくないと誤った方向を示すことがあると肝に銘じる必要があります。しかも、人間は生物工学の進歩による遺伝子編集などで、今、内側から改造されようとしています。社会的格差、経済的格差であれば、政治や経済の手段によって改善することが可能です。しかし、科学技術によって「生物学的格差」をつくってしまえば、人間と家畜との間に生まれるような越えようのない格差が社会に生まれてしまう可能性を高めてしまうわけです。こうなってしまうと、取り返しがつきません。

また、今の科学技術は個人の能力を高めるようにつくられています。そうすると、プラネタリー・バウンダリーを越えてしまうような地球破壊を進めてしまうかもしれません。

IT時代の若者たち

今、Z世代と言われるIT時代の若者たちが増えてきました。彼らは、インターネットでいつでもどこでも必要な知識を得ることができます。ですから、知識を得るためにわざわざ学校に行く必要はありません。では、なぜ学校に行くのでしょうか。これは、知識にならない情報や知恵を人から受け取るためです。そして、考える方法を学校で習うのです。今、子どもたちは携帯電話やスマートフォンで常時繋がっています。そのため、考える時間がありません。そのため自分の考えを紡ぎながら、自分なりの考えを導いていくという修練ができていません。そして、他者との生の交渉が新型コロナウイルス感染症の流行によってできなくなっています。これは、共感力を向上するためにも大変由々しきことであると思います。

現代の教育は、知識を教える場ではなく、未知の世界を教える場になっていると思います。そうなると、学校だけが学びの場ではなくなります。共感力を使った学びの場というのをさまざまなところに散りばめていかなければなりません。私は、アフリカで長い時間を過ごし、地元の人たちと一緒にアフリカのキンビリキッティという森の学校に参加したことがあります。村の10歳から13歳くらいの子どもたちを村の老人たちが連れて、数カ月間、森でキャンプをしながら過ごします。そこで自然の成り立ちや自然の利用の仕方、そしてそれになぞらえて人間の社会がどのようにできているのか、トラブルに陥ったときはどうしたらいいのかを学んでいきます。そこで重要になるのが昔話です。老人たちが経験をもとに昔話を語ることで子どもたちは未来に対するさまざまな知恵を身につけるわけです。そのときに声で語ることが大切です。私たちは絵本を持っています。この絵本を子どもが最も信頼できる人が音読して語ってくれることが最も大切なのです。その語りの中で子どもたちは未来を見ることができるのです。声というのを無視してはいけないのです。

グローバル人材の育成

今後、「状況を即断し、適応できる」、「自己決定ができる」、「危機管理ができる」、「他者を感動させる能力を持つ」ことがグローバル人材として必要になると思います。これは言葉ではありません。態度や行為で表すものです。こういったことができなければ、人の先頭には立てませんし、人をまとめることはできません。これらは、すべて直観

力なのです。からだに埋め込まれた知恵によってできるものなのです。

　2015年のパリ協定で、それぞれの国が持続的な目標を持ってやること、すなわちSDGsが定められました。SDGsの17の目標の中で欠けている重要なものがあります。それは「文化」です。SDGsの中に文化が入れられないのは、数値目標化できないからです。文化は体験と共感によってからだに埋め込まれたものであり、食事、服、住宅などの文化に基づく生産物ではありますが、本来は抽象的で、頭に描くことはできても数値化はできません。地域の歴史や自然に根付いたものです。しかし、人間がつくったものですから、グローバルな共有は可能だと考えます。

　では、文化はどのように根づいてきたのかというと、3つの自由によって成し遂げられてきたと思います。それは、「移動する自由」、「集まる自由」、「対話する自由」です。新型コロナウイルス感染症によってこの3つの自由は奪われてしまいました。これは大変なことです。今、私は総合地球環境学研究所の所長をしていますが、「地球環境問題の根幹は技術ではなく、人間の文化の問題である」ということをモットーにしてやっています。文化を再考していかなければならない時代に来ているわけです。コロナ禍の教訓で私たちは思い知らされました。先の3つの自由が制限され、共同保育も、食事の団らんも、対面授業もなかなかしにくくなりました。これは、由々しき事態です。芸術活動、スポーツ等というこれまで余暇で行われてきたと思われていたことが、本当は人間が生きるためにとても重要であることもわかってきました。また、人間の暮らしに本当に必要であることもわかってきました。これまで対価が払われてこなかった子育て、家事、介護が生きるうえでとても重要だとわかりました。サービス産業の価値もわかりました。一方、家庭と仕事場を往復していた労働という行為もオンラインで可能なこともわかりました。お金の回り方も変わりましたし、地方と都市の価値も逆転したかもしれません。改めて、人間にとっての豊かさとは何なのかを考え直さなければならなくなったと言えます。

　新型コロナウイルス感染症の終息後の社会に必要なことは、家族を開かなければならないということです。そもそも、家族は開いていないと機能しません。そして、コミュニケーションは言葉だけではないということを再度理解し、もう一度、対話ということ、対面ということを重視した社会をつくり直さなければならないと思います。通信機器を手放すことはもはやできません。しかし、それを賢く使うことによって、五感を通した交流を融合させて風土にあった生活のデザインができるのではないかと思うわけです。

　私は、これから「遊動の時代」を迎えると思っています。今、人々の移動は止まっていますが、コロナ禍が終息すれば、人は一斉に動き出します。その結果、農耕牧畜により1万2千年ほど定住生活を営んで来ましたが、動くことによって「所有」というものが意味をなさなくなると思います。所有よりも「行為」が必要になるわけです。そしてその結果、分配や分業や共食といった人々が集合して共同する社会がやってくると思います。仕事が一生の生きがいではなく、他に趣味や共同作業に携わることに重きを置くようになってきます。お金よりも暮らし、贅沢よりも安全を優先し、所有よりも行為に価値を見出すようなシェアリング、分配と、コモンズ、共有財というものを拡大する時代を迎えるのではないかと思います。インターネットは、すでにシェアの舞台になっています。医療や交通などはコモンズです。これを拡大し

ていけば、人々が平等にその施設や共有財を使えるような結果となるわけです。

　また、皆さんご存知の通り、今、親子食堂や子ども食堂が広がっています。全国に6,000カ所以上あると言います。これは食物を一緒に食べることに加えて、お互いが共感を得られるコミュニケーションの場ともなっています。食事は、人々を繋ぐ自然の仕組みです。「文化」の仕組みです。もともと我々は「共助」の社会を営んできて、そこから共感力を高めてきました。今、さらにこの共助を復活させなければなりません。そのためには、消費経済ではなくて、贈与経済を目指す必要があります。そして、学校は究極の公共財です。学校は、直接的な利益を求めないからこそ、どんな立場の人たちも寄り合っていけるのです。そこで自分たちの問題点を話し合い、解決法を学校が蓄積した経験と知識に基づいて見出すことのできる組織なのです。これをもっと地域に開き、地域の人たちが利用していかなければなりません。学校というのは、保育園、幼稚園、小学校、中学校、高等学校、大学も併せて、新しいコミュニティとしてこれから発展していく大きな可能性を秘めているものだと思っています。私の話はこれで終わりにしたいと思います。どうも、ご静聴ありがとうございました。

［参考文献］
・Aiello LC, Wheeler P (1995) The extensive-tissue hypothesis: the brain and the digestive system in human and primate evolution. Current Anthropology 36: 199-221.
・Bogin B (2009) Childhood, adolescence, and longevity: a multilevel model of the evolution of reserve capacity in human life history. American Journal of Human Biology 21: p 568.
・Dunbar RIM (1998) The social brain hypothesis. Evol Anthropol 6: 178-190.
・Kobayashi H, Koshima S (2001) Unique morphology of the human eye and its adaptive meaning: comparative studies on external morphology of the primate eye. J Hum Evol, 40: p 425.
・Yamagiwa J (2015) Evolution of hominid life history strategy and origin of human family. In : Furuichi T, Yamagiwa J, Aureli F (eds), Dispersing Primate Females : Life History and Social Strategies in Male-Philopatric Species, Springer, Tokyo, pp. 255-285.
・デビッド・スプレイグ（2004）『サルの生涯、ヒトの生涯―人生計画の生物学』、京都大学学術出版会
・山極壽一（2012）『家族進化論』、東京大学出版会

PROFILE

山極壽一　氏

総合地球環境学研究所　所長

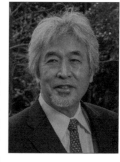

＜略歴＞

1952年東京都生まれ。京都大学理学部卒、同大学院理学研究科博士後期課程単位取得退学。理学博士。ルワンダ共和国カリソケ研究センター客員研究員、日本モンキーセンター研究員、京都大学霊長類研究所助手、京都大学大学院理学研究科助教授、同教授、同研究科長・理学部長を経て、2020年まで第26代京都大学総長。人類進化論専攻。屋久島で野生ニホンザル、アフリカ各地で野生ゴリラの社会生態学的研究に従事。日本霊長類学会会長、国際霊長類学会会長、日本学術会議会長、総合科学技術・イノベーション会議議員を歴任。現在、総合地球環境学研究所　所長、環境省中央環境審議会委員を務める。

＜主な著書＞

『人生で大事なことはみんなゴリラから教わった』（2020年、家の光協会）、『スマホを捨てたい子どもたち―野生に学ぶ「未知の時代」の生き方』（2020年、ポプラ新書）、『京大というジャングルでゴリラ学者が考えたこと』（2021年、朝日新書）など多数。

子どものからだと心・連絡会議から
国連・子どもの権利委員会への
「子どもの権利についての報告書」（No.4・5）

The Basic Report on the Rights of the Child
from the National Network of Physical and Mental Heath in Japanese Children
to the Committee on the Rights of the Child (No.4·5)

子どものからだと心・連絡会議

The National Network of Physical and Mental Health in Japanese Children

1. はじめに

私たち「子どものからだと心・連絡会議」（以下、「連絡会議」と略す）は、子どもの"からだと心"が豊かに育つことを願い、日本の子どもの"からだと心"の変化を正確にとらえ、確かな実践の方途を探るネットワークとして、国際児童年の1979年に結成されたNGOです。

結成以来、わが国の子どもの"からだと心"に関する権利水準の向上を目指して、子どもを取り巻くあらゆる領域の専門家（子ども、保護者、保育士、教諭、養護教諭、栄養士、研究者、医師、子育て支援者、等々）が集って、子どもの"からだと心"についての情報を交流、討議できる場として「子どものからだと心・全国研究会議」を毎年1回のペースで開催してきました。また、1989年からは「"証拠"と"物語"に基づく国民的科学運動（Evidence and Narrative based National Scientific Movement）の討議を、一層確実に前進させるための資料として『子どものからだと心白書（Annual Report of Physical and Mental Health among the Children；以下、「白書」と略す）』も発行してきました。さらに、この間、より多くの方々に子どもの"からだと心"の事実を知ってもらおうと、マスコミ、雑誌、関連学会等を通じて、積極的にその情報を発信するようにも心がけてきました。

ところが、日本の子どもに現れている"からだと心"のマイナス方向への変化は、私たちの予想をはるかに越える勢いで進行し、ますます深刻化の一途を辿っています。加えて、子どもの"からだと心"の事実認識には、政府と私たちのそれとに相違があると感じています。

そのため私たちは、国連・子どもの権利委員会（The Committee on the Rights of the Child；以下、「CRC」と略す）における過去3回の「日本政府報告審査」（1998年5月、2004年1月、2010年6月）に際しても、日本の子どもの"からだと心"に関する私たちの事実認識とそれに基づく子どもの権利保障に関する問題点を"証拠"と"物語"に基づいて基礎報告書に記し、「市民・NGO報告書をつくる会」を通し

てCRCに届けてきました。その結果、CRCから日本政府に対して示された「最終所見」には、私たちの基礎報告書の内容が反映し、日本の子どもの"からだと心"の事実にある程度合致した"懸念"と"勧告"が提示されたと思っています。

このような作業は、1つのNGOには大変な時間と労力を必要とし、その負担は決して小さいものではありません。しかし私たちは、以下の諸点からこの作業を継続しなければならないと考えています。

1点目は、子どもの"からだと心"の権利が未だ十分に保障されているとはいえない日本の現状があるからです。このことは、本基礎報告書はもちろん、市民・NGOからの統一報告書や他団体からの別の基礎報告書にも記されている通りです。また2点目は、過去数年間の私たちのNGO活動を見直す機会にもなるからです。CRCから日本政府に示された過去3回の「最終所見」をみる限り、私たちの子ども理解は間違っていませんでした。このことは、私たちに勇気と自信を与えてくれました。と同時に、不十分であった活動課題を浮き彫りにしてくれることにも役立ちました。そして3点目は、日本の子どもの"からだと心"に現れているマイナス方向への変化は、少なくとも、隣国中国や韓国の子どもにも現れはじめており、いまや日本の子どもに限定された問題ではないと考えられるからです。このような「危機」を克服するためには、人類の英知を結集する必要があると考えます。

以上のことから、子どもの権利水準を向上させるために、CRCでの「日本政府第4・5回報告審査」がより有効に機能するよう、これまで同様、『白書』を添付しつつ、連絡会議におけるこの間の議論の一端を本基礎報告書に記します。

2. 連絡会議におけるこの間の議論
2.1「発見しにくい虐待」の影響

日頃私たちは、前頭葉機能の一側面である実行機能をgo/no-go課題という手法を用いて観察し、それぞれの子どもたちを5つのタイプのいずれかに判定しています。

『白書2016』・p132には、5つのタイプの中で最も幼稚な「不活発（そわそわ）型」を示しました。この図が示すように、男の子の小学1年生の出現率を確認すると、この調査が最初に行われた1969年は2～3割程度の割合でした。ところが、1998年調査ではこれが5割になり、2007-08年調査では7～8割にもなっています。一方で、女の子はそのような傾向を示していません。そのため、男の子が幼さから脱することができないで苦しんでいることを心配されるというわけです。

そもそも、このタイプの子どもたちは、集中に必要な大脳新皮質の興奮も、気持ちを抑えるのに必要な大脳新皮質の抑制も、ともに十分に育っていないと推測されています。それゆえ、集中が持続せず、いつもそわそわしていて、落ち着きがないという特徴を持っています。かつては、小学校に入学する頃になると、そのようなタイプの男の子は少数派でした。ところが、最近では多数派ともいえるわけです。これでは、1990年代以降の話題になっている「学級崩壊」や「小1プロブレム」が起こってしまうのもうなずけるのではないでしょうか。

さらに私たちは、『白書2016』・p134に示した「抑制型」の出現率の変化にも少々緊張しています。ご覧のように、1969年調査では1人もいなかったのがこのタイプの子どもでした。ところが1998年調査ではそれが観察されはじめ、2007-08年調査ではどの年齢段階においても1～2割ずつ観察されているようになっています。また、そのような傾向に性差はありません。つまり、男の子でも女の子でも、同じように観察できるというわけです。

このタイプの子どもたちは、大脳新皮質の興奮に比べて抑制が優位なため、自分の気持ちを上手に表現できないという特徴を持っています。そのため、「真面目で聞き分けがよい子」、「おとなしくて、何の問題もないよい子」といった印象を持たれることが多いようです。一方で、いわゆる「よい子」という印象は、キレて何らかの事件を起こしてしまった男の子に対して周囲の人たちが抱いている印象と酷似しているように思うのです。また、「援助交際」などの問題行動にはまってしまう女の子の中には、「家庭や学校で『よい子』を演じている子どもが少なくない」と聞くこととも無関係ではないように思うのです。

いずれにしても、日本では落ち着きがない男の子だけでなく、いわゆる「よい子」を演じなければならない子どもたちも増えているといえそうなのです。

他方、自律神経機能に関する調査結果でも日本の子どもの"からだと心"に関する心配を窺うことができます。私たちは、4℃の氷水に片手の指先を1分間浸して、その時の血圧上昇（以下、「昇圧反応」と略す）の程度を観察する寒冷昇圧試験という手法を用いて、子どもの自律神経機能の様子を観察しています。

『白書2016』・p131には、この測定による昇圧反応の加齢的推移を各地で行われた調査別に示しました。それによると、いずれの年齢においても、中国・昆明の子どもに比して日本の子どもの方が冷水刺激に対する昇圧反応が大きい様子がわかります。冬場の測定は避けているため季節の影響はないとしても、昇圧反応のこのような差異には気候や気圧なども影響します。そのため、それらの影響も否定しきれません。ただ、

あまりにも大きな差を目の当たりにして、私たちも少々戸惑っています。いうまでもなく、外界からの刺激に対する過剰な反応は、いわゆる"臨戦態勢状態"であることを物語っており、疲労の原因にもなります。実際、小学生を対象とした別の検討では、昇圧反応が大きい子どもの方がそれが小さい子どもよりも多くの疲労感を抱えている様子が確認されています。そのため、日本の子どもたちは中国・昆明の子どもたちに比して、疲労をため込みやすい"からだ"の状況にあるといえそうなのです。

前頭葉機能や自律神経機能に関するこのような調査結果は、その背景に睡眠・覚醒機能の問題が存在していることも予想させます。考えてみれば、「午前中、元気がない子どもが多い。とりわけ、多いのは土日明けの月曜日」といったことも、多くの保育・教育現場の先生から教えていただくことができる最近の子どもたちの様子です。そんな"月曜日の朝"の様子は、眠りのホルモンと称されるメラトニン濃度の検討結果からも窺い知ることができます。

平日と休日明けとにおける唾液メラトニン濃度の分泌リズムを検討した調査結果によると、平日であっても夜の21:30と朝の6:30のメラトニン濃度は同程度であり、同じくらいのねむけ感を抱えている様子が窺えます。これだけでも子どもたちの"つらい朝"の様子はわかりますが、"月曜日の朝"は一層多くのメラトニンが分泌していたのです。これでは、月曜日の午前中に元気がないのも、授業中にウトウトしてしまうのも、さらには、保健室でいびきをかいて眠り込んでしまうのもうなずけるのではないでしょうか。

このように、日本の子どもの"からだと心"に関するこの間の事実調査の結果は、子どもの"神経系"の異変を示唆してくれています。

ジュディス・ハーマンは、その著書『心的外傷と回復』において、虐待を受けている子どもの多くが「警戒的過覚醒状態」にあり、「よい子にしていること」を強いられ、「睡眠と覚醒、食事、排泄などの正常な周期の乱れ」を呈すると鋭く分析しています。一方で、日本の子どもの"からだと心"に関する上記のような調査結果は、いずれも学校に通っている、いわば健康と思われている子どもたちを対象に行われたものです。にもかかわらず、そこに示されている症状は虐待を受けている子どもたちと共通しているものばかりといえないでしょうか。つまり、日本の多くの子どもたちは虐待を受けている子どもたちと同じ身体症状を呈していると解釈できるわけです。

当然、虐待には加害者がつきものです。ただ仮に、実際に虐待を受けていなくても、塾や習いごとで忙しい毎日を送っているいまの子どもたちの状況は誰の目にも明らかです。そればかりか、自己責任さえ問われ、つねに競争することが強いられる上に、将来の希望さえ抱きにくい状況もあります。さらに、教育費の公的支出が十分とはいえない中、子どもの相対的貧困率は過去最悪の数値を示し続けています。これでは、虐待を受けているのと同じ影響を子どもの"からだと心"に及ぼしても不思議とはいえないでしょう。

2007年にユニセフ・イノチェンティ研究所が公表した日本の子どもたちのデータは、世界の人々を驚愕させました。中でも、注目されたのが自分を孤独だと感じている15歳児の

割合です。何と、日本では29.8％もの15歳が孤独感を感じているのです。このような割合は、ワースト2のアイスランド（10.3％）の約3倍に達します。報告書には、「質問を別の言葉と文化に翻訳することの困難」を表しているのかもしれないと困惑を隠しきれない様子も示されています。ただ、上記のように虐待を受けている子どもたちと同様の身体症状を呈して、そのSOSを発している日本の子どもたちのデータと解すれば、それも納得できるのではないでしょうか。

虐待を発見した者には、それを通報する義務があります。私たちが、子どもの"からだと心"で観察してきたこの「発見されにくい虐待」の様子をあらゆる機会に頑固に発信し続けている所以でもあります。

2.2 「貧困」の影響

先にも触れたように、私たち連絡会議は、毎年12月に「子どものからだと心・全国研究会議」を開催し、その討議資料として『白書』を発行し続けています。そして、その第1部「"証拠"と"筋書き"に基づく今年の子どものからだと心」では、その年に話題になったテーマを取り上げて、それぞれの専門家に解説してもらっています。つまり、この第1部の内容には、そのときどきの世相が反映していると考えられるわけです。それをさかのぼってみると、「貧困を支える地域での食支援 −子ども食堂の取り組み」と題するトピックスが登場するのは2015年のことで、それほど前というわけではないことがわかります。このことは、「子どもの貧困」が再三話題になりながらも、"証拠（Evidence）"と"筋書き（Narrative）"を基にそれを紹介するほどのデータや資料、さらには有効な取り組みが長い間不十分であったことを物語っているといえるのかもしれません。ところが、2016年12月に発行された同『白書』では、「子どもの貧困による健康影響とは −足立区における子どもの健康・生活実態調査」「保健室から見える子どもの貧困」「口から見える子どもの生活 −口腔崩壊に苦しむ子どもたち」と3つものトピックスが掲載されています。つまり、ここに来て、子どもの"からだと心"にその影響が一気に表出しはじめているともいえるのです。このような事実は、「子どもの貧困」の問題が一層喫緊の社会問題に膨れあがっていることを教えてくれていると思います。

もちろん、「子どもの貧困」については、トピックスに関する議論だけに止まりません。同『白書』の第2部には、「子どものからだと心の基本統計」が所収されていますが、これら基本統計に関する議論の中でも「子どもの貧困」が話題になることがあります。

例えば、「むし歯」に関する議論がその1つです。『白書2016』・p87に掲載されている「12歳児におけるう歯等の本数（DMF歯数）の年次推移」をみると、低下傾向を示しており、改善の兆しを感じるような推移になっています。ところが、この推移に関する議論では、「全体としては、そうなのかもしれないけれど、口の中が崩壊状態の子どもも少なくない」や「治療勧告を出しても、なかなか病院に行ってくれない（歯科医院に行けない）子どもがたくさんいる」等の発言を耳にすることができます。

つまり、従来の統計値には表れにくいところで「子どもの貧困」が進行しているともいえるのです。そのため『白書』の編集委員会では、単に平均値だけで子どもの"からだと心"を観察することの限界も感じ、集団のバラツキ具合を反映する統計値として標準偏差に目をつけ、そのデータ収集にも挑戦してきました。ところが、このデータの出典元である『学校保健統計調査報告書』では、いくら探してもそれをみつけることができません。「ならば」ということで、文部科学省に問い合わせてみたところ、標準偏差は算出されていないということがわかったのです。平均値を算出するためのデータがあれば、標準偏差を算出することは可能です。同省には、この点に関するデータ公表も期待したいところです。また、従来の統計値だけでは子どもの"からだと心"の現実に合致しないのであれば、それに見合った統計値や別の証拠を早急に模索する必要もありそうです。

以上のような議論の他、経済的な貧困とも無関係とはいえない社会的な貧困や時間的な貧困を連想させるような議論もあります。

「安定した親子関係や友だち関係が築けていない」、「ゲームやスマホに夢中で食事さえ面倒くさがる」、「塾や習いごとで忙しい毎日を送っている」といった声は、それらの一例です。人間関係が希薄な状況では、ゲームやスマホに没頭してしまうのも無理はないでしょう。そのような状態が続けば、視力は低下するでしょうし、生活習慣も乱れてきます。また、やる気や意志を司る前頭葉機能にも異常をきたします。実際、『白書』を基にした全国研究会議の議論では、「視力不良」や「生活習慣」の乱れ、さらには「前頭葉機能」の問題が繰り返し議論されてきました。また、ここ数年で「インターネット依存」の子どもが急増していることを示す調査結果も散見されます。

このように考えると、「貧困」の影響は子どもの"からだと心"の全身に及んでいるといえそうなのです。

2.3 健康診断項目の見直し

日本の保育・教育現場では、長年に亘って学校健康診断を実施しています。公費により子どもの健康状態を観察するこのシステムは、子どもの健康権、学習権を保障する取り組みとして世界に誇れることです。ところが、この間に行われた検査項目の変更には疑問を抱かざるを得ません。

「学校健康診断：消える「座高測定」スポーツ障害検査導入へ」（毎日新聞）という記事が目に飛び込んできたのは2012年2月20日のことでした。文部科学省が学校健康診断の項目を大幅に見直す方針を決めたというのです。そこでは、子どもの発育が頭打ち状態になって体格があまり変化していないことから継続的に「座高」を測る必要性を疑問視する声があがっており、削除する案が出ているということ、地域のスポーツクラブや部活動でからだを酷使し、骨や関節の異常を訴える子どもが増えているため、スポーツ障害に関する検査項目を追加するという案も出ているということが報じられました。

無論、疾病・障がい構造は時代とともに変化します。そのことは、衛生問題が横たわる戦後の混乱期の感染症や寄生虫病にはじまり、高度経済成長期には公害問題が噴出し、生活が便利になっていく中で公害病やむし歯、視力不良、姿勢不

良、肥満・痩身、アレルギー等と、わが国における戦後の子どもの健康問題が移行してきたことが如実に示してくれています。そのため、「追加」項目については積極的にそれを議論し、子どもの"からだと心"の現状に見合った学校健康診断を追求し続ける姿勢が必要でしょう。けれども、わが国で毎年積み上げてきた種々の統計値は、国際的にも高く評価され、国際貢献としての役割さえ果たしているともいえます。そのため、「削除」という点ではより慎重であるように思うのです。

　例えば、女子では身長の伸びに対して、座高がほとんど増加していない様子が確認されてきました（『白書2016』・p120）。このことは、女子の下肢長が年々長くなっていることを示しており、一見、喜ばしいことのようにも思えます。ただ、私たち連絡会議では、畳から椅子での暮らしに生活スタイルが変化したことや便利で快適すぎる生活の中で、足腰周りの筋力が低下してしまったことが影響しているのではないか、ということを議論し、心配してきました。足腰周りの筋力不足は、下肢の骨が長軸方向に伸びるのを抑えず、どんどん足を長くすることにつながるでしょう。また、骨盤の発育といった点では、筋肉からの刺激不足を惹起し、それを阻害してしまうことも心配させます。けだし、かつてに比べて、骨盤が小さい女性が増えたように感じるのは私たちだけではないでしょう。そうなると心配になってくるのが妊娠、出産への影響です。ある救急隊員さんから「最近は、出産時の骨盤骨折で出動することがある」というお話を伺ったことがありましたが、このようなこととも無関係ではないように思うのです。

　いずれにしても、近年、指摘されている女子の下肢長の伸長傾向は、身長だけでなく、座高も測り続けてきたことで明らかになった事実といえます。

　学校健康診断に関する今回の見直し議論では、それに先立って「今後の健康診断の在り方等に関する検討会」が設置され、全国10,351園・校（幼稚園：2,150園、小学校：3,262校、中学校：2,302校、高等学校：1,751校、特別支援学校：886校）を対象として「今後の健康診断の在り方に関する調査」（2011年度実施）も行われました。それによると、追加すべき健康診断の検査項目については、8〜9割の対象が「ない」（幼稚園：90.3％、小学校86.4％、中学校：81.8％、高等学校：77.0％、特別支援学校：82.8％）と回答しています。逆に、省略してもよい健康診断の検査項目については、「座高」（幼稚園：18.1％、小学校：28.3％、中学校32.6％、高等学校：36.6％、特別支援学校：26.2％）と回答する対象が2〜3割程度いるものの、決して多数とはいえず、5〜6割の対象は「特にない」（幼稚園：58.4％、小学校：53.3％、中学校：50.9％、高等学校：47.7％、特別支援学校：61.4％）と回答しています。このようにこの調査結果だけでは、「座高」測定の削除に関する明確な理由が見当たらないのです。

　さらに、日本では1970年代に入った頃から裸眼視力が1.0に満たない子どもの増加が心配されています（『白書2016』・pp88-89）。そのような中、それまでの0.1刻みでの検査がいわゆる「370方式」（1.0、0.7、0.3の3指標によって判定する検査方法。結果は、A（1.0以上）、B（0.7〜0.9）、C（0.3〜0.6）、D（0.3未満）の4段階で判定）に変更されてしまった

のは1992年度でした。この時点では、1.0未満の子どもたちの割合といった統計値への影響はなかったものの、子どもの視力を発達の観点から丁寧に見守るといった点や子ども自身が自らのからだを"知って、感じて、考える"機会と権利の保障といった点では、大きな疑問が残りました。次の変更は、1995年度でした。このときは、眼鏡やコンタクトレンズを装着している子どもは矯正視力のみの検査で構わないということになってしまいました。そのため、ますます子ども自身が自らのからだの事実を"知って・感じて・考える"機会と権利がないがしろにされてしまいました。さらに、2006年度にはクラスに1人でも矯正視力の子どもがいる場合は、そのクラスの視力値を各自治体に報告する義務はないとなってしまったのです。ここまでくると、"誰のため"の、"何のため"の変更なのか、ということさえわからなくなってしまいます。

　以上のように、国際貢献という日本のデータの役割を勘案しても、心配されている子どものからだの事情を勘案しても、また何より、子ども理解の深化や子ども自身が自らのからだに目を向けるためにも、種々のデータを継続的に観察できなくなってしまうような測定項目の変更や削除には、疑問を抱いてしまうのです。

　加えて、当初はスポーツ障害に関する健診項目としてその必要性が叫ばれた「四肢の状態」にしても、最終的にはロコモティブ症候群との絡みの中で運動不足を予想させる検査例が多く見受けられる違和感を覚えてしまいます。

　戦前・戦中には兵力管理の道具にさえ利用された健康診断です。さらに、管理的な側面だけでなく、教育的な側面を内包した健康診断のあり方も問われています。だとすれば、"誰のため"の、"何のため"の健康診断なのか、検査項目なのかということが厳しく問われるべきです。その点、主人公であるはずの子どもの参加さえないがしろにされた今回の検査項目には疑問を感じるのです。

3.　連絡会議からの提言

　以上の事実を踏まえて、私たち連絡会議は、日本の子どもの"からだと心"の諸課題を解決するために、せめて以下4点の対策を日本政府に期待します。

・心配されている神経系の不調と発達不全を見直す対策に取り組むこと
・子どもを取り巻く大人の貧困に対して根本的な対策に取り組むこと
・「子どものため」の政府統計を充実させ、"証拠（Evidence）"と"物語（Narrative）"に基づいて政策を立案すること
・CRCからの「最終所見」に真摯に向き合うこと

　本基礎報告書が示しているように、日本の子どもの"からだと心"は人類史上初の"危機"に直面しているといえます。そのため、CRCによる「日本政府第4・5回報告審査」がこの"危機"を"希望"に転じる契機になることを期待したいと思います。

日本政府第4・5回統合報告書に関する最終所見※

CRC/C/JPN/CO/4-5
配布：一般
2019年3月5日　国連子どもの権利委員会
原文：英語
（翻訳：子どもの権利条約市民・NGOの会　専門委員会）

※子どもの権利委員会第80会期（2019年1月14日から2月1日）にて採択。

Ⅰ．はじめに

1. 本委員会は日本政府第4・5回報告（CRC/C/JPN/4-5）を2019年1月16日および17日に開催された、第2346回および第2347回会議（CRC/C/SR. 2346 and 2347）において審査し、本最終所見を2019年2月1日に開催された第2370回会議において採択した。

2. 本委員会は、第4・5回政府報告および質問リストへの文書回答（CRC/C/JPN/Q/4-5/Add. 1）の提出を歓迎する。これらにより、締約国における子どもの権利の状況をより良く理解できた。本委員会は多分野から構成された締約国代表との建設的な対話に感謝の意を表明する。

Ⅱ．フォローアップの措置および締約国による進捗

3. 本委員会は、女性と男性の婚姻年齢をともに18歳とする2018年民法改正、2017年刑法改正、2016年児童福祉法改正、および、児童ポルノ所持を犯罪化する2014年児童買春、児童ポルノに係る行為等の規制及び処罰並びに児童の保護等に関する法律改正を含む様々な領域にわたる締約国による進捗を歓迎する。本委員会は、また、2016年子供・若者育成支援推進大綱、2018年青少年インターネット環境整備基本計画（第4次）、2014年子供の貧困対策に関する大綱など、前回審査以降にとられた子どもの権利に関する制度的および政策的措置を歓迎する。

Ⅲ．主要な懸念領域および勧告

4. 本委員会は、本条約に規定されたすべての権利が不可分かつ相互依存的であることを想起することを締約国に求め、かつ、本最終所見におけるすべての勧告の重要性を強調する。本委員会は、以下の領域に関する勧告、すなわち、差別の禁止（18パラグラフ）、子どもの意見の尊重（22パラグラフ）、体罰（26パラグラフ）、家庭環境を奪われた子ども（29パラグラフ）、生命の誕生に関わる健康※1 およびメンタル・ヘルス（35パラグラフ）、ならびに、少年司法（45パラグラフ）に関する勧告に締約国の注意を喚起したい。以上の領域に関する勧告については、緊急的な措置が取られなければならない。

5. 本委員会は、持続可能な開発のための2030アジェンダの実施過程のすべてにわたって本条約、武力紛争における子どもの関与に関する選択議定書、および、子どもの売買、子ども買春および子どもポルノに関する選択議定書に従って子どもの権利の実現を確保するよう締約国に勧告する。本委員会は、また、子どもに関係する場合には、持続可能な開発目標17を達成するための政策およびプログラムの作成および実施への子どもの意味のある参加を確保するよう締約国に要請する。

A. 一般的実施措置（第4条、第42条および44条6項）
留保

6. 本委員会は、前回勧告（CRC/C/JPN/CO/3, para. 10）※2 を踏まえて、本条約の全面的な適用の妨げとなっている第37条（c）に付した留保の撤回を検討するよう締約国に勧告する。

立法

7. 様々な法律改正に関する締約国からの情報に留意しながらも、本委員会は、子どもの権利に関する包括的な法律を制定し、かつ、現行の法令を本条約の原則および規定と全面的に整合させるための措置をとるよう締約国に強く勧告する。

包括的な政策および戦略

8. 本委員会は、本条約のすべての領域を包括し、政府諸機関の間の調整と相互補完性を確保する子どもの保護に関する包括的な政策、および、十分な人的、技術的および財政的資源に裏打ちされたこの政策のための包括的な実施戦略を発展させることを締約国に勧告する。

調整

9. 本委員会は、適切な調整機関および、本条約のすべての領域に関わるすべての子どもをターゲットにする評価・監視機構を設置すべきとの前回勧告（CRC/C/JPN/CO/3, para. 14）※3 を締約国に重ねて勧告する。適切な調整機関は、本条約の実施に関わるすべての活動を、領域横断的、全国的、地域的および地方的の各レベルで調整する任務を明確に与えられ、十分な権限を有しなければならない。締約国は、実効的な運営のために必要な人的、技術的および財政的資源の調整機関への提供を確保すべきである。

資源配分

10. 本委員会は、子どもの相対的貧困率がこの数年高いままとなっていることに鑑み、子どもの権利の実施のための公的予算編成に関する一般的注釈第19号（2016年）を想起し、子どもの権利の観点を含み、子どもへの予算配分を明確に特定し、本条約の実施に当てられた資源配分の適切性、効率性、および、公平性を監視、評価する明確な指標および追跡システムを含む予算編成プロセスを、以下の措置をとることにより、確立するよう締約国に強く勧告する。
(a) 子どもに直接影響を与えるすべての予算案、成立予算、修正予算、実支出のための詳細な予算線※4 および予算科目を発展させること。
(b) 子どもの権利に関する支出の報告、追跡、および分析を可能とする予算分類システムを用いること。
(c) サービス給付のための予算の補正または減額が子どもの権利の享受に関わる現行の水準を低下させないようにすること。
(d) 「子供・若者育成支援推進大綱」の実施のために適切な資源を配分すること。

データ収集

11. 締約国によるデータ収集のための努力に留意しながらも、本委員会は依然として空白が存在することに留意する。本委員会は、一般的実施措置に関する一般的注釈第5号（2003年）を想起し、本条約のすべての領域、特に、子どもの貧困、子どもへの暴力、乳幼児期のケアと発達の領域において、年齢、性、障害、居住地域、民族的出自、および社会経済的背景によって分類されたデータ収集システムを向上させ、かつ、政策およびプログラムの作成にそのデータを

資料

用いるよう締約国に勧告する。

独立した監視
12. 地方レベルにおいて33か所に子どものためのオンブズパーソン事務所が設置されていることに留意しながらも、報告によれば、これらの事務所は、独立した財政的および人的資源を欠き、救済のための仕組みを有していない。本委員会は、以下の措置を取るよう締約国に勧告する。
(a) 子どもに理解のある方法によって[*5]、子どもからの不服申立を受理し、調査し、解決することのできる子どもの権利を監視する特別な機構を含む、独立した人権監視機構を迅速に設立すること。
(b) 人権の促進および擁護のための国内機構の地位に関する原則(パリ原則)の全面的な遵守を確保するために、財政、権限および免責に関することを含め、上記の監視機構の独立性を確保すること。

広報、意識喚起、および研修
13. 締約国が意識喚起プログラムおよび子どもの権利に関するキャンペーンの実施のために努力していることを認識しながらも、本委員会は、以下のことを締約国に勧告する。
(a) 本条約に関する情報の普及を、子どもと親だけでなく、立法および司法的プロセスにおける本条約の適用を確保するために議員および裁判官にも拡大すること。
(b) 教師、裁判官、弁護士、家庭裁判所調査官、ソーシャルワーカー、警察官、報道関係者、ならびにすべてのレベルの公務員および政府職員を含む子どものために子どもにかかわって働くすべての者[*6]を対象にして、本条約および選択議定書に関する特別の研修講座を定期的に実施すること。

市民社会との協力
14. 締約国報告作成の過程で政府が市民社会と会議をもち意見交換をしてきたことを歓迎するものの、本委員会は、市民社会との協力を強化し、かつ、本条約実施のすべての段階において市民社会の諸組織を体系的に参加させるよう締約国に勧告する。

子どもの権利と経済界
15. 本委員会は、子どもの権利への財界の影響に対する政府の責任に関する一般的注釈第16号（2013年）および人権理事会が2011年に承認したビジネスと人権に関する指導原則を想起し、以下のことを締約国に勧告する。
(a) ビジネスと人権に関する国内行動計画を発展させるにあたって、子どもの権利が組み入れられること、および、企業が子どもの権利影響調査・診断を定期的に実施し、そのビジネス活動の環境、健康、人権への影響と対応計画とを全面的に公表することが求められるようにすること。
(b) 子どもの権利に関連する、労働および環境を含む国際的準則を遵守する責任を財界に果たさせるための規制を採択し、実施すること。
(c) 旅行および観光における子どもの性的搾取の防止に関する意識喚起キャンペーンを、旅行業界、メディア・広告業界、娯楽業界および公衆とともに実施すること。
(d) 旅行代理店および観光業界に世界観光機関の世界観光倫理憲章を広く普及すること。

B. 子どもの定義（第1条）
16. 民法改正により女性、男性ともに婚姻最低年齢を18歳としたことに留意しながらも、本委員会は、改正が2022年にようやく施行されることを遺憾とし、それまでの間、締約国の本条約に基づく義務に従い、子どもの婚姻の完全な廃止に必要な暫定的措置を取るよう締約国に勧告する。

C. 一般原則（第2条、第3条、第6条および第12条）
差別の禁止
17. 本委員会は、2013年民法の一部を改正する法律により、非婚の親の子どもの相続分が等しくされたこと、2016年に本邦外出身者に対する不当な差別的言動の解消に向けた取組の推進に関する法律が採択されたこと、および、審査において言及された意識喚起のための活動に留意する。本委員会は、さらに、強姦罪の構成要件を修正し、男の子にも保護を与える2017年刑法改正を歓迎する。本委員会は、しかしながら、今もって、以下のことを懸念する。
(a) 包括的な反差別法がないこと。
(b) 戸籍法における非婚の親の子どもの非嫡出性に関する差別的な規定、特に、出生登録に関する規定が、部分的に残されていること。
(c) 周辺化された様々なグループの子どもに対する社会的な差別が根強く存続していること。

18. 本委員会は以下のことを締約国に勧告する。
(a) 包括的な反差別法を制定すること。
(b) 非婚の親の子どもの地位に基づく差別に関する規定を含め、いかなる理由に基づくものであれ子どもを差別する規定を撤廃すること。
(c) 特に、アイヌ民族を含む民族的少数者に属する子ども、部落の子ども、韓国・朝鮮などの非日系の子ども、移民労働者の子ども、レズビアン、ゲイ、バイセクシュアル、トランスジェンダー、およびインターセックスの子ども、婚外子、および障害を持つ子どもに対する事実上の差別を減らし、防止するために、意識喚起プログラムおよび人権教育を含む措置を強化すること。

子どもの最善の利益
19. 本委員会は最善の利益を第一義的に考慮される子どもの権利が、特に教育、代替的ケア、家事事件、および少年司法において、適切に組み入れられておらず、解釈と適用も一貫していないこと、および、司法、行政、立法機関が子どもに関するすべての決定において子どもの最善の利益を考慮していないことに留意する。本委員会は、最善の利益を第一義的に考慮される子どもの権利に関する一般的注釈第14号（2013年）を想起し、子どもに関するすべての法および政策の事前的および事後的な評価を行う義務的なプロセスを確立するよう締約国に勧告する。本委員会は、また、子どもに関する個々の事案において、関係する子どもの参加を義務付け、多専門的チームによる子どもの最善の利益評価が常に行われるよう勧告する。

生命、生存および発達に関する権利
20. 本委員会は、前回勧告（CRC/C/JPN/CO/3, para. 42）[*7]を締約国に想起させ、以下のことを要請する[*8]。
(a) 社会の競争的な性格により子ども時代と発達が害されることなく、子どもがその子ども時代を享受することを確保するための措置を取ること。
(b) 子どもの自殺の根本原因に関する調査を行い、防止措置を実施すること、および、学校にソーシャルワーカーを配置し、学校で心理相談サービスを提供すること。
(c) 子どものための施設による適切な安全最低基準の遵守を確保し、かつ、子どもの不慮の死亡または重大な傷害を、自動的に、独立して検証する公的な仕組み[*9]を導入すること。
(d) 交通事故、学校事故、家庭内事故を防止することに向けられた措置を強化し、道路の安全確保のための措置、安全と救急措置の訓練の提供、および、小児救急医療の拡大を含む適切な対応を確保すること。

子ども意見の尊重
21. 2016年改正児童福祉法が子どもの意見の尊重に言及していること、および、家事事件手続法が手続への子どもの参加に関する規定を強化していることに留意するものの、本委員会は、子どもに影響

を与えるすべての事柄において自由に意見を表明する子どもの権利が尊重されていないことを、依然として深く懸念している。

22. 本委員会は、子どもの聞かれる権利に関する一般的注釈第12号（2009年）を想起し、意見を持つことのできるいかなる子どもにも、年齢の制限なく、子どもに影響を与えるすべての事柄について、その意見を自由に表明する権利を確保し、威かしと罰から子どもを守り、子どもの意見が適切に重視されることを確保するよう締約国に要請する。本委員会は、さらに、聞かれる権利を子どもが行使することを可能とする環境を提供すること、および、家庭、学校、代替的ケア、保健、医療において、子どもに関する司法手続、行政手続において、また、地域社会において、環境に関する事柄を含むすべての関係する問題について、すべての子どもにとって意義があり、その力を伸ばし、発揮させるような※10参加を積極的に促進することを締約国に勧告する。

D. 市民的権利および自由（第7条、第8条、第13条から第17条）

出生登録および国籍
23. 本委員会は、持続可能な開発目標ターゲット16.9※11 を想起し、以下のことを締約国に勧告する。
(a) 国籍法2条3項の適用範囲を拡大し、その親の国籍を取得することのできない子どもにも出生により自動的に国籍を与えることを検討すること。不法移民の子どもを含む締約国に居住するすべての子どもが適切に登録され、法律上の無国籍から保護されるようにするため国籍関連法を検討すること。
(b) 難民申請をしている子どもなどすべての登録されていない子どもが教育、健康およびその他の社会的サービスを受けられるようにするために必要な積極的な措置を取ること。
(c) 無国籍の子どもを適切に認定し、保護するために無国籍かどうかを決定する手続を発展させること。
(d) 無国籍者の地位に関する条約および無国籍の削減に関する条約の批准を検討すること。

E. 子どもに対する暴力（第19条、第24条3項、28条2項、第34条、第37条（a）、および第39条）

虐待、遺棄、および性的搾取
24. 性的搾取の被害者のためのワンストップ・センターのすべての県における設置、および、監護のもとにある18歳未満の者に対する性交およびわいせつな行為を犯罪として新設する刑法179条改正を歓迎する。本委員会は、しかしながら、あらゆる形態の暴力からの自由に関する子どもの権利に関する一般的注釈13号（2011年）を想起し、持続可能な開発目標ターゲット16.2※12 に留意し、高いレベルの暴力、子どもの性的虐待と搾取を懸念し、子どもへのあらゆる形態の暴力の根絶を優先課題とすること、および、以下のことを締約国に勧告する。
(a) 学校内の事件を含む、虐待および性的虐待の被害者となった子どもの特別なニーズに関する研修を受けたスタッフによって支えられた、子どもにやさしい通報、申し立て、および、付託のための仕組みの設立を急ぐこと。
(b) これらの事件を調査し、行為者を訴追するための努力を強化すること。
(c) 性的搾取と性的虐待の被害者となった子どもに対するスティグマ（レッテル貼り）と闘うために意識喚起活動を実施すること。
(d) 児童虐待を防止し、それと闘うための包括的な戦略および被害者となった子どもの回復と社会再統合のための政策を策定するために、子どもも参加する教育プログラムを強化すること。

体罰
25. 本委員会は学校における体罰が法によって禁止されていることに留意する。しかしながら本委員会は、以下のことを深く懸念する。

(a) 学校における禁止が実効的に実施されていないこと。
(b) 家庭および代替的ケアにおける体罰が法律によって十分に禁止されていないこと。
(c) 特に、民法および児童虐待防止法が適切な懲戒を用いることを許し、体罰の許容性について曖昧であること。

26. 本委員会は、体罰およびその他の残虐なまたは品位を傷つける懲罰から保護される権利に関する一般的注釈第8号（2006年）に留意し、前回勧告（CRC/C/JPN/CP/3, para. 48）※13 を締約国に想起させ、以下を要請する。
(a) 法律、特に、児童虐待防止法および民法において、家庭、代替的ケア、保育および矯正・刑事施設などあらゆる状況において、軽微なものであれ、あらゆる体罰を明示的かつ全面的に禁止すること。
(b) 意識喚起キャンペーンを強化すること、ならびに、積極的、非暴力的および参加的形態の子どもの養育と躾※14 を促進することを含め、あらゆる状況において現に行われている体罰を根絶するための措置を強化すること。

F. 家庭および代替的ケア（第5条、第9条から第11条、第18条1項・2項、第20条、第21条、および第27条4項）

家庭環境
27. 本委員会は、適切な人的、技術的、および財政的資源に裏打ちされた、以下のために必要なあらゆる措置をとるよう締約国に勧告する。
(a) 仕事と家庭生活との適切なバランスを促進することを含めて家庭を支援しかつ、強化すること、十分な社会的支援、精神的支援と指導を、要支援家庭に提供すること、特に、子どもの遺棄と施設入所を防止すること。
(b) 子どもの最善の利益になる場合には共同監護を認めるために、外国人の親を含めて、離婚後の親子関係を規制する法律を改正すること、および、同居していない親との人格的関係と直接的な接触を維持する子どもの権利が定期的に行使されるようにすること。
(c) 家事事件に関わる裁判所の命令、例えば、子どもの扶養料に関する命令の執行を強化すること。
(d) 子どもおよびその他の親族の扶養料の国際的な回収に関する条約、扶養義務の準拠法に関する議定書、親責任および子どもの保護措置に関する管轄、準拠法、承認、執行および協力に関する条約の批准を検討すること。

家庭環境を奪われた子ども
28. 本委員会は、家庭基盤型ケアの原則を導入した2016年児童福祉法改正および6歳未満の子どもは施設に入所されるべきではないとする「新しい社会的養育ビジョン」の承認に留意する。しかしながら、本委員会は、以下のことを真剣に懸念する。
(a) 報告によれば、多くの子どもが家庭から引き離されていること、および、裁判所の命令がなくとも子どもは家庭から引き離され、児童相談所に2か月まで措置されうること。
(b) 多くの子どもが、外部監視および評価の仕組みもないまま、不適切な基準の施設に依然として措置され、施設内虐待が報告されていること。
(c) より多くの子どもを入所させる財政的なインセンティブが児童相談所にあるとの報告があること。
(d) 里親が包括的な支援、適切な研修および監視を受けていないこと。
(e) 施設に措置された子どもは実親との接触を維持する権利をはく奪されていること。
(f) 実親が子どもの引き離しに反対している場合、または、子どもの措置に関する実親の判断が子どもの最善の利益に反している場合には、家庭裁判所に事案を申し立てるべきことを児童相談所が明確に指示されていないこと。

29. 子どもの代替的ケアに関するガイドライン[※15]に締約国の注意を促し、本委員会は締約国に以下のことを要請する。

(a) 家庭から子どもが引き離されるべきかの決定の司法審査を義務付け、子どもの引き離しに関する明確な基準を確立し、子どもおよび親からの聴取の後、子どもの保護および子どもの最善の利益に必要である場合に、最終的な手段としてのみ、子どもが親から引き離されるようにすること。

(b)「新しい社会的養育ビジョン」[※16] を明確な期限をつけて迅速かつ実効的に実施し、6歳未満の子どもからの非施設入所化と里親あっせん機関の設立を迅速に行うこと。

(c) 児童相談所における一時的な監護の慣行[※17]を廃止すること。

(d) 代替的ケアにおける子どもへの虐待を防止し、調査し、児童虐待に責任のある者を訴追すること、里親および児童相談所などの施設への子どもの措置に対する定期的な独立した外部審査を確保すること。子どもの不適切な養育の通告、監視、救済のためのアクセスしやすい、安全なチャンネルを提供することを含め、子どものケアの質を監視すること。

(e) 財政的資源を施設から里親などの家庭的養護[※18] に振り替え、非施設入所化を実施する自治体の能力を強化し、同時に、あらゆる里親が包括的な援助、適切な研修、および監視を受けるようにすることにより、家庭基盤型措置[※19] を強化すること。

(f) 里親委託ガイドラインを改正し、子どもの委託に関する実親の判断が子どもの最善の利益に反する場合には、家庭裁判所に事件を申し立てるよう児童相談所に明確に指示すること。

養子縁組

30. 本委員会は、締約国に以下のことを勧告する。

(a) 自己または配偶者の直系卑属による養子縁組も含め、あらゆる養子縁組が司法の許可によるものとし、かつ、子どもの最善の利益に従うようにすること。

(b) 養子となったあらゆる子どもの記録を保存し、国際養子縁組のための中央組織を設立すること。

(c) 国際養子縁組に関する子どもの保護と協力に関するハーグ条約の批准を検討すること。

不法移送および不返還

31. 本委員会は、子どもの不法移送および不返還を防止し、それと闘うためのあらゆる必要な努力を行い、国内法を国際的な子の奪取の民事上の側面に関するハーグ条約と整合させ、子どもの返還および接触を維持する権利に関する司法判断の適切かつ迅速な執行を確保するよう締約国に勧告する。本委員会は、また、関係する諸国、特に、監護権または面会交流権に関する協定を締結した諸国との対話と協議を強化するよう締約国に勧告する。

G. 障害、基礎的健康および福祉（第6条、第18条3項、第23条、第24条、第26条、第27条1項から3項、および第33条）

障害のある子ども

32. 本委員会は、合理的配慮の概念を導入した障害者基本法2011年改正および障害を理由とする差別の解消の推進に関する法律の2013年における制定を歓迎する。本委員会は、障害を持つ子どもの権利に関する一般的注釈第9号（2006年）に留意し、前回の勧告（CRC/C/JPN/CO/3, para. 59）[※20]を締約国に想起させ、障害に対する人権を基礎とするアプローチを採用すること、障害のある子どものインクルージョンのための包括的な戦略を確立すること、および以下のことを勧告する。

(a) 障害のある子どもに関するデータを定期的に収集し、障害のある子どものための適切な政策とプログラムの整備に必要な障害を診断する効率的なシステムを発展させること。

(b) 適切な人的、技術的、および財政的資源によって裏打ちされた、次の措置を強化すること。統合学級におけるインクルーシブ教育を

発展させ、実施するための措置、および、専門的教師と専門家を養成し、かつ、個別的援助とあらゆる適切な配慮を学習に困難を持つ子どもに提供する統合学級に配置するための措置。

(c) 放課後デイケアサービスにおける施設およびスタッフに関する基準を厳格に適用し、その実施を監視すること、および、サービスがインクルーシブであることを確保すること。

(d) 早期発見・介入プログラムを含む健康ケアへの障害を持つ子どもによるアクセスを確保するための緊急の措置をとること。

(e) 教師、ソーシャルワーカー、健康、医療、セラピー関係者など、障害のある子どもにかかわって働く専門的スタッフを養成・研修し、その数を増やすこと。

(f) 障害のある子どもに対するスティグマ（レッテル貼り）および偏見と闘い、このような子どもへの肯定的なイメージを促進するために、政府職員、公衆および家庭に向けて意識喚起キャンペーンを行うこと。

健康および健康サービス

33. 本委員会は、達成可能な最高水準の健康を享受する子どもの権利に関する一般的注釈第15号（2013年）および持続可能な開発目標ターゲット2.2 [※21] を想起し、締約国に以下のことを勧告する。

(a) 低体重出生時の比率が高いことの原因を分析し、健康な親と子ども21（第2段階）キャンペーンも含め、出産体重を効果的に増加させ、乳幼児、子どもおよび母親の栄養状態を効果的に向上させるためのエビデンスに基づいた措置を導入すること。

(b) 柔軟な働き方の実施と、より長い産前産後休暇を助長すること。母性保護に関する国際労働機関第183号条約（2000年）の批准を含めて、最低生後6か月まで、母乳だけによる育児を促進するためのあらゆる適切な措置を取ること。母乳代用品のマーケティングに関する国際規準を全面的に実施すること。病院、クリニック、および地域における相談の仕組みを通して母親に適切な支援を提供する包括的なキャンペーンを実施すること。赤ちゃんにやさしい病院のためのイニシアティブを全国で展開すること。

生命の誕生に関わる健康[※22] およびメンタル・ヘルズ[※23]

34. 本委員会は、以下のことを深く懸念する。

(a) 思春期の子どものHIV/AIDS およびその他の性感染症の罹患率が増加していること、ならびに、性と生命の誕生に関わる健康および家族計画についてのサービスと学校における教育とが限られていること。

(b) 10代の女の子の高い堕胎率、および、刑法において堕胎が違法とされているという事実。

(c) 思春期の子どものメンタル・ヘルスへの関心の不十分さ、メンタル・ヘルスに対する社会における否定的な態度、および、児童青年精神科医とその他の専門家の不足。

(d) 注意欠如・多動症による行動障害と診断される子どもが増加し、社会的要因および非医療的措置が無視されながら、精神刺激薬の投与による処置がなされていること。

35. 本委員会は、子どもの権利条約のもとにおける思春期の健康と発達に関する一般的注釈第4号（2003年）および思春期の子どもの権利の実施に関する一般的注釈第20号（2016年）を想起し、持続可能な開発目標ターゲット5.6 [※24] に留意し、締約国に以下のことを要請する。

(a) 思春期の子どもの性と生命の誕生に関わる健康に関する包括的な政策を策定し、性と生命の誕生に関わる健康が、学校の義務的な教育課程の一部として、思春期の女の子と男の子向けに、特に、弱年齢妊娠と性感染症の防止を焦点として、一貫して実施されるようにすること。

(b) 質が高く、年齢にふさわしいHIV/AIDS サービスと学校における教育へのアクセスを向上させること。HIV に感染した妊娠している女の子のための抗レトロウイルス薬による治療と予防へのアクセスを向上させ、受診者を拡大すること。AIDS クリニカルセンター（ACC）

および 14 の地域中核病院への適切な援助を提供すること。
(c) あらゆる状況における堕胎を非刑罰化することを検討し、安全な堕胎および堕胎後ケアサービスへの思春期の女の子のアクセスを増やすこと。
(d) 原因の分析、意識喚起、および専門家の増加を含む多専門的アプローチにより、子どもと思春期にある子どもの情緒的および精神的しあわせという課題に取り組むこと。
(e) 注意欠如・多動症との診断が徹底的に検証されるようにすること、薬の処方が、個別的評価を経てはじめて、最終的手段として用いられるようにすること、および、子どもとその親が投薬措置の副作用および非医療的な代替的措置について適切に告知されるようにすること。注意欠如・多動症との診断数の増加および精神刺激薬の増加の原因に関する研究を行うこと。

環境的健康
36. 本委員会は、東京電力原子力事故により被災した子どもをはじめとする住民等の生活を守り支えるための被災者の生活支援等に関する施策の推進に関する法律、福島県民健康管理基金、および、被災した子どもの健康と生命に関する包括的支援プロジェクトの存在に留意する。本委員会は、しかしながら、持続可能な開発目標ターゲット 3.9[*25] を想起し、以下のことを締約国に勧告する。
(a) 避難指示区域[*26]における被曝が子どもに対するリスク要因に関して国際的に受け入れられた知見と矛盾がないことを再確認すること。
(b) 帰還困難区域および居住制限区域[*27]からの避難者、特に子どもに対する、金銭的支援、住居の支援、医療支援およびその他の支援の提供を今後も継続すること。
(c) 福島県での放射線によって影響を受けている子どもたち[*28]への医療的およびその他のサービスの提供を強化すること。
(d) 年間累積被曝線量が 1 ミリシーベルトを超える地域にいる子どもに対する包括的かつ長期的な健康診断を実施すること。
(e) すべての避難者および居住者、特に、子どものようにその権利を侵害されやすいグループによる、メンタル・ヘルスに関する施設、物資、および、サービスの利用可能性を確保すること。
(f) 被曝のリスクおよび、子どもが被曝に対してより感受性が強いことについての正確な情報を、教科書および教材を通じて提供すること。
(g) 達成可能な最高水準の身体的健康およびメンタル・ヘルスを享受するすべての者の権利に関する特別報告者による勧告（A/HRC/23/41/Add.3）を実施すること。

気候変動の子どもの権利への影響
37. 本委員会は、持続可能な開発目標 13[*29] およびそのターゲットに注目する。本委員会は特に以下のことを締約国に勧告する。
(a) 気候変動および災害のリスク・マネジメントに取り組む政策またはプログラムを発展させるにあたり、子どもの特別な脆弱性と特別なニーズ、および、子どもの意見が考慮されるようにすること。
(b) 気候変動と自然災害を学校の教育課程と教師の研修プログラムに組み込むことにより、このトピックに対する子どもの意識を向上させ、子どもの心構えを高めること。
(c) 様々な災害によって子どもが直面するリスクの内容を明らかにする分類されたデータを収集し、それに従って、国際的、地域的、および国内的政策、枠組みおよび協定を構築すること。
(d) 子どもによる権利の享受、特に、健康、食料、および適切な生活水準に関する権利の享受を脅かす水準に気候変動が達することを回避するための国際的取り組みに従って、温室効果ガスの排出を減少させることを含め、気候変動緩和政策が本条約に合致するようにすること。
(e) 他国における石炭火力発電所への資金援助を再考し、石炭火力発電所が持続可能なエネルギーを用いた発電所に漸進的に取り換えられるようにすること。

(f) 二国間、多国間、地域的、および国際的協力を追求して、これらの勧告を実施すること。

生活水準
38. 社会的再配分、および、ひとり親家庭の子ども手当[*30] といった様々な措置に留意するものの、本委員会は持続可能な開発目標ターゲット 1.3[*31] に注目しながら、締約国に以下のことを勧告する。
(a) 家族手当[*32] および子ども手当[*33] の制度を強化することを含め、親に対する適切な社会的援助を提供するための努力を強化すること。
(b) 子どもの貧困および社会的排除を減少させるための戦略と措置を強化するために、家族および子どもを対象とする聞き取りを行うこと。
(c) 子どもの貧困対策に関する大綱（2014 年）の実施に必要なあらゆる措置をとること。

H. 教育、余暇、および文化的な活動（第 28 条から第 31 条）
職業訓練とガイダンスを含む教育
39. 本委員会は、持続可能な開発目標ターゲット 4.a[*34]、特に、いじめを経験している子どもの割合に関する指標 4 a.2[*35] に留意し、前回勧告（CRC/C/JPN/CO/3, para.71, 73, 75, 76)[*36] を締約国に想起させ、以下のことを勧告する。
(a) いじめ防止対策推進法および学校におけるいじめの発生を防止する反いじめプログラムとキャンペーンのもとで、いじめに対抗する実効的な措置を実施すること。
(b) あまりにも競争的な[*37]制度を含むストレスフルな学校環境から子どもを解放することを目的とする措置を強化すること。
(c) 授業料無償化プログラムを朝鮮人学校へ拡大するために基準を再検討すること。大学入学試験へのアクセスにおける差別の禁止を確保すること。

乳幼児期における発達
40. 本委員会は、2018 年における保育所等における保育の質の確保・向上に関する検討会の設置および、2017 年における子育て安心プランを歓迎する。本委員会は、持続可能な開発目標ターゲット 4.2[*38] に留意し、前回勧告（CRC/C/JPN/CO/3, paras.71, 73, 75, 76)[*39] を締約国に想起させ、以下のことを勧告する。
(a) 3 歳から 5 歳の子どもの幼児教育のために幼稚園、保育所および認定子ども園を無償とする計画を実効的に実施すること。
(b) 主要都市における保育提供能力を高めるための努力を継続し、質を高めながら、定員を増やし、2020 年までに待機児童を減少させること。
(c) 保育を低廉で、アクセス可能なものとし、かつ、保育の施設と運営に関する最低基準に従ったものとすること。
(d) 保育の質を確保し、向上させるための具体的な措置をとること。
(e) 上記 (a) から (d) に示された措置に充分な予算を配分すること。

休息、余暇、リクリエーション活動、および文化的、芸術的活動
41. 休息、余暇、遊び、リクリエーション活動、文化的生活、および芸術に関する子どもの権利に関する一般的注釈第 17 号（2013 年）に基づき、本委員会は、十分かつ持続的な資源を伴った遊びと余暇に関する政策を策定、実施すること、および、余暇と自由な遊びに十分な時間を割り振ることを含め、休息と余暇に関する子どもの権利、および、子どもの年齢にふさわしい遊びとリクリエーション活動を行う子どもの権利を確保するための努力を強化することを締約国に勧告する。

I. 特別保護措置（第 22 条、第 30 条、第 32 条、第 33 条、第 35 条、第 36 条、第 37 条 (b) から (d)、第 38 条から第 40 条）
難民申請をしている子ども、移民の子ども、および難民の子ども
42. 本委員会は、移民労働者およびその家族の構成員の権利の保護に関する委員会と子どもの権利委員会とによる国際的移民の文脈に

おける子どもの人権に関する共同一般的注釈（2017年）移民労働およびその家族の構成員の権利の保護に関する委員会一般的注釈第3号および第4号（2017年）、子どもの権利委員会一般的注釈第22号および第23号（2017年）を想起し、前回最終所見（CRC/C/JPN/CO/3, para. 78）を締約国に想起させ、以下のことを勧告する。

（a）子どもに関するあらゆる決定において子どもの最善の利益が第一義的に考慮されること、および、ノン・ルフールマンの原則（追放・送還禁止原則）が遵守されるようにすること。

（b）難民申請をしている親の収容により、子どもから分離されることを回避するための法的枠組みを確立すること。

（c）親に伴われていない、または親から引き離されている難民申請をしている子どもまたは移民の子どもの収容を回避するために、公的な機構の設置を含む措置を直ちに取ること。入国者収容施設からこのような子どものすべてを直ちに解放し、シェルター、適切なケアおよび教育へのアクセスを提供すること。

（d）難民申請をしている者および難民、特に子どもに対するヘイトスピーチと闘うためのキャンペーンを展開すること。

売買、取引および誘拐
43. 本委員会は締約国に以下のことを勧告する。

（a）子どもの人身取引の行為者を訴追するための努力を強化し、子どもの人身取引に関わる犯罪に対する罰則を強化し、罰金を選択刑とすることをやめること。

（b）人身取引の被害者となった子どもが適切に発見され、種々のサービスに委託されるようにするため、被害者選別を強化すること。

（c）シェルターならびに身体的、精神的回復およびリハビリテーションのための子どもにやさしい包括的な援助を含む、人身取引の被害者となった子どもへの専門的ケアおよび支援のための資源を増やすこと。

少年司法運営
44. 本委員会は再犯防止推進計画（2017年）に留意する。しかしながら、本委員会は、以下のことを深く懸念する。

（a）「刑罰が科される最低年齢」が16歳から14歳に引き下げられたこと。

（b）弁護士の法的援助を受ける権利が体系的に実施されていないこと。

（c）重大な罪を犯した16歳以上の子どもが刑事裁判に送致されうること。

（d）14歳から16歳までの子どもが矯正施設に収容されうること。

（e）「将来、罪を犯し、または刑罰法令に触れる行為をする虞のある」子どもが自由を奪われうること。

（f）子どもが無期刑を科され、一般に、仮釈放の許される期間よりも相当長期にわたって拘禁されていること。

45. 本委員会は、少年司法システムを本条約および関係する諸基準に全面的に適合させることを締約国に要請する。特に、本委員会は、前回最終所見（CRC/C/JPN/CO/3, para. 85）を締約国に想起させ、以下のことを要請する。

（a）子どもによる犯罪の根本的原因を研究し、予防的措置を緊急に実施すること。

（b）「刑罰を科される最低年齢」を16歳に戻すことの検討の資料とするため、2000年以降の子どもによる犯罪の動向を研究すること。

（c）手続の早期の段階から、かつ、法的手続の全体を通して、法に抵触した子どもに質の高い独立した法律扶助を提供されるようにすること。

（d）いかなる子どもも刑事裁判所において裁判を受けることがないようにすること。子どもが刑事責任を問われた事案において、ダイバージョン、保護観察、調停、カウンセリング、またはコミュニティ・サービスなどの非司法的措置が用いられ、また、可能な場合には、罪に対する非拘禁的処分が、より多く用いられるようにすること。

（e）裁判前および裁判後における自由の剥奪が最終的手段として、かつ、可能な限り短い期間において用いられるようにすること。自由の剥奪の取消を目的として、自由の剥奪を定期的に再審査すること。特に、

（i）「将来、罪を犯し、または刑罰法令に触れる行為をする虞のある」子どもかどうかを再審査し、このような子どもの拘禁を終了させること。

（ii）子どもによる犯罪について無期刑および不定期刑を用いることを見直し、拘禁が可能な限り短期間となるように、特別の仮釈放制度を適用すること。

子どもの売買、子ども買春、および子どもポルノに関する選択議定書に関する本委員会の前回最終所見および勧告のフォローアップ
46. 子どもの売買、子ども買春および子どもポルノに関する選択議定書についての政府報告に対する本委員会の最終所見（2010年）（CRC/C/OPSC/JPN/CO/1）を実施するために締約国がなした努力に留意し、感謝するものの、本委員会は、以下のことを締約国に勧告する。

（a）子どももしくはほぼ子どもに見えるように描かれた者が明白に性的行為を行っているイメージおよび描写、または、性的目的のための子どもの性的部位の描写を作成、配布、普及、提供、販売、アクセス、閲覧および所持することを犯罪化すること。

（b）「女子高生サービス」および子どもエロティカなどのように、子どもの買春および子どもの性的搾取を助長し、または、これらにつながる商業的活動を禁止すること。

（c）行為者に責任を果たさせ、被害者となった子どもを救済するために、オンライン（インターネット）およびオフライン（実店舗）での子どもの売買、子ども買春、および子どもポルノに関わる犯罪を捜査、訴追し、制裁を加えるための努力を強化すること。

（d）性的虐待および性的搾取の被害者となった子どもに焦点を合わせた質の高い統合されたケアおよび支援を提供するために、ワンストップ危機対応センター（駆け込み拠点）への資金提供と援助を増やし続けること。

（e）児童・生徒、親、教師およびケア提供者を対象として、新しい技術に伴うリスク、および安全なインターネットの利用の仕方についてのキャンペーンを含む意識喚起プログラムを強化すること。

（f）子どもの売買、子ども買春および子どもポルノに関する特別報告者の勧告（A/HRC/31/58/Add.1, para. 74）を実施すること。

武力紛争下の子どもに関する選択議定書に関わる本委員会の前回最終所見および勧告のフォローアップ
47. 武力紛争への子どもの関与に関する選択議定書についての政府報告に対する本委員会の最終所見（2010年）（CRC/C/OPAC/JPN/CO/1）を実施するために締約国がなした努力に留意し、感謝するものの、本委員会は、特に自衛隊が国連平和維持活動に参加する際には、自衛隊に対する本選択議定書の規定に関する研修を強化し続けるために具体的な措置を取るよう締約国に勧告する。

J. 通報手続に関する選択議定書の批准
48. 本委員会は、子どもの権利の実施をさらに強化するために、通報手続に関する選択議定書を批准するよう、締約国に勧告する。

K. 国際人権文書の批准
49. 本委員会は、子どもの権利の実施をさらに強化するために、締約国が締約国となっていない以下のコアとなる人権文書の批准を検討するよう締約国に勧告する。

（a）市民的および政治的権利に関する国際規約の第1選択議定書。

（b）市民的および政治的権利に関する国際規約の第2選択議定書。

（c）経済的、社会的および文化的権利に関する国際規約の選択議定書。

（d）女性に対するあらゆる形態の差別の撤廃に関する条約の選択議定書。

(e) 拷問およびその他の残虐な、非人道的なもしくは、品位を傷つける取扱いまたは刑罰に関する条約の選択議定書。
(f) 移民労働者およびその家族の構成員の権利の保護に関する条約。
(g) 障害を持つ者の権利に関する条約の選択議定書。

L. 地域機構との協力
50. 本委員会は、特に、東南アジア諸国連合女性と子どもの権利の促進と保護に関する委員会と協力することを締約国に勧告する。

IV. 実施および報告
A. フォローアップと普及
51. 本委員会は、本最終所見における勧告を全面的に実施することを確保するためのあらゆる適切な措置を取るよう締約国政府に勧告する。本委員会は、また、第4・5回定期報告、質問リストへの文書回答、および、本最終所見が締約国の諸言語で広く利用可能とされるよう勧告する。

B. 報告とフォローアップのための国内機構
52. 本委員会は、政府の常置組織として、報告とフォローアップのための国内機構を設置するよう締約国に勧告する。この国内機構は、国際的、地域的人権機構への報告を調整し、作成すること、人権機構と協議すること、および、条約上の義務、人権機構の勧告と決定の国内におけるフォローアーップと実施を調整し、追跡することを任務とする。本委員会は、このような組織は、スタッフの適切かつ継続的な献身によって支えられるべきであり、市民社会と体系的に協議する能力を持っているべきであることを強調する

C. 次回報告
53. 本委員会は、第6・7回統合報告を2024年11月21日までに提出し、本最終所見のフォローアップに関する情報を報告に含めることを要請する。報告は2014年1月31日に採択された本委員会の条約別報告ガイドライン（CRC/C/58/Rev. 3）を遵守すべきであり、21,200語を超えてはならない（国連総会決議68/268 パラグラフ16）。制限語数を超える報告が提出された場合には、締約国は上述の決議に従って短くすることを要請される。締約国が見直したうえ報告を再提出しない場合には、条約機関による審査のための翻訳は保証されない。

54. 委員会は、また、更新されたコア文書を、42,400語を超えない範囲で、共通コア文書と条約別文書に関するガイドライン（HRI/GEN/2/Rev.6, chap. I）、および、国連総会決議68/268 パラグラフ16を含む、国際人権機関のもとでの報告ガイドラインに示されているコア文書の要件に従って提出するよう要請する。
（子どもの権利条約市民・NGOの会専門委員会翻訳）（2019年3月17日現在）

＜翻訳注＞
*¹ 原文は reproductive health。リプロダクティブ・ヘルスまたは生殖に関する健康と訳出される場合も多いが、reproduction の「子どもを生むプロセス」（ケンブリッジ英語辞典）という意味をあらわすために、本文のように訳出した。
*² 「10. 本委員会は、本条約の十全な適用の妨げとなっている37条（c）に対する留保の撤回を検討することを締約国政府に勧告する。」
*³ 「14. 本委員会は、中央、地方および地域レベルを問わず、子どもの権利を実施するために行われる締約国政府のすべての活動を効果的に調整し、かつ、子どもの権利の実施に関与している市民社会組織との継続的交流と共同体制を確立する明白な権限、および、十分な人的、財政的資源を有する適切な国内機構を設立することを締約国政府に勧告する。」
*⁴ 原文は budged line。予算線とは「予算制約式を、財・サービスの消費量と財価格のグラフ上に描いた直線」（ウィキペディア）のこと

である。予算制約式とは、持っている金銭の総量を上限として、複数の財を消費することのできる量を示した式のことである。例えば、2つの財 x と y を仮定し、これらの財の価格をそれぞれ Px、Py、これらの財を買う量をそれぞれ X、Y、持っている金銭の量を M とすると、予算制約式は Px X + Py Y = M となる。
　これをグラフに描いたのが予算線である。子どもに関係する予算等の予算線を確立させるには、子どもの権利のための財（x）につき、その価格（Px）、買うべき量（X）、買うために必要な金銭の総量（Mx）を確定すること、すなわち、ニーズに基づいた予算の策定が必要となる。
*⁵ 原文は in a child-sensitive manner。
*⁶ 原文は all persons working for and with children。
*⁷ 「42. 本委員会は、子どもの自殺の危険要因に関する研究を行うこと、予防的措置を実施すること、学校にソーシャルワーカーによるサービスと心理相談サービスを提供すること、および、子どもの指導に関する仕組みが困難な状況にある子どもにさらなるストレスを与えないようにすることを締約国政府に勧告する。本委員会は、また、子どものための施設を備えた機関が、公立であろうと私立であろうと、適切な安全最低基準を遵守させるようにすることを締約国政府に勧告する。」
*⁸ 本最終所見において recall という動詞によって前回最終所見における勧告への言及がなされたうえで勧告が示されているのは、本20パラ（生存と発達）の他、26（体罰）、32（障害を持つ子ども）、39（教育）、40（乳幼児）、42（難民の子ども）、45（少年司法）においてである。本最終所見において recalling という動名詞によって一般的注釈などの国際文書への言及がなされている場合は、これらの国際文書に「基づき」ということを意味しているのに対して、これらの6つのパラグラフは本最終所見の勧告と前回最終所見の勧告が一体的であることを示している。委員会が思い出しているという以上に、委員会が締約国に思い出させるという意味が込められているので、「締約国に想起させ、…以下を要請／勧告する」と訳出した。
*⁹ 原文は automatic, independent and public reviews。
*¹⁰ 「力を伸ばし、発揮させるような」の原文は empowered。
動詞の empower には力を付与するという意味もあるが、名詞の empowerment は「自分の要求を実現する自由と力、または、自分に起きることをコントロールする自由と力を獲得するプロセス」（ケンブリッジ英語辞典）とより広く定義されるので、力の付与と力の獲得という二つの意味が出るように「力を伸ばし、発揮させる」と訳出した。
*¹¹ 「16.9 2030年までに、すべての人々に出生登録を含む法的な身分証明を提供する。」
*¹² 「16.2 子どもに対する虐待、搾取、取引及びあらゆる形態の暴力及び拷問を撲滅する。」
*¹³ 「48. 本委員会は、締約国政府に以下のことを強く勧告する。
（a）家庭および代替的ケア環境を含むすべての状況において、体罰およびあらゆる形態の品位を傷つける子どもの取扱いを法律によって明示的に禁止すること。
（b）すべての状況において体罰の禁止を実効的に実施すること。
（c）非暴力的な代替的懲戒に関して、家族、教師、および、子どもとともに・子どものために働くその他の専門的スタッフを教育するための、啓発キャンペーンを含む対話プログラムを実施すること。」
*¹⁴ 原文は discipline。
*¹⁵ 国連総会決議64/142、添付資料
*¹⁶ 原文は the "New Vision for Alternative Care and the Role of Society in Child Well-being"。厚労省・新たな社会的養育の在り方に関する検討会が2017年8月2日に公表した文書のことなので、その正式タイトルにあわせて本文のように訳出した。
*¹⁷ 原文は temporary custody in child guidance centers。日本法令外国語訳データベースシステムでは、児童福祉法33条に規定されている一時保護が temporary custody と訳出されているが、原文は児童相談所におけるものに限定されているので、本文のように訳出

した。

*18 原文は family-like settings。

*19 原文は family-based arrangements。

*20 「59. 本委員会は、以下のことを締約国政府に勧告する。

(a) 障害を持つすべての子どもを十分に保護するために法律を改正し、制定すること。達成された進歩を注意深く記録し、実施における問題点を特定する監視システムを設立すること。

(b) 障害を持つ子どもの生活の質の向上、その基礎的ニーズの充足、および、インクルージョンと参加の確保に焦点をおいた、地域を基盤とするサービスを提供すること。

(c) 既存の差別的態度と闘い、かつ、障害を持つ子どもの権利および特別なニーズを公衆に理解させるために、意識喚起キャンペーンを実施すること。障害を持つ子どものインクルージョンを助長し、かつ、子どもおよび親の意見を聞かれる権利の尊重を促進すること。

(d) 障害を持つ子どものために、適切な人的、財政的資源を伴うプログラムおよびサービスを提供するためのすべての努力を行うこと。

(e) 障害を持つ子どものインクルージョン教育のために必要とされる設備を学校に整備すること。障害を持つ子どもが希望する学校を選択し、その最善の利益に応じて、普通学校および特別学校の間を移動できることを確保すること。

(f) 障害を持つ子どものために、障害を持つ子どもとともに働いているNGOに援助を提供すること。

(g) 教師、ソーシャルワーカー、保健・医療・セラピー・ケア従事者など、障害を持つ子どもと働く専門的スタッフに研修を実施すること。

(h) 関連して、障害を持つ者の機会の平等化に関する国連標準規則（General Assembly resolution 48/96）および障害を持つ子どもの権利に関する本委員会の一般的注釈9号（2006年）を考慮すること。

(i) 障害を持つ者の権利に関する条約（署名済み）およびその選択議定書（2006年）を批准すること。」

*21 「2.2 5歳未満の子どもの発育阻害や消耗性疾患について国際的に合意されたターゲットを2025年までに達成するなど、2030年までにあらゆる形態の栄養不良を解消し、若年女子、妊婦・授乳婦及び高齢者の栄養ニーズへの対処を行う。」

*22 注1を参照のこと。

*23 WHO憲章では「健康とは身体的、精神的および社会的に完全なしあわせな状態のことであり、単に、疾病または病弱が存在しないことではない」と定義されており、メンタル・ヘルスとは精神的障害（mental disorders or disabilities）の存在しないこと以上のことを意味する。WHOは「メンタル・ヘルス」とは「個人が自らの能力を実現し、生活での通常のストレスに対応するとができ、生産的に労働し、かつ、自らのコミュニティに貢献できるしあわせな状態」と定義している。

*24 「5.6 国際人口・開発会議（ICPD）の行動計画及び北京行動綱領、ならびにこれらの検証会議の成果文書に従い、性と生殖に関する健康及び権利への普遍的アクセスを確保する。」

*25 「3.9 2030年までに、有害化学物質、ならびに大気、水質及び土壌の汚染による死亡及び疾病の件数を大幅に減少させる。」

*26 原文は evacuation zones。以下を踏まえて、「避難指示区域」と訳出した。大規模な自然災害や事故が発生したり前兆ある場合、住民の生命への危険を防ぐために、原子力災害特別措置法などの法律に基づいて、政府は、影響を受ける可能性がある地域への立ち入りを禁止したり、制限することができる。こうした地域を「避難指示区域」と呼ぶ。福島第一原子力発電所事故においても、2011年4月21〜22日にかけて、原子力災害特別措置法第20条3項に基づき、警戒区域、計画的避難区域、緊急時避難準備区域などの「避難指示区域」が設定された。その範囲は、同法第20条第2項に基づいて、以後何度か見直され、現状は、帰還困難区域、居住制限区域、避難指示解除準備区域に再編されているが、これらの本質は、「避難指示区域」であり、日本政府もこの用語を用いている。

*27 原文は areas not designated for return。2019年2月1日に公表された事前公開用未編集版では non-designated areas となっていた

のが正式版ではこのように修正されている。直訳すれば「帰還可能と指定されていない区域」となるが、これは前注において説明したように、「帰還困難区域」および「居住制限区域」を意味するので、本文のように訳出した。

*28 原文では、children affected by radiation in Fukushima prefecture となっていることから、被曝による生命に対する直接的な影響のみならず、福島県で生じた放射線に起因する様々な問題によって子どもが影響を受けていること、および、福島県にいる子どもだけでなく県外にいる子どもも影響を受けていることを示すために、このように訳出した。福島第一原子力発電所の事故により、福島県で発生したプルーム（放射性雲）はみるみる東日本を中心に全国に拡散し、各地にホットスポットも生まれた。この結果、福島県外にも危惧される量の被曝をした子どもが多々存在するのである。被曝影響に関する専門家の見解も割れる状況の下で、自分の将来や健康に大きな不安を抱くようになった子どもも多い。被曝から逃れるために移住した先で、被曝した可能性や補償金をめぐっていじめや恐喝にあっている子どももいる。「放射線」の問題で途端に不和になる家族や親子がいる。「放射線さえなければ…」帰還すべきか、移住すべきか等々、生活や将来に向けて不安が絶えず、心を病む一家も多い。親の自殺に遭遇した子どももいる。このように放射線によって引き起こされる問題は多様であり、こうした実態に見合う訳を心がけた。

*29 「気候変動及びその影響を軽減するための緊急対策を講じる。」

*30 原文は single-parent childhood allowances。日本では児童扶養手当のこと。

*31 「1.3 各国において最低限の基準を含む適切な社会保護制度及び対策を実施し、2030年までに貧困層及び脆弱層に対し十分な保護を達成する。」

*32 原文は family benefits。

*33 原文は child allowances。

*34 「4.a 子ども、障害及びジェンダーに配慮した教育施設を構築・改良し、すべての人々に安全で非暴力的、包摂的、効果的な学習環境を提供できるようにする。」

*35 「4.a.2 いじめ、体罰、ハラスメント、暴力、性的差別、および虐待を経験している子どもの割合」。

*36 「71. 本委員会は、学力的な優秀性と子ども中心の能力形成を結合し、かつ、過度に競争主義的な環境が生み出す否定的な結果を避けることを目的として、大学を含む学校システム全体を見直すことを締約国政府に勧告する。これに関連して、締約国政府に教育の目的に関する本委員会の一般的注釈1号(2001)を考慮するよう奨励する。本委員会は、また、子ども間のいじめと闘うための努力を強化すること、および、いじめと闘うための措置の開発に当たって子どもの意見を取り入れることを締約国政府に勧告する。」

「73. 本委員会は、日本人のためでない学校への補助金を増額すること、および、大学入学試験へのアクセスにおける差別の禁止を確保することを締約国政府に奨励する。教育における差別の禁止に関するUNESCO条約の批准を検討することを締約国政府に奨励する。」

「75. 本委員会は、アジア太平洋地域における歴史的事実についてのバランスの取れた見方が検定教科書に反映されることを確保することを、締約国政府に勧告する。」

「76. 本委員会は、子どもの休息、余暇および文化的活動に関する権利について締約国政府の注意を喚起する。公的場所、学校、子どもに関わる施設および家庭における、子どもの遊びの時間およびその他の自主的活動を促進し、容易にする先導的取り組みを支援することを締約国政府に勧告する。」

*37 原文は overly competitive。第1回最終所見では、highly competitive、第2回では excessively competitive、第3回では、これらのほか、extremely competitive との表現が用いられていた。

*38 「4.2 2030年までに、すべての子どもが男女の区別なく、質の高い乳幼児の発達支援、ケア及び就学前教育にアクセスすることにより、初等教育を受ける準備が整うようにする。」

*39 71、73、75、76は注36を参照のこと。

子どものからだと心・連絡会議の紹介

　私たち「子どものからだと心・連絡会議」は、子どものからだと心が豊かに育つこと、子どものからだと心に関する権利の向上を願い、子どもたちのからだと心の変化を正確に捉え、確かな実践の方途を探るネットワークとして国際児童年の1979年に結成したNGO団体です。

　結成以来、"総合科学"の立場から"団体研究法"という研究方法を用いて、子どものからだと心についての"証拠（Evidence）"を揃えて、以下に示すような"国民的科学運動"を展開しています。

●全国研究会議の開催

　年1回（毎年12月）、その年に各地で取り組んだ子どもの"からだと心"に関する調査や実践の成果と教訓を持ち寄って、「子どものからだと心・全国研究会議」を開催しています。

　この全国研究会議では、子どもの"からだと心"に現われている「おかしさ」を何とかくい止め、子どもたちを"いきいき"させるために、保育園・幼稚園・小学校・中学校・高等学校・大学などの教師や養護教諭、栄養士、調理師、医師、保健師はもちろん、親や子どもも参加して、議論が繰り広げられています。

●白書の発行

　上記、全国研究会議の討議資料として、毎年12月に『子どものからだと心 白書』を発行しています。

　この白書は、「生存」「保護」「発達」「生活」の観点をベースに、「第１部　"証拠"と"筋書き"に基づく今年の子どものからだと心（トピックス）」、「第２部　子どものからだと心の基本統計」、「第３部　講演録」で構成されており、子どもの"からだと心"に関する国内外の動向や公表されている政府統計等を連絡会議なりに分析した結果、さらには連絡会議独自の調査や会員による調査の結果が数多く盛り込まれています。

●ニュースの発行

　年1回の全国研究会議をつなぐために、「からだと心・ニュース」を年4回発行し、連絡会議の会員の皆さんに届けています。

　このニュースでは、時々刻々変化する子どもの"からだと心"に関する情報を即座に交流できる場として、会員の皆さんに活用されています。

　以上の活動の他にも、現地の会員と共に、全国各地での研究会議を開催したり、「子どもの権利条約」を批准している各国で、子どもの権利保障がどのような状況にあるのかを審査する「国連・子どもの権利委員会」に対して、日本の子どもの"からだと心"に関する権利保障の状況を報告書にまとめて届けたり、子どもの"からだと心"に関する必要な情報をブックレットというスタイルで発行したり、「子どものからだと心の全国的共同調査項目」を提案し、そのデータの収集と分析に努めたり、という活動も展開しています。

　本会は、どなたでも入会できるNGO団体です。興味をおもちくださいましたら、お気軽に下記事務局までご一報下さい。入会金は無料、年会費は4,000円（『子どものからだと心白書』代を含む）です。

　そして、21世紀を真の「子どもの世紀」にするために、子どもの"からだと心"が健やかに育つための運動を一緒に推進してくださればと思います。

■子どものからだと心・連絡会議 事務局

　〒158-8508　東京都世田谷区深沢7-1-1　日本体育大学　野井研究室気付

　Tel & Fax：03-5706-1543　http://kodomonokaradatokokoro.com/index.html

資料

編集後記

　毎年恒例の『子どものからだと心白書』、全員での校正作業。それを終えたところで、私はこの原稿を書いています。

　コロナ禍で毎月の編集会議はオンラインでの会議となっていましたので、久々に顔を合わせての議論や作業はうれしいものでした。

　今年の編集会議では、新型コロナウイルス感染症やウクライナ戦禍の問題をしっかり取り上げたいということで議論を重ねてきました。全体のページの割り振りも何度も検討を繰り返し、多くの方々のお力添えをいただき『子どものからだと心白書2022』が完成しました。どうぞ本書を大いに活用していただき、周囲の方々にも広めていただきたいと思います。

　さて、私が編集委員になった20年前頃、会議場所は建て替え前の日本体育大学でした。その後、遠方からも編集委員が参加してくれたこともあり、場所は渋谷駅、新宿駅の近くにあった会議ができる喫茶室に変わりました。現在（2020年以降）は新型コロナウイルス感染症の国内での感染拡大をうけ、オンライン会議を続けています。当初のメンバーは亡き正木健雄先生、坂本玄子先生、野井真吾先生を中心に始まりました。そして、いまも研究者、養護教諭、小学校教諭、体育指導者、看護師、栄養士・栄養教諭といった子どもにかかわる方々が集っています。顔を合わせての会議では“雑談”ができたことが大きな魅力だったと思っていますが、いまも変わらず、お互いに専門外の話が聞けることは、この編集委員会の変わらない魅力です。仕事へのヒントをもらったり、勇気づけられたりしています。

　私は編集作業の中でも、第1部のトピクスの内容や人選を考えるのが好きです。自分が知りたいと思うこと、多くの人に知らせたいと思うことを考えるとワクワクします。出来上がった白書を手にしたら、私はまず第1部を興味深く読んでいます。白書を「第1部・トピクス」「第2部・基本統計」「第3部・前年の講演録」の3部構成にしたことは、白書を読みやすいものにしたと思っています。年々内容も構成も進化してきたと自負していましたが、これには編集担当の田口久美子さんをはじめ、各ページ担当の編集委員の斬新なアイデアによるものです。ぜひとも本書をよろしくお願いします。

（小野喜栄子）

編集委員
秋山聡美（成蹊小学校 養護教諭）
阿部茂明（日本体育大学 名誉教授）
和泉 航（世田谷区立武蔵丘小学校 教諭）
今井夏子（日本体育大学 助教、日本体育大学大学院博士
　　　　　後期課程 院生）
上野純子（日本体育大学 名誉教授）
内山有子（東洋大学 准教授）
小川佳代子（女子美術大学 特命講師）
奥田綾香（成蹊小学校 看護師）
小野喜栄子（狛江市立緑野小学校 特別支援教室専門員、
　　　　　　元養護教諭）
城所哲宏（日本体育大学 助教）
小林幸次（平成国際大学 准教授）
坂本玄子（保健婦資料館 館長、NPO法人公衆衛生看護
　　　　　研究所 理事長）
鹿野晶子（日本体育大学 准教授）
関口晃子（順天堂大学女性スポーツ研究センター
　　　　　コーディネーター）
田中 良（大阪体育大学 講師）
中島綾子（文教大学付属小学校 養護教諭）
長峰孝子（元学校栄養職員 管理栄養士）
◎野井真吾（日本体育大学 教授）
野口 司（世田谷区立砧南中学校 養護教諭）
松本恭子（東久留米市立第九小学校 栄養教諭）
〈50音順・◎印は編集委員長〉

編集協力委員
粟生田博子（新潟リハビリテーション大学 准教授）
下里彩香（港区立東町小学校 養護教諭）
田 暁潔（日本学術振興会特別研究員PD、筑波大学）
原 英喜（國學院大學 教授）
宗石麻実（岐阜県立各務原西高等学校 養護教諭）
横田誠仁（成蹊小学校 体育専科教諭）
〈50音順〉

協力Staff
湊谷勇次（日本体育大学大学院博士前期課程 院生）
〈50音順〉

子どものからだと心　白書2022
Annual Report of Physical and Mental Health among the Children in 2022

2022年12月10日
企画・編集・発行　子どものからだと心・連絡会議
　　　　　　　　　子どものからだと心白書2022・編集委員会
発　　　売　　有限会社ブックハウス・エイチディ
　　　　　　　〒164-8604　東京都中野区弥生町1-30-17
　　　　　　　TEL.03-3372-6251、FAX.03-3372-6250
　　　　　　　E-mail：bhhd@mxd.mesh.ne.jp
印　刷　所　　シナノ印刷株式会社